经方诠解

JINGFANG QUANJIE

孟小斐◎编著

中国纺织出版社有限公司

图书在版编目（CIP）数据

经方诠解 / 孟小斐编著 . -- 北京： 中国纺织出版
社有限公司 , 2024.5
ISBN 978-7-5229-1476-3

Ⅰ . ①经… Ⅱ . ①孟… Ⅲ . ①经方－研究 Ⅳ .
① R289.2

中国国家版本馆 CIP 数据核字（2024）第 048636 号

责任编辑：樊雅莉 特约编辑：张小敏
责任校对：王花妮 责任印制：王艳丽

中国纺织出版社有限公司出版发行
地址：北京市朝阳区百子湾东里 A407 号楼 邮政编码：100124
销售电话：010—67004422 传真：010—87155801
http://www.c-textilep.com
中国纺织出版社天猫旗舰店
官方微博 http://weibo.com/2119887771
三河市宏盛印刷有限公司印刷 各地新华书店经销
2024 年 5 月第 1 版第 1 次印刷
开本：787×1092 1/16 印张：23.75
字数：496 千字 定价：138.00 元

从本书稿开始动手写到成书经历了大约 4 年多的时间，最初编辑本书并不是为了出版，而是为了给自己看，是作为自己的经方读书笔记总结出来的。

我学习和应用经方已经有 10 余年的时间，临床效果还可以，但是总感觉欠缺一些东西，加上经常给基层医生讲经方课，为了更加准确的理解和阐释经方，便萌生了全面整理经方的念头。

自打学习中医以来，便给自己定下了规矩，就是开方一定要精准，不能随意累加药物，为此尝试了很多方法，最终还是在经方里找到了答案。

最初的时候，我喜欢把经方单用或合用，不做过多的加减。但在周围的同学或者医院的医生里面，几乎看不到这种用法。从我的经验来看，这种用法效果还是不错的，而且容易掌握，不过在那个时候找不到理论根源。后来市面上介绍经方的书籍越来越多，我学习过之后也更加坚定了自己的这种用方方法。

尽管如此，对于经方的很多困惑也是一直存在的。最主要的一个困惑就是到底什么是"方证相应"。胡希恕先生说过"辨方证乃辨证的尖端"，但多年来我却苦于对"方证"的理解。最初理解的"方证相应"就是方剂与症状相对应，有时候一个症状会对应多个方剂，就不知道该选择哪个方剂。后来认为，"方证相应"应该是一个方剂对应一组症候群，即便如此，在没有充足的经验之前，还是感觉心里没底。一旦出现效果不及预期的情况，就会无所适从。看了很多临床报道，发现很多经方能够治疗除了原文所述症之外的非常多的疾病，但又不知道原理在哪里。

所以带着这些困惑和疑问开始了我的经方探索之旅。

研究了一段时间发现，所谓的"方证相应"就是方剂与证候（也就是病机）相对应，再对应某些特定的症状（也就是所谓的"抓主症"）。以往的书籍里面，特别强调"抓主症"这几个字，到底什么是"主症"，我始终没弄清楚。同一个方子，在不同的病案里面似乎主症又是不同的，让人一头雾水。那么，"主症"到底是什么？就是符合特定病机的症状。病机相同，在不同的病案里面虽然症状不同，却可以认为都是主症。

有了主症，有了病机，再对应恰当的方剂，这就是"方证相应"。但是，对于一个初学者来说，这是不容易掌握的，需要一个标准把方证相应具体化。有了标准就有了规范，学习者就不会迷失方向。有了用方标准只是初步掌握了经方，还需要不断地扩展，这个扩展既包括理论上的也包括实践上的，不断学习看书，不断临证，才能把经方真正变成自己认知体系的一部分。

本书编写的目的，最初是作为自己的读书笔记，后来不断完善，基本形成了比较系统客观的经方体系。这本书的重点就是介绍每个经方的使用规范。下面是阅读本书的几点说明。

第一章，总论部分，简单介绍经方的定义、诊断及辨证方法，很多是以纲目的形式列出，没有展开叙述，第五节和第六节是重点，这两节重点阐述经方的辨证方法和分析方法。

第二章，药物简析部分，简单介绍经方里面的常用药物及药物分析方法。

第三章，各论是本书的重点。首先以类方的形式把经方分类，每一类下面有具体的方剂，每首方剂做了详细的论述。包括组成、原文、原文分析、方解、用方标准、体质要求、八纲辨证、应用、用方说明、方药加减、方剂鉴别、扩展应用、附方等方面。其中，值得说明的是，方解部分以药证的形式解释了药物在方剂中的作用，并不是以君臣佐使的形式说明方剂，因为经方里面的每味药都有自己独特的属性，不可被取代；用方标准是重点，包括证和症两个方面，是应用方剂的规范；八纲辨证是说明方证的八纲属性；应用是方剂最常用于的临床疾病；用方说明是方剂值得重点提醒的地方；扩展应用是方剂的一些特殊用法，也是众多医家的应用心得。

需要注意的是，关于经方中药物的剂量，《伤寒杂病论》中的方子，按一两等于 3～5 克计算；另外，在"后世经方"章节中出现的方剂，因每首方剂的年代不同，没有标注原方的剂量，而直接代以现代常用剂量。尽管如此，可能也会出现像附子、细辛等毒性药物剂量超过药典规定的可能，读者在使用时还需谨慎。

本书在写作过程中不免有错误、失当之处，恳请读者提出宝贵意见。笔者邮箱：mengxf@163.com。书稿在校对过程中，编辑老师们做了大量工作，在此表示衷心的感谢！

孟小斐

2023 年 2 月 1 日于山东济南

目录

第一章

总　论

第一节　经方的一般认识

一、经方的定义（几种不同说法）

（1）汉代以前医方著作及方剂的总称。

（2）经典医著中的方剂。

（3）专指张仲景《伤寒杂病论》里的方剂。

（4）历代经典方和经验方的总称，包括汉代以后的一些组方严谨、药物不多、临床效佳的方剂，如玉屏风散、补中益气汤、温胆汤等。

（5）经方又被称为"汉方"，是因为中国传统医学大体的形成时期是汉代。

二、经方的特点

（1）经方方证客观，应用标准明确。

（2）经方疗效确切，见效快。

（3）经方既治标又治本。

（4）经方善于应对复杂多变的临床病症。

（5）身心共调。

（6）对证（体质＋症状）治疗，个体化治疗。

（7）经方药味少，配伍精当，价格低廉，可以大大降低患者的医疗费用。

（8）经方理论体系简单实用，不涉及复杂的理论。

三、经方的疗效

（1）对于发作性、急性疾病，一般1～3天起效，甚至数分钟就可起效。

（2）对于慢性疾病、体质调理，一般2～4周可见明显效果。如果2周没有效果，应该调整方剂。

（3）注意瞑眩反应和不良反应。

瞑眩反应是指人的体质或身体功能由不好转好，或在人体排出毒素时身体的反应，所以又叫作排毒反应或调整反应。瞑眩反应是暂时的，不是每个人都会出现，也不是只会出现一次瞑眩反应的症状。瞑眩反应的症状也是多种多样，有大便次数增多、腹痛、腹泻、发热、耳鸣、血压变化、骨肉酸胀痛等症状。出现这些症状时，往往是内毒外排的现象，不是不良反应，经短时间后可能自然减轻或消退，因此不必担心。

不良反应是指按正常用法、用量应用药物预防、诊断或治疗疾病的过程中，发生与治疗目的无关的有害反应。①瞑眩反应一般急而早，不良反应慢而晚。②瞑眩反应一般是与方中药物不相符合的症状。③瞑眩反应过后病情一般会好转。④不良反应一般已知，可预测，出现时间较迟，出现不良反应后病情往往会加重。

（4）几种药物的不良反应举例。

1）甘草：血压上升，水肿。

2）地黄：食欲不振、恶心、胃痛、下利。

3）大黄：食欲不振、腹痛、下利。

4）人参：出疹、瘙痒、荨麻疹。

5）麻黄：不眠、心悸、腹痛、高血压。

6）附子：恶心、上逆、麻木、心悸。

（5）经方对于哪些病更有效。

1）生活方式病。

2）慢性疾病。

3）女性疾病：月经病，妊娠病，更年期疾病。

4）情志疾病：自主神经功能失调。

5）体质调理。

6）对于急性感染性疾病的疗效不太满意。

（6）经方与西医并用的注意。

1）可能增强疗效：如对证经方与抗生素合用可增强疗效，减少不良反应，小柴胡汤与糖皮质激素合用可减少激素的不良反应，增强疗效。

2）可能产生不良反应：如接受干扰素治疗的丙型肝炎患者用小柴胡汤可能会引起间质性肺炎。

3）可能降低疗效：甘草可能引起利尿剂效果的减弱。

4）注意与保健品的应用：应向专业医生咨询，或停止应用保健品。

四、为什么学习经方

（1）经方是中医之本。

（2）经方是通往中医大家的道路。

（3）经方有标准，易学。

（4）经方疗效好。

（5）经方惠民。

五、如何学好经方

（1）具备经方思维——体质＋症状＋病机的分析方法。方证相应和经方体质辨证简单、直观、易学，但学习者易犯机械对应的错误，有时也会无所适从。若将方证相应、经方体质辨证与病机分析相结合，互为补充，既直观简单又能规避各自的不足，用于临床效果颇佳。举例来说，半夏泻心汤的方证是心下痞，或兼有上逆或（和）下利，但不是所有的心下痞都是半夏泻心汤证。这时候必须分析寒热虚实的病机，只有寒热错杂的心下痞证才是半夏泻心汤证。另外，心下痞证还可能是茯苓饮证、理中汤证等。

（2）熟悉经方方证，多读书、多思考很关键。

（3）多读经方著作。古代的、现代的都要读，包括一些日本作者的著作也要读。

（4）深刻理解《伤寒杂病论》。

（5）多从临证出发，多临床。

六、经方的现状

（1）国家重视中医，大力提倡经方。

（2）国内应用经方的热度在逐渐提高，从业人员逐渐认识到中医和经方的重要性。

（3）问题依然不少。

1）民间热，医院冷；海外热，国内冷。为什么医院会冷，国内会冷，是因为很多医生不会用、不敢用、不想用。

2）只学其形，不得精髓。

第二节　经方的诊法

一、经方中的诊法是什么

经方的诊法与《中医诊断学》里的四诊没有区别，也是望闻问切，以此来收集患者资料，为辨证用方做准备，这里就不再赘述了，只做简单的说明。经方诊疗不像西医那样过度依赖仪器，而是更加依赖医生的感官。

（一）望诊

（1）观察患者的体型、体格、面色、皮肤光泽、动作、精神状态等。

（2）舌诊：观察舌质、舌苔，以及舌的颜色、燥润等情况，要注意有无齿痕、水肿等。

健康人——淡红舌，薄白苔；

寒证——舌质全体白色；

热证——舌质全体红色；

水毒——舌苔厚，湿润；

体液不足——舌苔干燥，舌苔少或无苔；

瘀血——舌下静脉色紫而迂曲。

［注］水毒：轻轻叩击胃的周围，可听到胃内振水音——胃内停水。

（二）闻诊：耳听、鼻闻

（1）耳听：患者声音的高低、咳嗽、呼吸音、胃和腹中的声音等。

（2）鼻闻：患者口中的气味、身体的味道等。

（三）问诊

经方的问诊与一般的问诊大致相同，主要问现在的症状、发病的经过，对于经方诊疗，以下问诊内容非常重要，可把患者的回答整理到纸上。

（1）从何时出现了怎样的不适？

（2）什么时候症状加重？（与季节、天气、饮食、紧张、疲劳、女性的生理期等的关系）

（3）是否怕冷、怕热、容易出汗、四肢冷感？

（4）有无食欲、大小便的改变，睡眠情况如何？

（5）平时肠胃如何？

（6）每天的生活习惯、运动习惯等。

（四）切诊：包括脉诊、腹诊

（1）脉诊：包括浮、沉、迟、数等。

（2）腹诊：让患者仰面平躺，两腿放平，不弯曲，医者感知患者腹部的肌肉紧张程度、弹性，血管的跳动，心下部的痞塞感，是否有压痛等。常见腹部体征如下。

1）胃内停水：轻叩胃脘部，有振水音，表示有水毒。

2）胸胁苦满：两侧肋骨下有堵塞、不适感，用手压之有疼痛、抵抗感。哮喘、肝脏以及胆道疾病患者往往有此表现。

3）心下痞硬：心下胃脘部的痞塞感，按压有疼痛感和反射性的抵抗感。即使没有痞塞感，按压时也有疼痛感或不适感。主要反映消化系统疾病。

4）小腹硬满：下腹部，特别是脐下部硬满，压之有疼痛感或抵抗感。主要是瘀血的反应，包括月经异常的女性。除此之外，左下腹的压痛和包块也是瘀血的明显指征。

5）小腹不仁：按压下腹部，可见肌肉松软，这是虚证的表现，常见于下肢腰膝不足的人和老年人，又被称为"脐下不仁"。

6）心下悸：心窝部动悸感。与心脏、胃脘疾病相关。

7）脐上悸、脐下悸：脐周触及腹主动脉的跳动。是神经证、体质虚弱的表现。

［注］即使是目、鼻、耳等疾病也要进行腹诊，以便从整体上掌握患者的情况。

二、患者看病时的注意

（1）注意不要化妆，不要喷香水。

（2）不要刮舌苔。

（3）诊前 1 小时不要饮食。

（4）诊前应小便，排空膀胱。

（5）穿着易穿脱的衣服。

第三节　经方的治疗方法

一、经方的治疗方法

包括标治和本治两个方面。

（一）标治

主要是症状治疗，用于急性病，改善不适症状，主要法则有：汗、吐、下、和、温、清、消、补八法。

1. 汗法

疾病初期、病邪在表的一类治法。使邪气随汗排出体外。如葛根汤、桂枝汤等，常用于感冒初期、皮肤病等。

2. 吐法

病邪进入人体上部，用呕吐的方法排出病邪。如瓜蒂散，常用于宿食不消等。

3. 下法

病邪进入胃肠，胃肠积滞，大便不通的治法，使邪气通过泻下而解。如大承气汤、桃核承气汤等，常用于便秘、狂证等。

4. 和法

兼调身体的表、中、里部，中和毒素，改善体质的方法。如小柴胡汤、半夏泻心汤等。

5. 温法

改善身体寒凉症状的方法。如理中汤、四逆汤等。

6. 清法

改善身体火热症状的方法。如白虎汤、竹叶石膏汤等。

7. 消法

消除身体有余状态或有余形质的方法，如消除瘀血、痰饮等。如桂枝茯苓丸、小陷胸汤等。

8. 补法

补充身体不足状态的方法。如炙甘草汤等。

[注]八法很多时候不是单独应用，而是在一个方剂中体现多种治法，如肾气丸，体现了温、清、消、补四法。

（二）本治

（1）对于疾病宿根和体质的调整。

（2）提高免疫力，改善体质。

（3）对于过敏性疾病和生活方式病（例如高血压、糖尿病、高脂血症等）具有很好的效果。

（4）调神和调体不可分割。

（5）经方治疗的也是"证"，随着"证"的改变，相应方剂也要改变。

（6）其治法也不离"八法"。

（7）在很多情况下，本治和标治不能完全分开。

二、被寄予希望的经方

（1）在生活方式病、过敏性疾病、神经性疾病越来越多的今天，经方发挥了巨大的作用，根据人的体质和症状用方选药，经方被寄予了更高的期望。

（2）虽然经方的效果现在不能完全被科学化地解释，但经过 2000 多年的积累和沉淀，它的有效性和安全性是毫无疑问的。

第四节　西医与经方

一、西医的特点

古代不分中西医，都是利用自然界的草药、药石治疗疾病，欧美也是如此。从 14 世纪的文艺复兴时期开始，人类开始探索世界和自然。显微镜的发明开启了现代医学之门。西医学形成了以下的特征。

（1）注重合理性和实证性。排斥经验、感观、感情，注重科学理论、科学分析、实证。

（2）注重身体内部的、细微的分析。研究使疾病产生的细胞、分子、遗传因子等物质基础。

（3）具有生命体是细胞、组织等构成的机械论的生物观，认为疾病是人体一部分的问题，治疗注重部分用药和手术。

综上所述，西医注重正确的病名（病因）诊断，疾病相同，症状各异，治法也相同。

二、经方医学的特点

（1）认为形神一体，注重整体调理。

（2）受中国古代哲学的影响较深。

（3）认为疾病是人体内的气、血、水的紊乱不平衡造成的。

（4）认为人与自然环境、社会环境是一个整体。

（5）强调"治未病"思想。

（6）疾病相同，症状及体质不同，治法也不相同。

第五节 经方的证与治

一、证是什么

"证"是患者体质和疾病特征的一个高度概括的词语，也是经方个体化治疗的基础。

二、证的鉴别

包括阴阳、虚实、寒热、表里、气、血、水 7 个方面。

（一）阴阳

1. 阴证

基础代谢低下，低血压、低体温，症见出汗少、怕冷、四肢不温、面色不佳、经常下利、舌淡、脉无力等。

2. 阳证

基础代谢亢进，高血压、高体温，症见出汗多、面色潮红、口渴、便秘、舌红、脉有力等。

（二）虚实

1. 虚证

体力低下、生理功能衰退，症见消瘦、面色不佳、肌肉干枯、皮肤无光泽、声音细小、容易疲劳、腹壁松软等。

2. 实证

有体力、生理功能亢进，症见体格壮实、肌肉发达、面色尚佳、有食欲、声音高亢、胃肠充实、易便秘、腹壁充实有力。

3. 中间证

介于虚证、实证之间的一种状态。

［注］实证患者看似体力有余健康，但实际上不是这样的，是身体的不适或疾病状态，也是病态。不过，其体力和抵抗力相对虚证比较强。

（三）寒热

1. 寒证

怕冷、四肢冷感，与阴证相似。

2. 热证

怕热、四肢烦热，上冲，与阳证相似。

［注］寒热与阴阳存在相似之处，寒热仅表示冷热状态，阴阳的范围更广。

（四）表里

1. 表证

有发热、恶寒的症状，或出现皮肤、关节、神经、肌肉、头部的某些病症。代表方：葛根汤。

2. 里证

无发热、恶寒的症状，或出现脾、胃、肺、心、肾的病症。代表方：人参汤。

3. 半表半里证

有往来寒热或胸胁苦满的症状，或病位在消化管以外、肌肉层以内的部位，包括肺、肝、心、肾脏。代表方：小柴胡汤。

［注］表里的判断也不是机械的，很多情况下是兼而有之的。肺、心、肾的病位既在里又在半表半里，有时需要根据症状的表现来定位。如果出现了胸胁苦满的症状，则需要加用半表半里的方剂，如果没有胸胁苦满的症状，则不需要加用。

（五）气

气是人体的能量，即人的生命力，气的失常通常有气机失调、气虚两方面。

1. 气机失调

包括气滞、气逆、气陷、气脱、气闭。

（1）气滞：症见胀、闷、疼痛（胀痛、窜痛、闷痛）、情志不舒。

（2）气逆：症见咳嗽、嗳气、呕吐、头晕、气上冲、动悸、颜面潮红、下半身冷、紧张、不眠。

（3）气陷：下垂性疾病（胃下垂、子宫脱垂、脱肛等）、久利可归于气虚。

（4）气闭：症见神昏、晕厥、肢厥、不汗出、牙关紧闭、绞痛，多见于实证。

（5）气脱：症见昏迷、汗出不止、二便失禁、脉微欲绝，多见于虚证。

2. 气虚

症见神疲乏力、少气懒言、气短、自汗。

（六）血

血即血液，是含有营养物质、抗病因子的红色液体，是保持人体恒常性（呼吸、体温、水分、神经、激素等）的重要物质。血的失常包括血实、血虚、血瘀3个方面。

1. 血实

血液过多的充血状态，症见目睛充血、高血压倾向、多血症。

2. 血虚

血液不足的状态，症见视物模糊、面色苍白、贫血、不眠、皮肤干燥、精力不集中、手足麻木。

3. 血瘀

血液流通不畅的状态，症见口渴、下腹痛、色素沉着、手心红、黑眼圈、唇舌发紧、毛细血管膨出、月经异常、痔疾、肌肤甲错、肩凝。

（七）水

水是体内血液以外的水分，包括体液、分泌液、尿液、汗液等，从西医的角度而言，相当于起免疫作用的淋巴液、代谢产物、体液等。

水的代谢失常，即为水毒，即水的停滞或不平衡，或因其引起的异常症状。

水毒症状：口渴、动悸、水肿、气喘、咳嗽、咳痰、眼睑肿、痉挛、关节痛、手足冷、头重、眩晕、虚胖、肠鸣、胃内停水、下利等。西医的急性酒精中毒、中暑、支气管哮喘、过敏性鼻炎、神经痛、肾损伤、风湿性关节炎等可以看作水毒。

三、经方的治法举例

经方的具体运用，表证则解表，里证则清里或温里，寒证则热之，热证则寒之，虚证则补之，实证则泻之，气虚则补气，气滞则通气，血虚则补血，血瘀则活血，水毒则化水。此为经方治病的总原则，下面简单列举了经方里面各种证对应的方剂或药物。

（一）表里

1. 表证

桂枝：用于风寒，汗出（桂枝汤）。

麻黄：用于风寒，不汗出、喘（麻黄汤）。

葛根：用于项背强、风寒及风热均可（葛根汤、葛根芩连汤）。

2. 里证

芍药：用于缓急止痛（芍药甘草汤）等，参考寒证、热证、气虚等的方药。

3. 半表半里证

柴胡：用于胸胁苦满、往来寒热（柴胡剂）。

（二）寒热

1. 寒证

干姜：用于脾胃虚寒（下利）（理中汤）。

附子：用于体质寒（包括脾胃虚寒、下利）、冷痛、汗出、畏寒（四逆汤）。

细辛：通络止痛、通达内外，用于冷痛（麻黄附子细辛汤）。

吴茱萸：用于胃寒、上逆、呕、吐涎沫、手足冷、头痛（吴茱萸汤）。

2. 热证

黄芩、黄连：用于胃肠热（心下痞、下利）（葛根芩连汤）。

黄连：用于心经有热（心烦、失眠）（黄连阿胶汤）。

石膏：用于弥漫性热、肺热（白虎汤、麻杏石甘汤）。

知母：与石膏功效相似，有养阴、除烦作用（白虎汤）。

大黄：用于腑实（承气汤类）。

黄柏：用于湿热、脓稠分泌物（栀子柏皮汤）。

瓜蒌：用于痰热（小陷胸汤）。

栀子：用于心烦、胸中窒、食管炎症（栀子豉汤类）。

（三）虚实

1. 实证

参考气滞、血实、血瘀等的方药。

2. 虚证

人参：用于心下痞、气虚、津虚、血虚（小柴胡汤、人参汤）。

麦冬：用于津虚、津亏、肺燥、胃燥、手心热、燥痰（麦门冬汤、炙甘草汤）。

地黄：用于阴津不足，口干、手足心热、小腹不仁、止血（炙甘草汤、肾气丸）。

（四）气

1. 气虚

炙甘草：用于轻度气虚。

黄芪：用于汗出、恶风、水肿、麻木（黄芪桂枝五物汤）。

2. 气滞

枳实、厚朴：用于胸腹胀满（四逆散、厚姜半甘参汤）。

3. 气逆

半夏、生姜：用于胃气上逆（小半夏汤等）。

桂枝：用于气上冲、心悸、头晕、头痛、失眠、血管搏动感（桂枝甘草汤、桂枝加龙骨牡蛎汤）。

龙骨、牡蛎：用于气上冲（柴胡加龙骨牡蛎汤、桂枝加龙骨牡蛎汤）。

杏仁：用于降逆化痰（水）（麻黄汤、茯苓甘草汤）。

五味子：用于咳逆、冒眩（小青龙汤、苓桂味甘汤）。

吴茱萸：用于胃寒、上逆、呕、吐涎沫、手足冷、头痛（吴茱萸汤）。

4. 气陷

麻黄：用于喘（麻黄汤）。

葛根：用于下利（葛根芩连汤）。

（五）血

1. 血实

大黄、黄连、黄芩：泻血热血实（泻心汤）。

桃仁：泻血（桃核承气汤）。

2. 血虚

当归：用于虚性血瘀，肢麻、肢冷、腹冷（温经汤、当归芍药散）。

阿胶：用于血虚、出血（温经汤、胶艾汤）。

酸枣仁：用于血虚，虚烦、不眠（酸枣仁汤）。

3. 血瘀

大黄：用于祛瘀，往往有腑实（桃核承气汤）。

当归：用于虚性血瘀，肢麻、肢冷、腹冷（当归四逆汤、温经汤、当归芍药散）。

川芎：常与当归配伍（当归芍药散）。

桃仁：用于实性血瘀（桂枝茯苓丸）。

赤芍：用于热性血瘀（桂枝茯苓丸）。

桂枝：用于通络活血（桂枝茯苓丸）。

丹皮：用于热性血瘀（桂枝茯苓丸）。

（六）水毒

半夏：用于痰饮（小陷胸汤、瓜蒌薤白半夏汤）。

干姜：用于寒饮（小青龙汤、肾著汤）。

细辛：用于寒饮、寒痰（小青龙汤）。

杏仁：用于化痰（水）降逆（麻黄汤）。

茯苓：用于各种水毒，小便不利、心悸、头晕、舌胖大有齿痕（五苓散、苓桂术甘汤等）。

白术：与茯苓同（同茯苓）。

泽泻：利水作用较强（五苓散）。

黄芪：用于汗出、恶风、水肿（防己黄芪汤）。

知母：用于祛关节水肿（桂枝芍药知母汤）。

薏苡仁：用于湿热（薏苡附子败酱散、麻杏苡甘汤）。

茵陈：用于湿热（茵陈蒿汤）。

第六节　经方的分析方法

要分析一首经方，归纳出它的方证，内化成自己认知体系的一部分，需要一定的方法。一首经方的方证也是由病、症、证组成的。这里先弱化这个"病"，"病"就是指这张方子治疗的疾病谱，这个可以去查、去归纳，需要记忆的东西太多。下文重点探讨"症"和"证"。

一、辨症

症，就是这首经方能治疗的症状。有的经方在原文里面就记述得很详细了，像桂枝汤的恶风、汗出，麻黄汤的恶寒、无汗，小柴胡汤的往来寒热、胸胁苦满。有的经方叙述得很简单，有的只有一个症状，甚至没有症状，如半夏厚朴汤治妇人咽中如有炙脔，当归芍药散治妇人腹中痛等，都仅写了一个症状。但是，我们在临床中发现，不是所有的梅核气用半夏厚朴汤都有效，也不是所有的妇科腹痛用当归芍药散都有效，也不是所有的心下痞用半夏泻心汤都有效。

上述问题对于一个初学者来说，确实很容易感到困惑。

二、辨证

学习了本章第五节的相关内容之后，对经方的"证"有了一定认识，包括阴阳、表里、寒热、虚实、气、血、水7个方面。关键是如何才能正确地分析归纳出每首经方的证呢？有的时候需要原文，但医圣张仲景大部分时候没有直接告诉我们，有的条文较详细，相对来说好分析一些，有的只有一句话，给学习者也带来了困惑。这里有个抓手，以方测证，就是通过方剂的药物推断出这首方子能对应哪些"证"。因此，几乎每一首经方的方证都是"综合证"。如小陷胸汤，由黄连、半夏、瓜蒌组成，黄连清热，说明具备热证；半夏、瓜蒌化痰，说明具备痰饮证。因此，推断出小陷胸汤的证，是里证、热证、实证、痰饮证，概括来说就是"痰热互结证"。

三、症证结合，得出方证

最后，把分析出来的"证"与"症"相结合，就是这首经方的方证。

四、举例分析

现以桂枝茯苓丸方为例,桂枝茯苓丸由桂枝、茯苓、丹皮、桃仁、芍药五味药组成,原文用于妇人癥固害,就是现代医学所说的子宫肌瘤之类的疾病。我们从以上几个方面分析方药组成及原文。病在里,为里证;从药物性质来看,偏于温性,故病偏寒,为实证;本方没有明显补气或理气的药物,故气的性质不好判断;从血的角度看,本方桂枝、丹皮、桃仁、芍药均可活血,故是血瘀证;茯苓具有利水作用,故也有水毒的问题,在本方应为痰饮。综上所述,桂枝茯苓丸证是里证、寒证、实证、血瘀证、痰饮证的综合证。再加上"症"为癥固害,所以,桂枝茯苓丸的原文方证就是治疗里证、寒证、实证、血瘀证、痰饮证的癥固害。如果是热证的癥固害桂枝茯苓丸就不适合了。

由此可以看出,应用经方,要有"症"做抓手,更重要的是要有"证"做基石。经历了近2000年的临床应用,经方"症"的适用范围已不再停留在《伤寒杂病论》原文了,而是大大扩展了,但是"证"是亘古不变的。有了"证"的保证,经方的应用扩展才能不迷失方向。

第二章

药物简析

本章选取了《伤寒杂病论》中使用频率较高的八十几味中药，将其在《神农本草经》（以下简称《本经》）、《中药学》、《伤寒论》、《金匮要略》里的功效分别进行阐述，并归纳出其在经方里面的主治，即药证。有些药物并不出自于《本经》，故未记述在《本经》中的功效。我们理解一味中药不但要从本草学著作里去挖掘，更重要的是要把这味中药放到原著、原文里面去分析，才能得到原作者是如何使用这味中药的。张仲景的用药就必须放到《伤寒杂病论》的原文里面去理解。很多学者认为《伤寒论》的用药方法出自于《本经》，但仔细阅读原文之后，就会发现也有与《本经》不一致的地方。再结合现代中医药大学里通用的《中药学》就能发现医圣的用药规律与现代的异同，也就能更精确地使用中药了。

桂　枝

（1）《本经》："味辛，温。主治上气咳逆，结气，喉痹，吐吸，利关节，补中益气。"

（2）《中药学》中桂枝的主要功效为"发汗解肌，温通经脉，助阳化气"；肉桂的主要功效为"补火助阳，散寒止痛，温经通脉，引火归源"。在东汉时期桂枝和肉桂统称为桂枝。桂枝除了上述功效以外，还有"平冲降逆"的功效。

（3）《伤寒论》中桂枝主要有解表，调和营卫，通阳，温中，平冲降逆之功。

（4）桂枝是一种强壮性的药物，适用于消瘦的人，这样的人往往皮肤白皙、皮肤薄、容易出汗、容易心悸、容易疲劳、腹部平坦、腹直肌痉挛发硬而缺乏底力；舌嫩，舌淡、苔薄白不干燥，脉缓、无力。

（5）桂枝主治。

1）气上冲。气上冲是一种以胸腹部的明显上冲感、搏动感为特征的自我感觉，主要表现为：①心悸；②血管搏动感加强；③胃肠蠕动异常或痉挛、胃肠急痛；④精神神经症状，包括上冲感、奔豚；⑤上热下寒。常用方剂如桂枝甘草汤、桂枝加桂汤、苓桂枣甘汤、苓桂术甘汤、炙甘草汤、桂枝茯苓丸等。

2）风寒、汗出、脉缓之表证。另外，桂枝用于半表半里证时，有引邪外出的作用，如桂枝汤。

3）虚弱性的汗出诸证。如桂枝汤、桂枝加龙骨牡蛎汤、桂枝加黄芪汤等。

4）发热。关键在于表虚，不论外感、内伤、高热、低热，均可使用。如桂枝汤、白虎加桂枝汤、柴胡桂枝汤、柴胡桂枝干姜汤。

5）血瘀。如桂枝茯苓丸、桃核承气汤。

6）痹证。如桂枝芍药知母汤、桂枝加附子汤、桂枝附子汤等。

7）消瘦虚弱诸证。多合用生姜、大枣、甘草温中健胃。

8）寒冷血瘀性的妇科、男科疾患。如温经汤。

［注］外感病多用桂枝，内伤病多用肉桂。

（6）化学成分：含挥发油，其主要成分为桂皮醛等，另外含有酚类、有机酸、多糖、苷类、香豆精及鞣质等。

（7）药理作用。

1）桂枝水煎剂及桂皮醛有降温、解热作用。

2）桂枝煎剂及乙醇浸液对金黄色葡萄球菌、白色葡萄球菌、伤寒杆菌、常见致病皮肤真菌、痢疾杆菌、肠炎沙门菌、霍乱弧菌、流感病毒等均有抑制作用。

3）桂皮油、桂皮醛对结核杆菌有抑制作用。

4）桂皮油有健胃、缓解胃肠道痉挛、利尿、强心等作用。

5）桂皮醛有镇痛、镇静、抗惊厥作用。

6）挥发油有止咳、祛痰作用。

芍 药

（1）《本经》中记载芍药有"主邪气腹痛，除血痹，破坚积，寒热疝瘕，止痛，利小便"的作用。

（2）《中药学》中赤芍具有"清热凉血，散瘀止痛"的作用，白芍具有"养血敛阴，柔肝止痛，平抑肝阳"的作用。

（3）纵观仲景诸方，芍药最主要的作用是缓急止痛。因芍药味酸，酸者能缓，酸缓止痛。临床应用芍药均是围绕其酸缓的特性展开的。适用芍药的人一般肌肉坚紧，尤其腹肌拘挛、坚硬。

（4）芍药主治。

1）疼痛诸症。包括腹痛、头痛、肌肉疼痛、神经痛、关节疼痛，无论是急性的还是慢性疼痛，芍药都是必选的药物；尤其是具有拘挛感的疼痛，芍药更是首选药物。

2）痉挛性疾病。肌肉痉挛、抽筋，面部神经麻痹，支气管平滑肌痉挛，胃肠平滑肌痉挛，膈肌痉挛，尿道平滑肌痉挛，不安腿综合征等，均可以用芍药。

　　3）便秘。芍药用量应大，在 30 克以上。

　　4）利小便。真武汤、桂枝茯苓丸等方中配伍芍药。

　　5）其他。敛阴止汗、止血，可治疗肝硬化，退黄疸，也可治疗身体不仁，肢节烦痛。

　　[注]治疗痉挛性疾病、止痛多用白芍，治疗瘀血性疾病多用赤芍。

生　姜

　　（1）《本经》谓："气味辛，微温，无毒。久服去臭气，通神明。"

　　（2）《中药学》中生姜具有："解表散寒，温中止呕，温肺止咳"的功效。

　　（3）《伤寒论》中生姜重在"解表、降逆、化饮、健胃"。

　　（4）生姜主治。

　　1）表证。

　　2）呕逆而口不渴者。

　　3）水饮。肺、胃肠、肢体经络中的水饮。

　　4）胃肠虚弱。

　　[注]胃中空虚以及机体缺乏津液的呕吐，不适合用生姜。

大　枣

　　（1）《本经》谓大枣："味甘，平。主治心腹邪气，安中，养脾，助十二经，平胃气，通九窍，补少气少津，身中不足，大惊，四肢重，和百药。"

　　（2）《中药学》中大枣的功效是"补中益气，养血安神"。

　　（3）仲景方中大枣用得很多，重在"补中益气生津，缓急止痛，调和营卫"，主治拘挛、悸动、脏躁。

葛　根

　　（1）《本经》谓葛根："味甘，平。主治消渴，身大热，呕吐，诸痹，起阴气，解诸毒。"

　　（2）《中药学》中葛根有"解肌退热，透疹，生津止渴，升阳止泻"的功效。

　　（3）《伤寒论》诸方中葛根主治。

　　1）项背强，包括头痛、头昏、头晕、耳鸣等不适感。

　　2）下利。

　　3）口渴。

　　4）解表。

厚 朴

（1）《本经》谓厚朴："味苦，温。主治中风，伤寒，头痛，寒热，惊悸，气血痹，死肌，去三虫。"

（2）《中药学》谓厚朴"燥湿消痰，下气除满"。仲景方中厚朴也具有消痰理气的作用。与枳实相比，厚朴主消气满，枳实主消坚积。

（3）厚朴主治。

1）腹胀满，便秘。

2）胸满。

3）痰饮，咳喘。

杏 仁

（1）《本经》谓杏仁："味苦，温。主治咳逆上气，雷鸣，喉痹，下气，产乳，金创，寒心，贲豚。"

（2）《中药学》谓杏仁："止咳平喘，润肠通便。"

（3）仲景方中杏仁主要有"宣降肺气，利胸间停水"的作用。

（4）杏仁主治。

1）喘证、咳嗽。

2）表证。

3）水肿、停水。

4）肠燥便秘。

牡 蛎

（1）《本经》谓牡蛎："味咸，平。主治伤寒寒热，温疟洒洒，惊恚怒气，除拘缓，鼠瘘。女子带下赤白，久服强骨节，杀邪鬼，延年。"

（2）《中药学》中以为牡蛎有"重镇安神，潜阳补阴，软坚散结"的作用。

（3）仲景方中牡蛎主要起"重镇收敛"作用。

（4）牡蛎主治。

1）胸腹动悸。

2）汗证。

3）神志不安。

4）疟疾。

5）口渴。

6）胸胁痞块。

龙 骨

（1）《本经》谓龙骨："味甘，平。主治心腹鬼疰，精物老魅，咳逆，泄痢脓血，女子漏下，癥瘕坚结，小儿热气惊痫。"

（2）《中药学》中龙骨的功效是"镇惊安神，平肝潜阳，收敛固涩"。

（3）仲景方中龙骨有"收敛固脱，镇惊安神，除烦"的作用，是一味具有收敛性的强壮药，与牡蛎功效相似，常相须为用。

（4）龙骨主治。

1）动悸，以脐下动悸为主，心悸、血管搏动也治之。

2）烦惊。

3）失精，包括汗出、漏下等。

4）脉芤迟。

［注］龙骨主要用于脐下动悸；牡蛎主要用于胸腹部的动悸。

胶 饴

（1）《本经》中无记载，《名医别录》曰："味甘，微温。主补虚乏，止渴，去血。"

（2）《中药学》称其"补益中气，缓急止痛，润肺止咳"。

（3）仲景方中的作用是"补虚，缓急止痛"，主治如下。

1）腹痛。

2）心悸。

3）诸虚。

人 参

（1）《本经》谓："味甘，微寒。主补五脏，安精神，定魂魄，止惊悸，除邪气，明目，开心益智。"

（2）《中药学》中的记述是"大补元气，复脉固脱，补脾益肺，生津养血，安神益智"。

（3）纵观仲景诸方，人参主要有"补中益气，滋液生津，养胃"的作用。人参多用于消瘦之人，舌形瘦小而干，脉弱无力。

（4）人参主治。

1）虚性的心下痞硬，且腹壁无底力和弹性。

2）消渴。

3）虚脱诸证。消瘦、汗出、呕吐、下利不止等。

4）惊悸、虚烦。

5）胃虚上逆、呕吐。

细 辛

（1）《本经》谓："味辛，温。主治咳逆，头痛，脑动，百节拘挛，风湿痹痛，死肌。"

（2）《中药学》认为细辛有"解表散寒，祛风止痛，通窍，温肺化饮"的功效。

（3）《伤寒论》中的细辛主要是通过"温化寒饮"的功能而实现各种作用的。适合细辛的人多是恶寒不渴、精神不振、喜卧懒言、小便清长、脉缓或迟、舌质淡红、舌苔白滑。

（4）细辛主治。

1）四肢厥冷。

2）寒痰咳嗽。

3）风湿痹痛。

4）表寒证。

5）中寒证。

通 草

（1）《本经》谓："味辛，平。主去恶虫，除脾胃寒热，通利九窍，血脉，关节，令人不忘。"

（2）《中药学》认为通草有"利尿通淋，通气下乳"的功效。

（3）《伤寒论》中仅有两方用到通草，主"通利血脉"，治疗血脉不通，四未厥逆证。

吴茱萸

（1）《本经》谓："味辛，温。主温中下气，止痛，咳逆，寒热，除湿血痹，逐风邪，开腠理。"

（2）《中药学》中记述其有"散寒止痛，降逆止呕，助阳止泻"的作用，吴茱萸的关键点在于"温散、降逆"。

（3）适用吴茱萸的人，往往容易呕吐、头痛、四肢冰凉、脉细弦，其面色可能青黄、黯黑。

（4）纵观仲景诸方，吴茱萸主治如下。

1）治疼痛，腹痛、头痛等。疼痛剧烈，四肢常冰冷，有寒冷感。

2）干呕、呕吐，伴有寒冷感。

3）手足厥冷。

知　母

（1）《本经》谓："味苦，寒。主治消渴，热中，除邪气，肢体水肿，下水，补不足，益气。"

（2）《中药学》谓："清热泻火，生津润燥。"

（3）仲景方中有"消肿，清热，除烦"的功效。

（4）知母的主治。

1）烦热、虚烦，是一种津液不足的虚热烦躁。

2）肢体肿。

防　风

（1）《本经》谓："味甘，温。主治大风，头眩痛，恶风，风邪，目盲无所见，风行周身，骨节疼痹，烦满。"

（2）《中药学》谓："祛风解表，胜湿止痛，止痉。"

（3）仲景方中重用"解表祛风散邪"的功效。

（4）防风的主治。

1）痹症。

2）表证。

麻　黄

（1）《本经》谓："味苦，温。主治中风伤寒头痛，温疟，发表出汗，去邪热气，止咳逆上气，除寒热，破症坚积聚。"

（2）《中药学》谓："发汗解表，宣肺平喘，利水消肿。"

（3）《伤寒论》中的功效与现代无异，笔者认为麻黄的各种作用主要是通过其发汗和宣肺的功效完成的。

（4）适用麻黄的人，往往体格健壮，皮肤干燥甚至粗糙，面色黄黯，不易出汗，易于水肿、着凉，着凉后多肌肉酸痛；身体沉重，反应不敏感；舌淡苔白，脉浮有力。

（5）麻黄主治。

1）风寒表实证。

2）无汗之证。

3）痹证。

4）喘证。

5）水肿。

6）黄疸。

（6）化学成分：主要成分为麻黄碱，并含少量伪麻黄碱、挥发油、黄酮类化合物、麻黄多糖等。

（7）药理作用。

1）麻黄挥发油有发汗、解热的作用，麻黄碱能使处于高温环境中的人汗腺分泌增多、增快。

2）麻黄挥发油及乳剂有解热作用。

3）麻黄碱和伪麻黄碱均有缓解支气管平滑肌痉挛的作用。

4）伪麻黄碱有明显的利尿作用。

5）麻黄碱能兴奋心脏，收缩血管，升高血压，对中枢神经系统有明显的兴奋作用，可引起兴奋、失眠、不安。

6）麻黄挥发油对流感病毒有抑制作用，其甲醇提取物有抗炎作用，其煎剂有抗病原微生物作用。

五味子

（1）《本经》谓："味酸，温。主益气，咳逆上气，劳伤羸瘦，补不足，强阴，益男子精。"

（2）《中药学》记述五味子"收敛固涩、益气生津、补肾宁心"。

（3）仲景方中五味子主治。

1）咳逆上气。

2）冒眩。五味子与泽泻均可治"冒"，但两者的适应证不同，泽泻治水肿而冒且眩，伴有小便不利；五味子治气逆头昏而冒，伴有汗出、心悸、不寐。

薏苡仁

（1）《本经》谓："味甘，微寒。主筋急拘挛，不可屈伸，风湿痹，下气。久服轻身益气。其根，下三虫。"

（2）《中药学》认为薏苡仁有"利水消肿，渗湿，健脾，除痹，清热排脓"的功效。

（3）仲景方中薏苡仁主要有"利湿除痹，排脓"的作用。

（4）汤本求真谓其为解凝利尿药。

（5）薏苡仁主治。

1）痹证。

2）肺痈。

3）肠痈。

4）胸痹。

射　干

（1）《本经》谓："味苦，平。主咳逆上气，喉痹咽痛，不得消息，散结气，腹中邪逆，食饮大热。"

（2）《中药学》中射干有"清热解毒，消痰，利咽"的功效。

（3）《伤寒论》中射干只出现过 2 次，一为射干麻黄汤，另为鳖甲煎丸，主要有消痰饮、散结气的作用。

（4）射干主治。

1）痰饮壅盛。

2）癥瘕积聚。

紫　菀

（1）《本经》谓："味苦，温。主咳逆上气，胸中寒热结气，去蛊毒，痿蹶，安五脏。"

（2）《中药学》中紫菀的功效是"润肺化痰止咳"。

（3）在《伤寒论》中紫菀仅出现过两次，也是主止咳化痰饮。

款冬花（冬花）

（1）《本经》谓："味辛，温。主咳逆上气，善喘，喉痹，诸惊痫，寒热邪气。"

（2）《中药学》中款冬花有"润肺下气，止咳化痰"的功效。

（3）仲景方中款冬花仅出现 1 次，主咳逆上气、化痰饮，与紫菀功效相同。

连　翘

（1）《本经》有连翘和连翘根的记载，云："翘根味甘，寒、平。主下热气，益阴精，令人面悦好，明目。久服轻身，耐老。""连翘，味苦，平。主寒热，鼠瘘，瘰疬，痈肿，恶疮，瘿瘤，结热，蛊毒。"麻黄连轺赤小豆汤写连轺，乃连翘根也。两药性味近似，皆能清热祛湿退黄，现代临床用本方时多用连翘。

（2）《中药学》中连翘的功效是"清热解毒，消肿散结，疏散风热"。仲景方中仅出现过 1 次，具有"清热祛湿，退黄"的作用，可治疗黄疸。

赤小豆

（1）《本经》谓："主下水，排痈肿脓血。"赤小豆在《本经》未单独列出，而附于大豆黄卷条，其性味也随大豆黄卷，"味甘，平"。

（2）仲景方中具有"清热利湿，消肿排脓"的作用。主治湿热黄疸、痈肿、脓血、痔疮下血。

生梓白皮

（1）《本经》谓："梓白皮，味苦，寒。主热，去三虫。"

（2）在仲景方中仅出现过 1 次，具有清热除湿的作用，可治疗皮肤瘙痒、湿热黄疸。现代多以桑白皮代之。

柴　胡

（1）《本经》谓："味苦，平。主心腹肠胃中结气，饮食积聚，寒热邪气，推陈致新。"

（2）《中药学》中柴胡的功效是"解表退热，疏肝解郁，升举阳气"。

（3）适用于柴胡的患者，面色黧黄或青黄，肌肉比较坚紧，舌苔正常或偏干。主诉自觉症状较多，对气温变化反应敏感，情绪波动较大，食欲易受情绪的影响，四肢冷；女性月经周期不准，经前多见胸闷，乳房胀痛、结块等。

（4）柴胡在《伤寒论》诸方中的功效难以用现代语言描述，其主治如下。

1）胸胁苦满。

2）往来寒热。

3）腹中痛、胁下痞硬。

（5）化学成分：柴胡根含 α-菠菜甾醇、春福寿草醇及柴胡皂苷 a、柴胡皂苷 c、柴胡皂苷 d，另含挥发油等。狭叶柴胡根含柴胡皂苷 a、柴胡皂苷 c、柴胡皂苷 d，挥发油、柴胡醇、春福寿草醇、α-菠菜甾醇等。

（6）药理作用。

1）柴胡具有镇静、镇痛、解热、镇咳等广泛的中枢抑制作用。

2）柴胡及其有效成分柴胡皂苷有抗炎作用，其抗炎作用与促进肾上腺皮质系统功能等有关。

3）柴胡皂苷有降低血浆胆固醇作用。

4）柴胡有较好的抗脂肪肝、修复肝损伤、利胆、降低转氨酶、兴奋肠平滑肌、抑制胃酸分泌、抗溃疡、抑制胰蛋白酶等作用。

5）柴胡煎剂对结核分枝杆菌有抑制作用。

6）此外，柴胡还有抗流感病毒、增加蛋白质生物合成、抗肿瘤、抗辐射及增强免疫功能等作用。

天花粉（瓜蒌根）

（1）《本经》谓："味苦，寒，主消渴，身热，烦满，大热，补虚安中，续绝伤。"

（2）《中药学》中天花粉的功效是"清热，泻火，生津止渴，消肿排脓"。

（3）仲景方中瓜蒌根是一味强壮性的滋润解热药，主治渴证，兼治痉证。

茯 苓

（1）《本经》谓："味甘，平。主胸胁逆气，忧恚惊邪恐悸，心下结痛，寒热烦满，咳逆，口焦舌干，利小便。久服安魂养神，不饥延年。"

（2）《中药学》中茯苓的功效是"利水消肿，渗湿，健脾，宁心"。

（3）茯苓的主要作用是安神利水，其他的功效都是通过其消水饮的作用而完成的。

（4）适用于茯苓的患者，胖瘦皆可，但其舌往往是胖大、水滑甚至有齿痕的。

（5）茯苓主治。

1）悸，包括脐下悸、心下悸、四肢肌肉悸动、头部的跳动等。

2）烦躁。宁心安神除烦。

3）小便不利、水肿。

4）头眩。眩晕、异物感。

5）口渴。渴不多饮，渴喜热饮，有时伴有腹泻，有时伴有呕吐。

6）下利、腹泻。

（6）化学成分：本品含 β - 茯苓聚糖，约占干重的 93％，另含茯苓酸、蛋白质、脂肪、卵磷脂、胆碱、组氨酸、麦角甾醇等。

（7）药理作用。

1）茯苓煎剂、糖浆剂、醇提取物、乙醚提取物，分别具有利尿、镇静、抗肿瘤、降血糖、增加心肌收缩力的作用。

2）茯苓多糖有增强免疫功能的作用。

3）茯苓有护肝作用；也能降低胃液分泌，对胃溃疡有抑制作用。

白 术

（1）《本经》谓："味苦，温，无毒，主风寒湿痹，死肌，痉，疸，止汗，除热，消食。"

（2）《中药学》中白术的功效是："健脾益气，燥湿利尿，止汗，安胎"。

（3）在仲景方中的作用主要是"温中利饮，利水祛湿"。

（4）白术主治。

1）渴，饮水即吐。

2）下利。

3）眩晕。

4）风湿，身体四肢关节痛。

5）小便不利，水肿。

6）心下痞坚。

7）胃中振水音。

8）肌肤瞤动。

9）胎动不安。

[注]白术的作用与茯苓近似，茯苓能主者，白术也能主，但也有略微差别。白术无安神作用，白术能治疗风湿痹痛，除肌肉关节的寒湿，茯苓无此作用；茯苓重在治悸，白术重在治渴。茯苓与白术常相须为用。另外，白术有治"多唾"的作用。大剂量白术还能通大便，但这种便秘是以先干后溏为主。白术还有止汗、安胎的功效。

泽 泻

（1）《本经》谓："味甘，寒。主风寒湿痹，乳难，消水，养五脏，益气力，肥健。"

（2）《中药学》中泽泻具有"利水消肿，渗湿，泄热"的作用。

（3）仲景方中泽泻也是具有利水清热的作用。主治小便不利，冒眩，也治渴，与茯苓很相似，其清热之力大于茯苓。

猪 苓

（1）《本经》谓："味甘，平。主治痎疟，解毒，辟蛊疰不祥，利水道。"

（2）《中药学》中猪苓具有："利水消肿，渗湿"的作用。

（3）《伤寒论》中猪苓也是起到清热利尿的作用，治小便不利、口渴。

[注]猪苓、泽泻、茯苓、白术都是利尿药，但同中有异：前三味分别为性甘平、性甘寒、性甘平，而白术则性甘温。猪苓解热止渴作用尤强；泽泻侧重主头晕眩冒；茯苓治心悸及筋肉痉挛，以水毒为患的诸神经症状；白术主利湿而生津液，能通二便，更主肌肉风湿。

牡丹皮

（1）《本经》谓："味辛，寒。主寒热，中风，瘈瘲，痉，惊痫，邪气，除癥坚瘀血留舍肠胃，安五脏，疗痈疮。"适用牡丹皮的体质大多羸瘦而肤色黯红，少腹经常疼痛，其舌多黯红坚老。

（2）在《中药学》中牡丹皮归在清热活血药里面，具有"清热凉血，活血化瘀"的功效。牡丹皮既是辛凉性的活血药，又有消热发散之力。

（3）在仲景方中，牡丹皮主治。

1）血瘀所致的少腹痛或下部出血。适用于下部腹腔、盆腔的疾患，如月经不调、痛经、子宫炎、附件炎、子宫肌瘤、不孕症、习惯性流产、前列腺肥大、阑尾炎、周围血管疾病、银屑病等。

2）血热、上热证。

桃 仁

（1）《本经》曰："气味苦，平，无毒。主瘀血，血闭癥瘕，邪气，杀小虫。"

（2）《中药学》认为桃仁有"活血化瘀、润肠通便、止咳平喘"的作用。

（3）适用于桃仁的患者大多形体羸瘦，两目眶发黑发青，鼻翼部血管扩张，口唇多黯紫，舌质黯红坚老，或有狂乱、小腹疼痛、月经不调、大便干结等。桃仁与牡丹皮主治相近，都能治瘀血，但牡丹皮长于止痛止血，桃仁长于破癥瘕。

（4）从《伤寒论》来看，桃仁主治如下。

1）瘀血。可以是下焦瘀血，或下焦瘀血造成的少腹满痛、经水不利，也可以是其他部位的瘀血，如上焦肺部瘀血。

2）肠痈、肺痈。

3）便秘。

半 夏

（1）《本经》谓："味辛，平。主伤寒寒热，心下坚，下气，喉咽肿痛，头眩，胸胀，咳逆，肠鸣，止汗。"

（2）《中药学》认为桃仁有"燥湿化痰，降逆止呕，消痞散结；外用消肿止痛"的作用。

（3）仲景方中半夏是以"降逆、化痰、散结、消水"为中心的。

（4）适合于半夏的患者一般营养状况较好，面有油光，眼神明亮，主诉多且怪异，易受惊吓，精神紧张，咽喉异物感，恶心、痰黏；舌苔多厚腻，有唾液液或齿痕，脉滑利。

（5）半夏主治。

1）咽喉肿痛、不利。

2）呕逆而不渴。

3）心下悸。

4）痰饮咳喘。

5）心下坚满。

6）肠鸣。

7）眩晕。

8）神经症。

（6）化学成分：半夏块茎含挥发油，内含主要成分为 3- 乙酰氨基 -5- 甲基异噁唑、丁基乙烯基醚、茴香脑、苯甲醛、β-榄香烯等，还含 β 谷甾醇、左旋麻黄碱、胆碱等及葡萄糖苷，多种氨基酸，皂苷，及少量多糖、脂肪、直链淀粉等。

（7）药理作用。

1）可抑制呕吐中枢而止呕，各种炮制品对实验动物均有明显的止咳作用。

2）半夏的稀醇和水浸液或其多糖组分、生物碱具有较广泛的抗肿瘤作用。

3）水浸剂对实验性室性心律失常和室性早博有明显的对抗作用。

4）半夏有显著的抑制胃液分泌作用，水煎醇沉液对多种原因所致的胃溃疡有显著的预防和治疗作用。

5）煎剂可降低兔眼内压，半夏蛋白有明显的抗早孕活性。

紫苏叶

（1）《名医别录》谓："主下气，除寒中。"

（2）《中药学》中紫苏叶的功效是"解表散寒，行气宽中"。

（3）在仲景方中仅出现 1 次，具有消痰化饮的作用，主治梅核气。

旋覆花

（1）《本经》云："味咸，温。主治结气，胁下满，惊悸，除水，去五脏间寒热，补中，下气。"

（2）《中药学》中旋覆花的功效是"降气行水化痰，降逆止呕"。

（3）仲景方中功效与现代相同，主治如下。

1）噫气不除、上逆。

2）肝着。

代赭石

（1）《本经》谓："味苦，寒，主治鬼疰，贼风，蛊毒，杀精物恶鬼，腹中毒邪气，女子赤沃漏下。"

（2）《中药学》中代赭石的功效是"平肝潜阳，重镇降逆，凉血止血"。

（3）仲景方中主要有"重镇降逆，收涩"的作用，主治如下。

1）噫气不除、上逆。

2）下利。

薤 白

（1）《本经》谓："薤，味辛，温。主金疮疮败，轻身不饥，耐老。"

（2）《中药学》薤白的功效是"通阳散结，行气导滞"。

（3）仲景方中的作用主要为"通阳导滞"，主治胸痹。

瓜 蒌

（1）《本经》中只有栝楼根的记载，无瓜蒌的记述。《名医别录》谓瓜蒌"主除肠胃中的痼热，八疸，身面黄，唇干口燥，短气，通脉，止小便利。"

（2）《中药学》中瓜蒌的功效是"清热化痰，宽胸散结，润肠通便"。

（3）仲景方中有"化痰宽胸"的作用，主治如下。

1）胸痹。

2）结胸。

黄 连

（1）《本经》谓："味苦，寒。主治热气，目痛，眦伤泣出，明目，肠澼，腹痛下利，妇人阴中肿痛。久服令人不忘。"

（2）《中药学》中黄连的功效是："清热燥湿，泻火解毒"。

（3）《伤寒论》中黄连主清心火、胃火、大肠火。

（4）适用于黄连的患者，往往舌红坚老、舌苔黄腻或黄干；面色红或潮红，有油光，唇色红或黯红；容易烦躁。

（5）黄连主治。

1）心中烦。

2）心下痞。

3）下利。

4）腹痛。

5）出血。

（6）化学成分：黄连主含小檗碱（黄连素）、黄连碱、甲基黄连碱、掌叶防己碱、非洲防己碱、药根碱等多种生物碱；并含黄柏酮、黄柏内酯等。

（7）药理作用。

1）本品对葡萄球菌、链球菌、肺炎链球菌、霍乱弧菌、炭疽杆菌及除宋内氏志贺菌以外的痢疾杆菌均有较强的抗菌作用。

2）对肺炎杆菌、白喉杆菌、枯草杆菌、百日咳杆菌、鼠疫杆菌、布氏杆菌、结核杆菌也有抗菌作用。

3）对大肠杆菌、变形杆菌、伤寒杆菌作用较差。

4）所含小檗碱小剂量时能兴奋心脏，增强其收缩力，增加冠状动脉血流量，大剂量时抑制心脏，减弱其收缩。

5）小檗碱可减少蟾蜍心率，对兔、豚鼠、大鼠离体心房有兴奋作用并有抗心率失常的作用，有利胆、抑制胃液分泌、抗腹泻等作用，小剂量对小鼠大脑皮层的兴奋过程有加强作用，大剂量则对抑制过程有加强作用。

6）小檗碱有抗急性炎症、抗癌、抑制组织代谢等作用。

7）小檗碱和四氢小檗碱能降低心肌的耗氧量。

8）黄连及其提取成分有抗溃疡作用。

黄 芩

（1）《本经》谓："味苦，平。主诸热，黄疸，肠澼泄利，逐水，下血闭，恶疮，疽蚀，火疡。"

（2）《中药学》中黄芩有"清热燥湿，泻火解毒，止血，安胎"的功效。

（3）《伤寒论》中黄芩主要发挥"清热除烦，止血安胎"的作用。

（4）适用于黄芩的患者一般内有伏热，面白唇红，舌红，目红，易于出现口腔溃疡、腹痛、腹泻、小便灼热、月经淋漓黏稠或有血块等症状。

（5）黄芩主治。

1）热证、烦热。

2）下利。

3）热性出血。

4）金疮疽蚀。

5）心下痞。

6）胎动不安。

（6）化学成分：黄芩含黄芩苷元、黄芩苷、汉黄芩素、汉黄芩苷、黄芩新素、苯乙酮、棕榈酸、油酸、脯氨酸、苯甲酸、黄芩酶、β-谷甾醇等。

（7）药理作用。

1）黄芩煎剂在体外对痢疾杆菌、白喉杆菌、铜绿假单胞菌、伤寒杆菌、副伤寒杆菌、变形杆菌、金黄色葡萄球菌、溶血性链球菌、肺炎链球菌、脑膜炎球菌、霍乱弧菌等有不同程度的抑制作用。

2）黄芩苷、黄芩苷元对豚鼠离体气管过敏性收缩及整体动物过敏性气喘，均有缓解作用，并与麻黄碱有协同作用，能降低小鼠耳毛细血管通透性。

3）还有解热、降压、镇静、保肝、利胆、抑制肠管蠕动、降血脂、抗氧化、调节 cAMP 水平、抗肿瘤等作用。

4）黄芩水提物对前列腺素生物合成有抑制作用。

白头翁

（1）《本经》谓："味苦，温。主治温疟，狂易，寒热，癥瘕积聚，瘿气，逐血止痛，疗金疮。"

（2）《中药学》中白头翁的功效是"清热解毒，凉血止痢"。

（3）仲景方中主要有"止下利，解毒"的作用，主治热利下重。

黄 柏

（1）《本经》谓："味苦，寒。主治五脏肠胃中结热，黄疸，肠痔，止泄利，女子漏下赤白，阴阳伤蚀疮。"

（2）《中药学》中黄柏的功效是"清热燥湿，泻火除蒸，解毒疗疮"。

（3）仲景方中主要有"除热祛黄，清热燥湿"的作用，黄柏主治如下。

1）热利。

2）身黄、黄疸。

3）小便不利、短赤。

4）下肢红肿疼痛。

5）黄带，尿道分泌物浑黄。

6）鼻涕、目眵、体液发黄的疾病。

秦 皮

（1）《本经》谓："味苦，微寒。主风寒湿痹，洗洗寒气，除热、目中青翳白膜。久服头不白，轻身。"

（2）《中药学》中秦皮的功效是"清热燥湿，收涩止痢，止带，明目"。

（3）在仲景方中只出现2次，有"清热解毒，止痢"的作用，主治热利下重。

阿 胶

（1）《本经》谓："味甘，平。主心腹内崩，劳极，洒洒如疟状，腰腹痛，四肢酸疼，女子下血，安胎。"

（2）《中药学》认为阿胶具有"补血，滋阴，润肺，止血"的功效。

（3）在仲景方中阿胶以止血为主，也有补血益阴之功。

鸡子黄

《伤寒论》中鸡子黄主要有养血益气、安神除烦的作用，主治心烦不得眠。

石 膏

（1）《本经》："味辛，微寒。主治中风寒热，心下逆气，惊喘，口干舌焦，不能息，腹中坚痛，除邪鬼，产乳，金疮。"

（2）《中药学》中石膏有"清热泻火，除烦止渴"的功效。

（3）仲景方中主要起到清阳明无形之热的作用。

（4）适用于石膏的患者往往面白唇红，皮肤干燥，身热汗出，舌面干燥，舌苔薄而干，脉洪或滑大。

（5）石膏主治。

1）身热汗出。

2）烦渴。

3）脉大。

（6）化学成分：本品的主要成分为含水硫酸钙（$CaSO_4 \cdot 2H_2O$），含量不少于95%。

（7）药理作用。

1）白虎汤有明显的解热作用。

2）石膏浸液小剂量时对离体蟾蜍心及兔心具有兴奋作用，大剂量时有抑制作用。

3）石膏有提高肌肉和外周神经兴奋性的作用。

4）对家兔离体小肠和子宫，小剂量石膏使之振幅增大；大剂量则紧张度降低，振幅减小。

5）石膏在缓冲液中能明显增强兔肺泡巨噬细胞对白色葡萄球菌死菌及胶体金的吞噬能力，并能促进吞噬细胞的成熟。

6）石膏液能使烧伤大鼠降低了的T淋巴细胞数，淋巴细胞转化率显著恢复。

7）石膏有缩短血凝时间、利尿、增加胆汁排泄等作用。

竹 叶

（1）《本经》谓："味苦，平。主咳逆上气，溢筋急，恶疡，杀小虫。"

（2）《中药学》中竹叶有"清热泻火，除烦，生津，利尿"的功效。

（3）仲景方中竹叶具有"清热生津，降逆"之功，主治如下。

1）阳明里热。

2）气逆欲吐。

麦冬（麦门冬）

（1）《本经》谓："气味甘，平。主心腹结气，伤中，伤饱，胃络脉绝，羸瘦短气。

久服轻身，不老，不饥。"

（2）《中药学》中麦冬具有"养阴生津，润肺清心"的功效。

（3）适用麦冬的患者，一般多消瘦，皮肤干枯，舌红少苔而干或无苔，脉多细数。

（4）在《伤寒论》中麦冬的功效可概括为"清热，补益滋阴，降逆，利咽镇咳"。麦冬的主治如下。

1）虚弱羸瘦之人。

2）火逆咳嗽，咽喉不利。

3）心脏衰弱。

4）燥热津伤之证。

竹　茹

（1）《本经》只提到竹叶，无竹茹的记载。

（2）《中药学》中竹茹具有"清热化痰，除烦止呕"的功效。

（3）仲景方中竹茹出现2次，其功效与现代描述相近，主治呕逆，胃热。

白　薇

（1）《本经》谓："味苦，平。主暴中风，身热，肢满，忽忽不知人，狂惑邪气，寒热酸疼，温疟洗洗，发作有时。"

（2）《中药学》中白薇具有"清热凉血，利尿通淋，解毒疗疮"的功效。

（3）仲景方中仅出现1次，具有清阳明里热的作用，主治心烦，呕逆。

大　黄

（1）《本经》谓："味苦，寒，主下瘀血，血闭，寒热。破癥瘕积聚，留饮，宿食，荡涤肠胃，推陈致新，通利水谷，调中化食，安和五脏。"

（2）《中药学》大黄具有"泻下攻积，清热泻火，凉血解毒，逐瘀通经"的功效。

（3）大黄在《伤寒论》中的作用，主要围绕"攻下里实热"展开的，其祛瘀血、消肿散结等都是攻下里实热的延伸。

（4）适用大黄的患者一般体格健壮，肌肉丰满，食欲旺盛，容易腹胀，或大便秘结，口唇黯红，皮肤易生疮痘，血压偏高，或血脂偏高，或血液黏度偏高的人。其舌象多见舌质红而坚老，甚则舌面起红刺，舌苔黄，或焦黄。

（5）大黄治疗的是一种"痛而闭、烦而热"的症候群。

1）大便不通，腹满硬痛，胁下偏痛。

2）胃肠积滞、积热、脓毒。

3）黄疸。

4）呕吐气逆。

5）经水不利、瘀血。

6）癥瘕结滞。

7）心下痞满。

8）小便不利。

9）神昏谵语。

10）出血性疾病，如吐血、咯血、衄血等。

（6）化学成分：主要为蒽醌衍生物，包括蒽醌苷和双蒽醌苷。双蒽醌苷中有番泻苷 A、番泻苷 B、番泻苷 C、番泻苷 D、番泻苷 E、番泻苷 F；游离型的苷元有大黄酸、大黄酚、大黄素、芦荟大黄素、大黄素甲醚等。另含鞣质类物质、有机酸和雌激素样物质等。

（7）药理作用。

1）大黄能增加肠蠕动，抑制肠内水分吸收，促进排便。

2）大黄有抗感染作用，对多种革兰阳性和革兰阴性菌均有抑制作用，其中最敏感的为葡萄球菌和链球菌，其次为白喉杆菌、伤寒杆菌和副伤寒杆菌、肺炎链球菌、痢疾杆菌等；对流感病毒也有抑制作用。

3）由于鞣质所致，故泻后又有便秘现象。

4）有利胆和健胃作用。

5）还有止血、保肝、降压、降低血清胆固醇等作用。

枳　实

（1）《本经》谓："味苦，寒。主大风在皮肤中，如麻豆苦痒，除寒热结，止痢，长肌肉，利五脏，益气，轻身。"

（2）《中药学》中枳实具有"破气除痞，化痰消积"的功效。

（3）仲景方中主要有"治结实之毒"的作用，主治如下。

1）胸满、胸痹。

2）腹满、腹胀、腹痛，大便不通。

芒　硝

（1）《本经》谓："味苦，寒。主百病，除寒热邪气，逐六腑积聚，结固留癖。能化七十二种石。"

（2）《中药学》的记述是"泻下攻积，润燥软坚，清热消肿"。

（3）纵观《伤寒论》诸方，芒硝具有"清热除满，软坚散结"的作用。

（4）适用芒硝的患者体质与大黄相近，舌亦红苔亦黄。

（5）芒硝主治。

1）胃肠积热，阳明腑实证。

2）热结在里，胸胁硬满，少腹硬满。

3）癥瘕结滞。

麻子仁

（1）《本经》谓："味甘，平。主补中益气，久服肥健，不老神仙。"

（2）《中药学》中麻子仁的功效是"润肠通便"。

（3）仲景方中麻子仁即有润燥补虚，又有润肠通便的作用，麻子仁主治如下。

1）津虚便秘。

2）虚劳不足。

茵陈（茵陈蒿）

（1）《本经》谓："味苦，平。主风寒湿热邪气，热结黄疸。"

（2）《中药学》中茵陈的功效是"利湿退黄，解毒疗疮"。

（3）仲景方中茵陈蒿出现2次，均有"清热利湿退黄"的作用。主治黄疸。

冬瓜子（瓜子）

（1）《本经》谓："瓜子，味甘，平。主令人悦泽，好颜色，益气，不饥，久服轻身耐老。"

（2）《中药学》中冬瓜子的功效是"清肺化痰，利湿排脓"。

（3）仲景方中仅出现2次，分别见于大黄牡丹皮汤和千金苇茎汤，主要用于排脓。

水　蛭

（1）《本经》谓："味咸，平。主逐恶血，瘀血，月闭，破血瘕，积聚，无子，利水道。"

（2）《中药学》中水蛭的功效是"破血通经，逐瘀消癥"。

（3）仲景方中出现3次，均与破血、活血有关，主治少腹硬满、经水不利、发狂善忘之血证。

虻　虫

（1）《本经》谓："蜚虻，味苦，微寒。主逐瘀血，破下血积，坚痞，癥瘕，寒热，通利血脉及九窍。"

（2）《中药学》中虻虫的功效是"破血逐瘀，散积消癥"。

（3）在仲景方中出现的方剂与水蛭相同，故其作用也相似，有逐瘀血、破积血的作用。

栀 子

（1）《本经》谓："味苦，寒。主五内邪气，胃中热气，面赤，酒疱皶鼻，白癞，赤癞，疮疡。"

（2）《中药学》中栀子的功效是"泻火除烦，清热利湿，凉血解毒"。

（3）仲景方中栀子具有"清热、除烦、退黄"的作用，主治如下。

1）黄疸。

2）心中懊恼，心烦，烦热。

3）心中结痛，腹痛，胃痛，胸骨后疼痛。

（4）化学成分：本品含异栀子苷、去羟栀子苷、栀子酮苷、山栀子苷、京尼平苷酸及黄酮类栀子素、三萜类化合物藏红花素和藏红花酸、熊果酸等。

（5）药理作用。

1）栀子提取物对结扎总胆管动物的谷草转氨酶（GOT）升高有明显的降低作用。

2）栀子及其所含环烯醚萜有利胆作用。

3）其提取物及藏红花苷、藏红花酸等可使胆汁分泌量增加。

4）栀子及其提取物有利胰及降胰酶作用，京尼平苷降低胰淀粉酶的作用最显著。

5）栀子煎剂及醇提取物有降压作用，其所含成分藏红花酸有减少动脉硬化发生率的作用。

6）栀子的醇提取物有镇静作用。

7）本品对金黄色葡萄球菌、脑膜炎奈瑟菌、卡他球菌等有抑制作用。

8）其水浸液在体外对多种皮肤真菌有抑制作用。

淡豆豉

（1）《本经》无记载，《中药学》中淡豆豉具有"解表，除烦，宣发郁热"的功效。

（2）仲景方中豆豉具有"辅助涌吐，除烦解郁"之功，豆豉主治如下。

1）心中懊恼，心烦，烦热。

2）胃气不和。

3）心中结痛。

当 归

（1）《本经》谓："味甘、温，无毒。主咳逆上气，温疟，寒热洗洗在皮肤中，妇人漏下，绝子，诸恶疮疡，金疮。"

（2）《中药学》中当归的功效是："补血活血，调经止痛，润肠通便"。当归是血中圣药，其关键点在"血"上，具有既补血又活血的功用，还能润肠通便。应用当归时要抓住患者血虚、血瘀的特点。

（3）适用当归的患者一般较瘦弱，皮肤粗糙不细腻，甚至肌肤甲错，唇黯红或黯紫，四肢冰冷，舌淡紫或紫，舌下静脉迂曲或粗紫，脉细涩。

（4）在仲景方中当归主要发挥了"止痛、补血、活血、通脉"的作用，主治如下。

1）妇人腹痛。这种疼痛的性质多为虚弱性的刺痛、绞痛或隐痛，其位置多在少腹部。以产后、月经后或妊娠腹痛为主，也见于虚弱女性的日常腹痛。

2）其他腹痛。肠道、腹腔疾病引起的腹痛，由于血瘀、血虚造成的，也可应用当归。如痢疾下利赤白脓血的腹痛，痔疮出血疼痛、腹膜炎等。

3）妇科诸症。可治疗崩漏下血不止、闭经、月经不调属血虚、血瘀者。药理研究表明当归具有抗凝血和促凝血的双重作用，应用合理可发挥其双向调节作用。

4）外伤及皮肤病。烧烫伤，刀刃所伤以及湿疹、皮炎等皮肤疾患用当归每获良效。

5）血虚肠燥便秘。

6）其他。当归可以治疗四肢冰冷的微循环障碍、心脑血管疾病、心律失常、糖尿病周围神经病变、腰腿疼痛、咳嗽日久等疾患。

（5）化学成分：当归中含 β-蒎烯、α-蒎烯、莰烯等中性油成分，含对甲基苯甲醇、5-甲氧基-2，3-二甲苯酚等酸性油成分；有机酸；糖类；维生素；氨基酸等。

（6）药理作用。

1）当归挥发油能对抗肾上腺素、垂体后叶素或组胺对子宫的兴奋作用。

2）当归水或醇溶性非挥发性物质对离体子宫有兴奋作用，使子宫收缩加强，大量或多次给药时，甚至可出现强直性收缩，醇溶性物质作用比水溶性物质作用强。

3）在离体蟾蜍心脏灌流实验中，本品煎剂含挥发油可使心肌收缩幅度及收缩频率皆明显抑制。

4）当归浸膏有显著扩张离体豚鼠冠状动脉作用，增加冠状动脉血流量。麻醉犬静脉注射本品后心率无明显改变，冠状动脉阻力和总外周阻力下降，冠状动脉血流量显著增加，心肌氧耗量显著下降，心排出量和心搏指数有增加趋势。

5）当归中性油对实验性心肌缺血有明显保护作用。

6）当归及其阿魏酸钠有明显的抗血栓作用。

7）当归水浸液给小鼠口服能显著促进血红蛋白及红细胞的生成。

川 芎

（1）《本经》谓："味辛，温。主中风入脑头痛、寒痹，筋挛，缓急，金疮，妇人血闭无子。"

（2）《中药学》中川芎的功效是："活血行气，祛风止痛"。

（3）川芎常与当归配伍使用，《金匮要略》川芎十一方中，川芎、当归同用者八方。川芎与当归在应用方面有很大相似之处，均能活血，但川芎无补血之力，其走窜通行之力远大于当归，故川芎在治疗瘀血性疼痛方面效果较好。川芎不仅能治疗下焦腹部的疼痛，也能治疗上焦的疼痛，尤其是头痛。川芎对体质的要求也更为宽泛，体质壮实与虚弱者均可应用，但虚弱者不宜大量，其舌脉与当归证相似。应用时要抓住瘀滞和不通的病机。

（4）川芎主治。

1）痛症。血瘀气滞造成的腹痛、胸痛、头痛等均可应用，其疼痛的特点为刺痛、绞痛、牵扯样疼痛。

2）妇科疾病。川芎乃妇科要药，用于闭经、月经不调等妇科疾患，起到通利作用。

3）风湿痹痛。川芎有祛风止痹痛之功。

4）镇静安眠。酸枣仁汤中酸枣仁、川芎配伍治疗失眠症，现代研究表明，川芎确有镇静作用。

5）其他。川芎还能治疗肺、肾的疾病，其原理在于保护肺血管和肾血管的作用。

黄 芪

（1）《本经》谓："味甘，微温。主治痈疽，久败疮，排脓止痛，大风癞疾，五痔，鼠瘘，补虚，小儿百病。"

（2）《中药学》中黄芪的功效是"健脾补中，升阳举陷，益卫固表，利尿，托毒生肌"。

（3）纵观仲景诸方，黄芪的作用主要是"益卫固表，通脉活血，利水消肿，补中益气"。

（4）适用于黄芪的患者多虚胖，水肿貌，肌肉松弛，腹大而软，目无神采；平时易自汗，畏风或手足麻木，容易感冒。

（5）黄芪主治。

1）肌表之水，故能治黄汗、盗汗、皮水。

2）身体肿或不仁。

3）自汗。

4）恶风易感。

5）疮疡不敛。

6）虚劳。

7）黄疸。

（6）化学成分：本品主要含苷类、多糖、黄酮、氨基酸、微量元素等。

（7）药理作用。

1）黄芪能促进机体代谢、抗疲劳、促进血清和肝脏蛋白质的更新。

2）有明显的利尿作用，能消除实验性肾炎导致的尿蛋白。

3）能改善实验动物贫血现象。

4）能升高低血糖，降低高血糖。

5）能兴奋呼吸。

6）能增强和调节机体免疫功能，对干扰素系统有促进作用，可提高机体的抗病力。

7）对流感病毒等多种病毒所致细胞病变有轻度抑制作用，对流感病毒感染小鼠有保护作用。

8）有较广泛的抗菌作用。

9）黄芪在细胞培养中，可使细胞数量明显增多，细胞生长旺盛，寿命延长。

10）能增强心肌收缩力，保护心血管系统，抗心率失常，扩张冠状动脉和外周血管，降低血压，能降低血小板黏附力，减少血栓形成。

11）还有降血脂、抗衰老、抗缺氧、抗辐射、保肝等作用。

防　己

（1）《本经》谓："味辛，平。主风湿，温疟，热气，诸痫，除邪，利大小便。"

（2）《中药学》中防己的功效是"祛风湿，止痛，利水消肿"。

（3）仲景方中主要有"逐水饮"的作用。

（4）防己主治。

1）下肢水肿，或伴有关节疼痛。

2）肠间水气。

［注］黄芪治汗出而肿，防己主治下肢肿而关节疼痛。

干　姜

（1）《本经》谓："味辛，温。主胸满咳逆上气，温中，止血，出汗，逐风湿痹，肠澼下痢。生者尤良。"

（2）《中药学》中干姜的功效是："温中散寒、回阳通脉，温肺化饮。"

（3）《伤寒论》中主要体现干姜"温化寒饮"的特点，上、中、下三焦的寒饮均可温化，干姜也有止血的功效。

（4）适用于干姜的患者是一种虚寒性体质，平素畏寒，口不干渴，舌淡苔白厚或腻，有时好像罩着一层黏液。

（5）干姜主治。

1）肺中寒饮，咳吐清稀痰液，流清涕等。

2）胃中寒饮，吐涎沫，呕吐物清稀，唾液清稀，下利清稀。

3）下焦寒饮，小便清长，带下清稀，寒湿腰痛。

4）亡阳证。

5）温中除烦躁。

6）出血症，精神萎靡，口不干渴。

（6）化学成分：干姜含挥发油约2%，主要成分是姜烯、水芹烯、莰烯、姜烯酮、姜辣素、姜酮、龙脑、姜醇、柠檬醛等。还含树脂、淀粉，以及多种氨基酸。

（7）药理作用。

1）干姜甲醇或醚提取物有镇静，镇痛，抗炎，止呕及短暂升高血压的作用。

2）水提取物或挥发油能明显延长大鼠实验性血栓形成时间。

3）干姜醇提取物及其所含姜辣素和姜辣烯酮有显著灭螺和抗血吸虫作用。

4）干姜醇提取物能明显增加大鼠肝脏胆汁分泌量，维持长达3～4小时。

蜀　椒

（1）《本经》谓："味辛，温。主邪气咳逆，温中，逐骨节皮肤死肌，寒湿痹痛。"

（2）《中药学》中蜀椒具有"温中止痛，杀虫止痒"的功效。

（3）仲景方中蜀椒具有"温中，解表"的作用，主治如下。

1）蛔厥。

2）寒疝腹痛，呕逆。

3）胸痹心痛。

4）金疮。

5）宫寒，胎动不安。

附　子

（1）《本经》谓："味辛，温。主风寒咳逆邪气，温中，金疮，破癥坚、积聚、血瘕，寒湿痿躄，拘挛，膝痛，不能行步。"

（2）《中药学》中附子具有"回阳救逆，补火助阳，散寒止痛"的功效

（3）仲景方中的附子也具备上述功效，又有解表寒、散寒饮的作用。

（4）适用附子的患者一般畏寒怕冷，四肢常冷，尤以下肢明显，易下利腹泻，精神萎靡，舌淡，脉细微。

（5）附子主治。

1）表寒证，有表证表现而脉沉细微者。

2）寒湿证，痹痛、水饮、水肿、头痛、眩晕。

3）阳虚证，里虚寒、表阳虚均可治之，畏寒、下利、汗出、失精、腰酸、心痛。

4）痛证，心痛、痹痛、腹痛、头痛、胁下偏痛等。

5）亡阳证。

（6）化学成分：本品含乌头碱，中乌头碱，次乌头碱，异飞燕草碱，新乌宁碱，乌胺及尿嘧啶等。

（7）药理作用。

1）附子煎剂、水溶性部分，对蛙、蟾蜍及温血动物心脏，无论是正常状态还是处于衰竭状态均有明显的强心作用。

2）其正丁醇提取物，乙醇提取物及水提物对氯仿所致小鼠室颤有预防作用。

3）附子有显著的抗炎作用，能抑制蛋清、角叉菜胶、甲醛等所致大鼠足跖肿胀，抑制醋酸所致毛细血管通透性增加，抑制肉芽肿形成及佐剂性关节炎。

4）附子所含中乌头碱、乌头碱及次乌头碱均有镇痛作用。

5）附子能增强机体抗氧化能力，具有抗衰老作用。

败酱草

（1）《本经》谓："味苦，平。主暴热火疮，赤气，疥瘙疽痔，马鞍热气。"

（2）《中药学》认为败酱草有"清热解毒，消痈排脓，祛瘀止痛"的作用。

（3）本药在仲景方中仅出现1次，具有"清热消痈排脓"的作用，用于肠痈。

干地黄

（1）《本经》谓："味甘，寒。主折跌，绝筋，伤中，逐血痹，填骨髓，长肌肉。作汤，除寒热积聚，除痹。生者尤良。"

（2）仲景方中，干地黄主治血证、虚热证。

（3）主治如下。

1）养血，滋阴。

2）活血。

3）凉血，清热。

4）止血。

5）治癫狂，也是活血养血的体现。

（4）化学成分：本品含梓醇、二氢梓醇、单密力特苷、乙酰梓醇、桃叶珊瑚苷、密力特苷、地黄苷、去羟栀子苷、筋骨草苷、辛酸、苯甲酸、苯乙酸、葡萄糖、蔗糖、果糖及铁、锌、锰、铬等 20 多种微量元素、β – 谷甾醇等。鲜地黄含 20 多种氨基酸，其中精氨酸含量最高。生地黄中含有 15 种氨基酸，其中丙氨酸含量最高。

（5）药理作用。

1）水提液有降压、镇静、抗炎、抗过敏作用。

2）流浸膏有强心、利尿作用。

3）乙醇提取物有缩短凝血时间的作用。

4）以其为主药的六味地黄丸有降血压、改善肾功能、抗肿瘤作用。

5）地黄能对抗连续服用地塞米松后血浆皮质酮浓度下降，并能防止肾上腺皮质萎缩，具有促进机体淋巴母细胞转化、增加 T 淋巴细胞数量的作用，并能增强网状内皮细胞的吞噬功能，特别对免疫功能低下者作用更明显。

甘 草

（1）《本经》谓："味甘，平。主五脏六腑寒热邪气，坚筋骨，长肌肉，倍力，金疮肿，解毒。久服轻身延年。"

（2）《中药学》中甘草具有"补脾益气，祛痰止咳，缓急止痛，清热解毒，调和诸药"的功效。

（3）甘草从古至今均被用来治疗各种疾病，在《伤寒杂病论》中见于 127 个方剂，可以看出仲景广泛应用甘草具有"补心、利咽、解毒、清热、健脾益气"等功效。

（4）适用于甘草的患者多是羸瘦的、干枯的，其症状有痉挛性、刺激性、跳动性、突发性的特点。

（5）甘草主治。

1）羸瘦、虚弱性疾病。

2）咽痛、咳唾性疾病。

3）黏膜溃疡性疾病。

4）局部刺激性疾病，如尿道刺激症状。

5）心悸、血管跳动等冲逆性疾病。

6）疼痛痉挛性疾病。

7）脏躁、失眠等神经系统疾病。

8）中毒。

9）调和诸药。

艾 叶

（1）《名医别录》谓："味苦，微温，无毒。主灸百病，可作煎，止下痢，吐血，下部匿疮，妇人漏血，利阴气，生肌肉，辟风寒，使人有子……又，艾，生寒熟热。主下血，衄血、脓血痢，水煮及丸散任用。"

（2）《中药学》中艾叶具有"温经止血，散寒调经，安胎"的功效。

（3）仲景方中艾叶主温中祛寒、止痛止血，是一种温性收敛的止血药。

山茱萸

（1）《本经》谓："气味酸、平，无毒。主心下邪气，寒热，温中，逐寒湿痹，去三虫，久服轻身。"

（2）《中药学》中山茱萸的功效是"补益肝肾，收敛固涩"。

（3）在仲景方中，山茱萸仅在肾气丸中出现，主收敛固脱，具有强壮作用。

山药（薯蓣）

（1）《本经》谓："味甘，温，无毒。主伤中，补虚羸，除寒热邪气，补中，益气力，长肌肉。久服耳目聪明，轻身，不饥，延年。"

（2）《中药学》中山药的功效是"补脾养胃，生津益肺，补肾涩精"。

（3）适用于山药的患者体质羸瘦干枯。

（4）在《伤寒论》中山药主补益气血津液的作用，主治如下。

1）虚劳诸疾。

2）消渴症。

苦 参

（1）《本经》谓："味苦，寒。主心腹结气，癥瘕积聚，黄疸，溺有余沥，逐水，除痈肿，补中，明目，止泪。"

（2）《中药学》中苦参的功效是"清热燥湿，杀虫，利尿"。

（3）仲景方中共出现3次，具有"清热、除烦、利尿、杀虫"的作用，主治如下。

1）烦热。

2）疮疡。

3）淋证。

灶中黄土

（1）《名医别录》谓："味辛，微温。主妇人崩中，吐血，止咳逆，止血，消痈肿毒气。"后世多用其温中燥湿，止呕止血。

（2）灶中黄土在仲景方中仅出现1次，主要起"温中止血"的作用，治疗虚寒便血。

桔 梗

（1）《本经》谓："味辛，微温。主胸胁痛如刀刺，腹满，肠鸣幽幽，惊恐悸气。"

（2）《中药学》中桔梗具有"宣肺，祛痰，利咽，排脓"的功效。

（3）仲景方中也涉及"利咽，祛痰，排脓，宽胸"的作用，主治如下。

1）咽痛。

2）黏痰、脓痰。

3）胸胁疼痛。

4）化脓疮疡。

滑 石

（1）《本经》谓："味甘，寒。主身热，泄澼，女子乳难，癃闭，利小便，荡胃中积聚寒热，益精气，久服轻身，耐饥，长年。"

（2）《中药学》中滑石的功效是"利尿通淋，清热解暑，收湿敛疮"。

（3）仲景方中滑石具有"清热利尿"的作用，主治小便不利、口渴。

小 麦

（1）在《本经》中无记载，《中药学》中小麦具有"养心除烦"的作用。

（2）仲景方中也是具有"补虚养心，安神除烦"的作用，临床常用浮小麦代替。

（3）小麦主治。

1）脏躁。

2）虚劳诸疾。

酸枣仁

（1）《本经》谓："味酸，平。主心腹寒热，邪结气聚，四肢酸疼，湿痹。久服安五脏，轻身延年。"

（2）《中药学》中酸枣仁具有"养心益肝，安神，敛汗"的功效。

（3）本药在仲景方中仅出现1次，具有"补虚安神"的作用，是一味收敛性的强壮药，有强壮神经和安神的作用，主治虚劳不眠。

乌 梅

（1）《本经》谓："梅实，味酸，平。主下气，除热烦满，安心，肢体痛，偏枯不仁死肌，去青黑痣、恶肉。"

（2）《中药学》中乌梅的功效是"敛肺止咳，涩肠止泻，安蛔止痛，生津止渴"。

（3）在仲景方中仅出现1次，具有"安蛔，涩肠，除烦，止痛"的作用，主治如下。

1）蛔厥、蛔虫病。

2）下利、久泻。

3）烦躁。

4）腹痛。

陈皮（橘皮）

（1）《本经》谓："橘柚，味辛，温。主胸中瘕热逆气，利水谷，久服去臭，下气通神。一名橘皮。"

（2）《中药学》中陈皮的功效是"理气健脾，燥湿化痰"。

（3）仲景方中橘皮具有"温中理气，消胀满，利水谷，止呕逆"的作用，主治如下。

1）呕逆。

2）胸闷。

3）腹胀。

4）纳差。

土鳖虫（䗪虫）

（1）《本经》谓："味咸，寒。主治心腹寒热，洗洗，血积癥瘕，破坚，下血闭。"

（2）《中药学》中土鳖虫的功效是："破血逐瘀，续筋接骨"。

（3）仲景方中主要有"祛瘀生新，通经止痛，消癥瘕"的作用，主治如下。

1）干血、少腹满痛。

2）妇人经水不利。

第三章

各 论

本章选取了《伤寒杂病论》中 90 余首方剂及后世常用的近 30 首方剂，将其归类，分成了 16 个类方，并对每首方剂进行了详细的论述，最主要的是归纳了每首方剂的用方标准。重要的是，在用方标准里面，将方证对应与病机分析相结合，让读者能从深层次理解方证对应的原因。如当归芍药散的原文方证可见腹痛，但是不是所有的腹痛都能用当归芍药散，只有通过辨证分析，属于血虚、血瘀水停的腹痛，才可以用当归芍药散。这样就解决了很多经方学习者的一个困惑——很多原文都很简捷，甚至只记述一个症状，但是这个症状有可能会有好多对应的方剂，这时候就要用到病机分析的方法，要找到证候，找到病机，在知道这首方子方证相应的同时，要知道它的病机是什么，就不会失误了。另外，在每首方剂的论述中还有方解、八纲辨证、方剂鉴别、应用扩展、用方说明等部分，使读者可以更清晰地理解方剂和应用方剂。

第一节　桂枝类方

桂枝类方总论

桂枝类方是以桂枝为主药、以桂枝汤为基础的一类方剂，体现了桂枝解表、调和营卫、平冲降逆、通阳化气的特点，其治疗的患者多瘦弱白皙、易汗出、易心悸，其症状多有汗出、心悸等。

[类方概括]

学习桂枝类方首先要熟悉桂枝的特性，尤其是在《伤寒论》和《金匮要略》中桂枝是如何被应用的。几乎所有含桂枝的方子都归在了桂枝类方里面，通过对所有含有桂枝方剂的分析可以归纳出桂枝的特性。前面的药物解析章节有对桂枝的详细阐述，但是，我们要了解一点，桂枝首先是一味具有补虚作用的强壮药。总之，我们掌握桂枝类方要抓住桂枝的以下

5个特点。

1. 解表、调和营卫

如桂枝汤、桂枝加葛根汤、桂枝加黄芪汤、桂枝芍药知母汤等。

2. 平冲降逆

如桂枝加桂汤、桂枝加龙骨牡蛎汤、苓桂术甘汤、桂枝甘草汤等。

3. 通阳

如当归四逆汤等。

4. 温中强壮

如桂枝加龙骨牡蛎汤、桂枝新加汤、小建中汤等。

5. 桂枝的药证

气上冲；风寒汗出脉缓的表证；虚弱性的汗出症；发热；血瘀；痹症；消瘦虚弱诸证；寒冷血瘀性的妇科、男科疾患。

以桂枝为主的桂枝类方体现了上述桂枝的特点。我们在应用桂枝类方时，要判断出患者具有"虚"的病理因素，无论什么疾病，均可大胆应用。如汗出、易感、心悸、四肢凉等诸如类似症状，多由"虚"造成。应用桂枝类方，就是要抓住"虚"，下面的体质和症状产生的原因也主要是由于"虚"。这个"虚"主要偏于"阳虚"，可以是表阳虚，如卫表不固的汗出，也可以是里阳虚，如心阳不足的心悸。桂枝汤及其类方也可以作为虚弱体质的体质调理方剂。

[体质要求]

（1）体型偏瘦，皮肤白皙。

（2）腹壁薄而无力，腹部多扁平，腹肌较紧张。

（3）易出冷汗，汗后疲乏无力。

（4）心腹部悸动感，血管搏动感，易头昏晕厥。

（5）易腹痛。

（6）易失眠多梦。

（7）易胸闷气促。

（8）易身体疼痛，对寒冷、疼痛敏感。

（9）舌体柔软淡红或黯淡，舌面润，苔薄白。

（10）脉象浮大，轻按即得，按之软弱，脉多缓或迟。

[主要症状]

1. 外感

发热、恶风寒、汗出、关节痛。

2. 内伤

（1）气上冲，包括血管搏动感、心悸、上冲感、上热下寒（头面部烘热，四肢尤其是下肢冷感），胃肠蠕动快、腹痛，失眠。

（2）易汗出，也有无汗者。

（3）手脚凉。

桂枝汤

[组成]

桂枝三两，芍药三两，炙甘草二两，生姜三两，大枣十二枚。

[原文]

太阳中风，阳浮而阴弱。阳浮者，热自发；阴弱者，汗自出。啬啬恶寒，淅淅恶风，翕翕发热，鼻鸣干呕者，桂枝汤主之。（12）

太阳病，头痛、发热、汗出、恶风，桂枝汤主之。（13）

太阳病，下之后，其气上冲者，可与桂枝汤，方用前法，若不上冲者，不得与之。（15）

太阳病三日，已发汗，若吐、若下、若温针，仍不解者，此为坏病，桂枝不中与之也。观其脉证，知犯何逆，随证治之。桂枝本为解肌，若其人脉浮紧，发热汗不不出者，不可与之也。常须知此，勿令误也。（16）

太阳病，初服桂枝汤，反烦不解者，先刺风池、风府，却与桂枝汤则愈。（24）

服桂枝汤，大汗出，脉洪大者，与桂枝汤，如前法；若形似疟，一日再发者，汗出必解，宜桂枝二麻黄一汤。（25）

太阳病，外证未解，脉浮弱者，当以汗解，宜桂枝汤。（42）

太阳病，外证未解，不可下也，下之为逆；欲解外者，宜桂枝汤。（44）

太阳病，先发汗不解，而复下之，脉浮者不愈。浮为在外，而反下之，故令不愈。今脉浮，故在外，当须解外则愈，宜桂枝汤。（45）

病常自汗出者，此为荣气和。荣气和者，外不谐，以卫气不共荣气谐和故尔。以荣行脉中，卫行脉外，复发其汗，荣卫和则愈，宜桂枝汤。（53）

病人脏无他病，时发热自汗出而不愈者，此卫气不和也。先其时发汗则愈，宜桂枝汤。（54）

伤寒，不大便六七日，头痛有热者，与承气汤；其小便清者，知不在里，仍在表也，当须发汗；若头痛者，必衄，宜桂枝汤。（56）

伤寒发汗，已解，半日许复烦，脉浮数者，可更发汗，宜桂枝汤。（57）

伤寒，医下之，续得下利清谷不止，身疼痛者，急当救里；后身疼痛，清便自调者，急当救表。救里宜四逆汤，救表宜桂枝汤。（91）

太阳病，发热汗出者，此为荣弱卫强，故使汗出，欲救邪风者，宜桂枝汤。（95）

伤寒大下后，复发汗，心下痞，恶寒者，表未解也。不可攻痞，当先解表，表解乃可攻痞。

解表宜桂枝汤，攻痞宜大黄黄连泻心汤。（164）

阳明病，脉迟、汗出多、微恶寒者，表未解也，可发汗，宜桂枝汤。（234）

病人烦热，汗出则解，又如疟状，日晡所发热者，属阳明也。脉实者，当下之；脉浮虚者，宜发汗。下之与大承气汤，发汗宜桂枝汤。（240）

太阴病，脉浮者，可发汗，宜桂枝汤。（276）

下利、腹胀满、身体疼痛者，先温其里，乃攻其表。温里宜四逆汤，攻表宜桂枝汤。（372）

吐利止，而身痛不休者，当消息和解其外，宜桂枝汤小和之。（387）

产后风，续之数十日不解，头微痛，恶寒，时时有热，心下闷，干呕，汗出。虽久，阳旦证续在耳，可与阳旦汤。（金匮要略·妇人产后病脉证治8）

[原文分析]

1. 头痛、发热、汗出、恶风

桂枝汤证的主症，外感风寒，则头痛、发热、恶风，表虚则汗出。12条为桂枝汤证的症状补充。

2. 气上冲

（1）血管搏动感加强。

（2）胃肠蠕动异常或痉挛。

（3）精神神经症状。桂枝可以镇静、安神。

（4）气上冲不能用汗法、下法，因为里虚。

3. 初服桂枝汤，反烦不解者

病重药轻。

4. 大汗出，脉洪大者

大而虚的脉。

5. 病常自汗出者

使用桂枝汤患者的体质状态，卫阳不足，汗孔易开。

6. 时发热自汗出而不愈者

定时或不定时的发热、自汗出的状态，是一种自主神经功能紊乱的状态，这种汗出时虽然也热，但汗出后更容易受凉，且体征上找不到热象。

7. 身体疼痛者、身痛不休者

表证未解。

[方解]

桂枝——驱在表之邪，治头痛、恶风、汗出、身痛，又治气上冲。

生姜——辛散以助桂枝力，又降逆止呕。

芍药——缓急敛阳以收汗，通血脉以强营，又治头痛。

炙甘草、大枣——益营血、气津以补足正气，又助芍药以缓急。

故全方共主外感风寒表虚证，见头痛、恶风、发热、汗出、呕逆、气上冲、脉浮缓诸症。

[用方标准]

外感风寒表虚证，见症如下。

（1）自汗（稍微遇热或活动就容易出汗）。

（2）头痛、上冲、鼻塞、干呕。

（3）发热、恶寒、恶风。

（4）身体痛。

（5）腹壁软弱，腹直肌较紧张。

（6）舌质淡红或黯红，苔薄白。

（7）脉浮而弱。

[体质要求]

体型偏瘦，皮肤白皙；腹壁薄而无力，腹部多扁平，腹肌较紧张；目有神彩；舌体柔软，色淡红或黯淡、舌面润，苔薄白；脉象浮大，轻按即得，按之软弱，脉多缓或迟；易出冷汗，汗后疲乏无力；心腹部悸动感，易头昏晕厥；易腹痛；易失眠多梦；易胸闷气促，易身体疼痛，对寒冷、疼痛敏感。

[八纲辨析]

表证，寒证，虚证。

[应用]

1. 以发热、汗出为主要表现的外感表证

感冒、妊娠低热、荨麻疹、湿疹等皮肤病、丹毒、过敏性鼻炎、过敏性哮喘。

2. 汗出异常类疾病

妊娠汗出。

3. 气上冲

心悸、心动过速、失眠多梦、腹痛、妊娠恶阻。

4. 其他

无脉症。

[用方说明]

（1）本方是经方中最基本的方剂，很多方子是由本方化裁而来。

（2）平素虚弱、容易出汗的人，小儿、孕妇感受风寒时最适合应用。

（3）本方是一种强壮补益剂，能使血行旺盛，身体温暖，增强各脏腑功能，广泛用于各种疾患，不仅治疗外感病，还能治疗内伤病。

（4）桂枝汤之腹症虽不一定，然与脉弱相适应，绝不可能强壮充实。

（5）桂枝汤原文中虽然有干呕的症状，临床中不必过于拘泥，没有干呕的情况更多一些。

（6）在治疗杂病时没有自汗也可以使用桂枝汤，前提是体质虚弱。

（7）诊脉时若指下感觉肌肤细腻而湿润，多半属桂枝汤证。

（8）患感冒后呈现桂枝汤证的患者，或为体质虚弱者，或为平素体质强壮而感冒后强撑、延误、医生误治致使身体衰弱时表现出来。

（9）桂枝汤常用于汗出异常性疾病。第一，就汗出的范围来说，既可以是全身的，也可以是半身的，或左侧或右侧，或上半身或下半身；更可表现为局限性，如手、足等更小的范围。就程度而言，既可以是一般性的汗出，也可以及顽固性的汗出。汗出在量上表现不一。第二，既可以见于发病即汗出，以可以见于服药后的汗出。第三，病程的长短不一。第四，汗出可以发生在寒冷季节，但炎热夏季更容易见到出汗。第五，汗出的发作频率多少不一，有定时发作者，有一日数次者，有随发热而汗出者，有进食则汗出者，有动辄汗出者。总之，可以是很有规律的，也可以是随意性发作的。第六，汗出多伴有恶寒或恶风。（《经方100首》）

（10）使用麻黄汤、葛根汤发汗后，尚残留恶寒或恶风，发热尚未退尽时，也有可用桂枝汤的场合。

（11）何为气上冲。①血管搏动感加强；②胃肠蠕动异常或痉挛；③精神神经症状。桂枝可以镇静、安神。气上冲不能用汗、下，因为里虚。

（12）众多方书均将桂枝汤列为解表剂，此言差矣。若深钻《伤寒论》乃知其为调和营卫之主方，当列入和剂的范畴，因此在煎药之时不必囿于"凡解表剂，宜武火急煎，因其气味多辛而芳香，久煮则辛散无力"之训，而应文火慢煮，且桂枝汤的方后也注明："以水七升，微火取三升……"，知武火不宜也，而桂芍质地多坚，非银花、连翘可比，因此处方用药时应加注意，方不为误。

（13）服用桂枝汤后，一般要喝热粥，并要温覆取汗，避风保暖，饮食宜清淡。

（14）本方服法尤须注意，否则服后无效，或病转深陷，故王清任《医林改错》深诋桂枝汤无用。非无用也，不啜粥故也。是以愚用此方时，加黄芪升补大气，以代粥补益之力，防风宣通营卫，以代粥发表之力，服后啜粥固佳，即不啜粥，亦可奏效。而又恐黄芪温补之性，服后易至生热，故又加知母，以预为之防也。此即加味桂枝代粥汤，方药如下：桂枝、生杭芍、甘草、生姜、大枣、生黄芪、知母、防风。（《医学衷中参西录》）

（15）恶寒发热，无汗脉紧者不可用；汗虽多，但发热不恶寒，烦渴，舌苔黄腻，脉滑数洪大者，不可用；酒后，脉洪数有力者，不可用。

[方药加减]

1. 程门雪认为桂枝汤最重要的有4个加减法

即寒加附子，热加黄芩，虚加人参，实加大黄。

2. 桂枝汤治疗伤风感冒

一般加葛根，身体结实加麻黄；咽喉痛加生石膏、桔梗；咳嗽气喘加杏仁；平时形寒肢冷、体弱多病加附子；口苦较重，要加柴胡、黄芩；口干，加生石膏。

3. 桂枝汤合当归芍药散

恶风，汗出，脉浮弱，同时又出现手脚冷，面色苍白或萎黄，疲倦，舌体偏胖大，苔白润或白腻等。

[方剂鉴别]

1. 桂枝麻黄各半汤

用麻黄汤发汗但脉太弱，用桂枝汤又虑其药力不足。

2. 柴胡桂枝汤

用于以恶寒、发热、关节痛、头痛、腹痛等为主诉者，也用于胃炎、胃溃疡、胆囊炎、阑尾炎等。

3. 桂枝加黄芪汤

之所以加黄芪，是因为该方证比桂枝汤证更侧重于肌表水停。桂枝汤证兼有慢性皮肤肌肉疾病应使用桂枝加黄芪汤；伴有水肿或小便不利时也要选用本方。还可用于治疗渗出物多的其他疾病，如渗出物多、容易化脓的湿疹；慢性中耳炎属虚弱体质，流稀薄脓液，缠绵不愈者。还可治疗黄汗、萎黄。

4. 小柴胡汤

与桂枝汤均可用于发热欲呕的症状。桂枝汤适用于上冲明显，腹直肌拘挛，肿浮大软，偏寒的症状；小柴胡汤适用于两胁痞硬，弦细小，偏热的症状。分辨不清时，先桂枝后柴胡。

5. 麻黄汤

与桂枝汤证均可见恶寒，发热，头痛；但麻黄汤证为表实，无汗，脉浮紧；桂枝汤方证为表虚，有汗，脉浮缓。

6. 葛根汤

症见项背强，余与麻黄汤证鉴别要点同，但无喘症。

7. 小建中汤

与桂枝汤证均有虚劳自汗，但小建中汤证有里急、腹痛。

8. 麻黄附子细辛汤

与桂枝汤证均有发热、恶寒，但麻黄附子细辛汤证脉沉，寒冷感严重，无汗；桂枝汤证有汗，脉浮缓。

9. 真武汤

与桂枝汤证均有恶寒，但真武汤证身重，头晕，腹痛，手足冷，后背冷感较重，脉沉微。

[扩展应用]

（1）桂枝汤证见口苦、心烦等里热证者，可在桂枝汤中加黄芩二两，即阳旦汤（《外台秘要》引《古今录验》）。若宿有喘病，又感风寒而见桂枝汤证，或风寒表证误用下剂后，表证未解而微喘者，可在原方中加厚朴、杏仁，即桂枝加厚朴杏子汤。

（2）对于妊娠期妇女的低热和产妇的产褥热，老人的疲劳恢复等有卓效。（《中医经方在日本》）

（3）桂枝汤方后注有：若不汗，更服依前法。……乃服2～3剂。临证中若想迅速取效可在原方中加黄芪以补胸中大气，加薄荷以助其速于出汗，不至若方后所云，恒服药多次始汗也。又宜加天花粉助芍药以退热（但用芍药退之力恒不足），且防黄芪服后助热也（黄芪、天花粉等分并用，其凉热之力相敌，若兼用之助芍药清热，分量又宜加大）。若遇干呕过甚者，宜加清半夏以治其呕，此即速效桂枝汤（方名自拟）。又有屡用屡效之便方，较桂枝汤殊为省事，方用生怀山药细末半两或一两，凉水调和煮成稀粥一碗，加白糖令适口，以之送服阿司匹林一瓦，得汗即愈，此即桂枝简易方（方名自拟）。（《医学衷中参西录》）

（4）对于小儿感冒、支气管炎及支原体肺炎后久咳不愈者，若为热性体质，常用除烦汤或半夏厚朴汤加味，如桔梗、陈皮、连翘、枳壳；若体质偏弱，则会选择桂枝汤合玉屏风散以增强体质。

（5）桂枝汤、麻黄附子细辛汤治疗过敏性鼻炎。头重加石菖蒲10克；黄涕加鱼腥草30克；纳呆加砂仁6克、鸡内金12克、焦三仙各10克；晨起口苦加黄连3克、紫苏叶3克；大量稀涕加半夏10克。

（6）咳嗽、喘见于感冒、支气管炎、肺炎等病证，新病当从太阳论治，常用方有桂枝汤、麻黄汤、葛根汤、小青龙汤等；久病当从痰论治，以半夏厚朴汤为主；也有从瘀论治的，用桂枝茯苓丸，及从少阳证治的，用大柴胡汤、小柴胡汤。但不论新久，有太阳证者，当先解太阳，方可捷效。（问诊时注意有无汗出、恶风）。

（7）桂枝汤：妊娠妇女诸多不适感觉，全身不适，纳差，懒怠，嗜睡，恶寒，烦躁——营卫不和。

（8）妇女更年期：诊治之法，以调和阴阳为原则。主要从3个方面入手：一是从肾调治，见舌质红绛少苔，心烦而不得寐者，用黄连阿胶汤滋阴降火，交通心肾；二是从脾胃调治，见舌质淡而苔白，纳食不香者，用桂枝汤调和脾胃以滋营卫阴阳；三是从肝胆调治，见舌苔白腻，心悸胆怯，头晕呕恶者，用温胆汤清利肝胆以化痰热。

（9）产后风：初期不论汗出还是不汗出，因津血虚，脉浮弱，恶寒发热，以用桂枝汤机会为多。也有显柴胡证者，脉弦细不太虚，用柴胡桂枝汤，不可大发汗。重证，若狂乱，转属阳明兼有血瘀证者，予桃核承气汤，也可参照"热入血室"治法选方用药，也有用大柴胡汤的机会。

（10）临床常以桂枝汤加荆芥、防风，治发热恶寒、身痒起疹者屡见良效。

（11）荨麻疹而有桂枝汤证之目标时，选用桂枝汤有卓效。（大塚敬节）

（12）丹毒：脉浮弱，头痛，发热，恶寒的，可用桂枝汤。另外，还可用白虎加桂枝汤、十味败毒散等。

（13）桂枝汤治疗全身性或者局限性汗出症如手足多汗症，或桂枝加黄芪汤、桂枝加附子汤、二加龙骨汤。

（14）桂枝汤合芍药甘草汤治疗老年性便秘。

（15）桂枝汤（大剂量）可治疗慢性泻利。

（16）桂枝汤加吴茱萸治胃痛。

（17）桂枝汤加附子、大黄治胃病。

（18）临床痹证多长期不愈，往往有血虚血瘀，故加芍药补血活血，以利于通痹活络，临床桂枝汤加茯苓、白术、附子更为常用。

（19）桂枝汤治疗术后自汗。

（20）桂枝汤应用：①面瘫，面部恶风；②肩周炎，恶风，可加葛根、附子、苍术；③痛风，加大黄捷效；④病毒性角膜炎，头痛，胃病，乳腺炎，右脚跟痛。

（21）桂枝汤加防风治太阳表虚中风证，对见风腹泻最有效。

（22）麻黄汤证如果有自汗倾向者，不用麻黄汤，宜用桂枝汤或桂枝二麻黄一汤；如果麻黄汤发汗后，仍残留恶寒和发热，则宜用桂枝汤。

[附方]

1. 瓜蒌桂枝汤

组成：瓜蒌根二两、桂枝三两、芍药三两、甘草二两、生姜三两、大枣十二枚。

原文：太阳病，其证备，身体强，几几然，脉反沉迟，此为痉，瓜蒌桂枝汤主之。（金匮要略·痉湿暍病脉证治 11）

方解：天花粉（瓜蒌根）——缓解肌肉紧张，滋液。

用方标准：桂枝汤证又见口渴或拘急痉挛者。

应用：鼻炎、咽炎、风湿病、骨质疏松症、钙缺乏症、强直性脊柱炎等。

说明：先要排除表实的葛根汤证及表虚的桂枝加葛根汤证而确认本方证。桂枝加葛根汤证、葛根汤证俱云"项背强几几"，此方云"身体强，几几然，脉反沉迟"，脉沉迟而犹用发汗法，是所以为痉病也。又治破伤风，与葛根汤证略相同，当以脉之浮数与沉迟断之。

2. 乌头桂枝汤

组成：乌头，蜜，桂枝汤。

原文：寒疝，腹中痛，逆冷，手足不仁，若身疼痛，灸、刺、诸药不能治，抵当乌头桂枝汤主之。（金匮要略·腹满寒疝宿食病脉证治 19）

用方标准：大乌头煎证与桂枝汤证并见者。

应用：腹痛、寒疝、关节痛。

桂枝加葛根汤

[组成]

葛根四两，桂枝三两，芍药三两，生姜三两，炙甘草二两，大枣十二枚。

[原文]

太阳病，项背强几几，反汗出恶风者，桂枝加葛根汤主之。（14）

[原文分析]

（1）项背强几几：颈背部拘挛不舒，因感受风寒之邪，经气不利所致。

（2）反汗出恶风：与葛根汤证不汗出而恶寒相对而言。

[方解]

桂枝汤——汗出、恶风。

葛根——项背强急或下利或麻疹初起。

全方共主汗出、恶风又见项背强急或下利、麻疹初起者。

[用方标准]

外感风寒表虚证。

（1）桂枝汤证。

（2）项背强急，肩凝。

（3）下利。

（4）麻疹初起。

[体质要求]

同桂枝汤。

[八纲辨析]

表证，寒证，虚证。

[应用]

在桂枝汤所主疾病基础上出现以下表现。

1. 项背部不适

颈椎病。

2. 下利

痢疾。

3. 麻疹

麻疹初起。

[用方说明]

（1）葛根汤有治疗下利、麻疹初起的作用，本方也可治之。《类聚方广义》曰："痘疮初起轻证者，宜此方；起胀贯脓之际，加桔梗、黄芪等收靥以后，加大黄以解余热，驱残毒，则无有眼患痘痈等之厄。麻疹初起轻证者，亦主之。"

（2）葛根为治疗项背强痛的专药。现代药理学研究也证实葛根有扩张冠状动脉、脑动脉，增加冠状动脉和脑血流量的作用，对高血压引起的头痛、颈项痛有较好的疗效，因此临证可在辨证的基础上加以应用。

[方剂鉴别]

葛根汤均有恶寒、发热等表证，以及项背不适、肩凝、下利等，葛根汤适用于强壮体质，不汗出，脉浮有力，本方适用于虚弱体质，汗出，脉弱。

[扩展应用]

（1）葛根汤治疗痛经，需大量（桂枝加葛根汤也可）。

（2）桂枝加葛根汤：腰椎骨质增生。关幼波经验：白芍 30 ～ 60 克、生甘草 10 克、木瓜 10 克、威灵仙 15 克，颈椎增生加葛根 30 克、姜黄 10 克；腰椎增生加川断 30 克、寄生 30 克；足跟增生加牛膝 15 克、淫羊藿 10 克。

桂枝加厚朴杏子汤

[组成]

桂枝三两，炙甘草二两，生姜三两，芍药三两，大枣十二枚，厚朴二两，杏仁五十枚。

[原文]

喘家作，桂枝加厚朴、杏子佳。（18）

太阳病，下之微喘者，表未解故也，桂枝加厚朴杏子汤主之。（43）

[原文分析]

桂枝汤证又兼微喘的患者，可以用本方。

[方解]

桂枝汤——汗出、恶风等。

厚朴——主胸满而宽胸。

杏仁——治喘咳。

故全方可治桂枝证又见喘咳者。

[用方标准]

外感表虚兼轻症痰饮。

（1）桂枝汤证。

（2）轻度咳喘、胸闷，或咳喘病程较长。

[体质要求]

同桂枝汤。

[八纲辨析]

表证，虚证，寒证；里证，实证，寒证。

[应用]

桂枝汤证为基础出现咳喘者，如慢性气管炎、咽喉炎，感冒等。

[用方说明]

（1）有些身体虚弱的婴幼儿，一旦患感冒，会立即出现喘鸣、咳嗽，这样的患者有机会使用该方。

（2）若喘因邪而其势急，邪乘喘而其威盛者，非此方所得而治也，宜参考它方以施治，不可拘拘焉。（《类聚方广义》）

[方剂鉴别]

1. 小青龙汤

均有表证、喘咳，但小青龙汤证为表实恶寒无汗，其咳喘也较本方严重。

2. 麻杏甘石汤

为热喘，症见口渴，烦躁，舌红。

[扩展应用]

1. 咳喘的治疗

（1）射干麻黄汤治无汗咳喘。

（2）桂枝加厚朴杏子汤治舌淡体弱有汗。

（3）旋覆花汤降气化痰作用大。

（4）真武汤加干姜、五味子用于老年人。

（5）用生硫黄 3 克内服可代替附子温阳，而无副作用。

2. 肺气肿

桂枝加厚朴杏仁汤 + 二陈汤 + 三子养亲汤 + 桂枝茯苓丸 + 丹参。

3. 桂枝加厚朴杏子汤

可通便，用于便秘。

桂枝加附子汤

[组成]

桂枝三两，芍药三两，炙甘草二两，生姜三两，大枣十二枚，炮附子一枚。

[原文]

太阳病，发汗，遂漏不止，其人恶风，小便难，四肢微急，难以屈伸者，桂枝加附子汤主之。

（20）

[原文分析]

汗出过多伤阳，表虚寒所引起的症状。

[方解]

桂枝汤——头痛、恶风、发热，汗出异常，呕逆，气上冲，脉浮弱。

炮附子——畏寒、四肢关节疼痛、屈伸不利、汗出过多，脉弱、无力。

全方共主桂枝汤证见汗出过多、四肢屈伸不利、关节疼痛或小便难、脉无力者。

[用方标准]

表阳虚衰证。

（1）桂枝汤证。

（2）关节痛、手足冷、四肢麻痹、汗出多、头痛、肩凝、遇冷易起鸡皮疙瘩。

（3）小便难。

（4）右侧腹直肌痉挛。

（5）舌湿润光滑。

（6）脉沉无力。

[体质要求]

与桂枝汤相似，见面色萎黄或苍白，精神不振，脉沉无力者。

[八纲辨析]

表证，寒证，虚证。

[应用]

1. 关节、神经痛

关节痛，关节炎，神经痛，半身不遂，小儿麻痹，脊髓肿疮。

2. 严重汗出、怕冷、虚脱

老人体虚感冒，阳虚多汗肢冷，严重自汗，心动过缓，心肌梗死，心肌炎。

3. 分泌物清稀

鼻炎见清涕不止，白带清稀，痰液清稀。

4. 其他

腹痛，肠疝。

[用方说明]

（1）张璐："用桂枝汤，和在表之营卫，加附子者，壮在表之元阳，本非阳虚，故不用四逆。"可见本方重在治表阳虚衰。

（2）本证是表证未解，阳气已虚，而且津液不足，但治法却只是扶阳解表，此法不能不引起注意，陆渊雷云："津伤而阳不亡者，其津自能再生，阳亡而津不伤者，其津也无后继，是以良工治病，不患津之伤，而患阳之亡。阳明病之津液干枯，阳亡而津不继也，回其阳则津自生。……桂枝加附子汤之证，伤津而兼亡阳也，仲景则回其阳而已，不养其津，学者当深长思之。"

（3）如将发汗不止代之以体液减少或营养不足等，将恶风代之以肢冷证，将小便难代之以小便不利或尿出减少，将四肢微急难以屈伸代之以四肢运动麻痹、或感觉麻痹、或疼痛等，这样一来，该方剂的应用范围便会扩大。

[方药加减]

1. 桂枝加术附汤

本方加白术。可用于关节肿痛。

2. 桂枝加苓术附汤

前方再加茯苓。可用于神经痛、神经麻痹和关节炎等；脑出血所致半身不遂。

[方剂鉴别]

桂枝加黄芪汤

桂枝加附子汤方偏于表虚寒，故疼痛、恶寒症状明显；桂枝加黄芪汤方偏于表虚，故汗出症状明显，或有水肿，有时二方可合方。

[扩展应用]

（1）冬季腹痛：桂枝加附子汤，其后又有腹泻倾向，用真武汤。

（2）肠疝：桂枝加附子汤，也用于夏季出现足冷和腹痛，甚至夏天足冷离不开脚套的病例。

（3）桂枝汤治疗全身性或者局限性汗出症如手足多汗症，或用桂枝加黄芪汤、桂枝加附子汤、二加龙骨汤。

（4）出汗异常，下肢轻度水肿，眼皮虚浮：真武汤，或桂枝加龙骨牡蛎汤、桂枝加附子汤、柴胡加龙骨牡蛎汤。

桂枝加黄芪汤

[组成]

桂枝三两，芍药三两，甘草二两，生姜三两，大枣十二枚，黄芪二两。

[原文]

黄汗之病，两胫自冷，假令发热，此属历节；食已汗出，又身常暮卧盗汗出者，此劳气也；若汗出已反发热者，久久其身必甲错；发汗不止者，必生恶疮。若身重汗出已辄轻者，久久必身瞤，瞤即胸中痛，又从腰以上，必汗出，下无汗，腰髋弛痛，如有物在皮中状，剧者不能食，身疼重，烦躁，小便不利，此为黄汗，桂枝加黄芪汤主之。（金匮要略·水气病脉证并治 25）

诸病黄家，但利其小便；假令脉浮，当以汗解之，宜桂枝加黄芪汤主之。（金匮要略·黄疸病脉证并治 16）

[原文分析]

1. 黄汗之病，两胫自冷，假令发热，此属历节

黄汗病的特点是下肢厥冷，如果发热，属于历节病，这是黄汗与历节的区别。非黄汗病又出现了下肢冷的症状，如符合本方证也可用之。

2. 食已汗出，又身常暮卧盗汗出者，此劳气也

进食时出汗，或者盗汗者，是弱劳的表现。

3. 若汗出已反发热者，久久其身必甲错；发汗不止者，必生恶疮

汗出邪应解，热应退，现反发热，说明身体虚弱，汗出邪未解，发热也不是阳明大热，而是虚性发热；气血虚弱，郁滞不行则身必甲错；发汗不止，说明体虚卫表不固，也容易生疮。

4. 若身重汗出已辄轻者，久久必身瞤，瞤即胸中痛

汗出身重减轻，说明体表之水气虽汗而解；如身重久久不止，则会发生身体瞤动，这是水气冲逆的现象，水气冲到胸中则胸中痛。

5. 从腰以上，必汗出，下无汗

虚热上冲则上半身出汗，下半身无热则不汗出，这是临床上虚弱之人的一般见症。

6. 腰髋弛痛，如有物在皮中状

水湿在皮下，身体虚弱的表现。

7. 剧者不能食

水气冲逆胃肠，则不能食。

8. 身疼重，烦躁，小便不利

都是水饮内停的表现。

9. 黄汗

以上诸症，都是黄汗的表现，但若非黄汗出现上述症状时，也可用本方；其主要机制在于卫表不固，在表之水湿不化。

10. 诸病黄家，但利其小便

黄疸病的一般治法。

11. 假令脉浮，当以汗解之

黄疸病见脉浮，一定是脉浮缓，而不是浮紧脉，此时可用本方治疗，这是黄疸病表虚湿郁证的治疗方法。但仅见脉浮是不够的，应见到表虚湿郁的其他见症，以加强辨证力度，如汗出、恶风、水肿等。

[方解]

桂枝汤——汗出、恶风。

黄芪——主治在表之水，固在表之气，故治黄汗、盗汗、皮水、身体肿或不仁。

全方共治桂枝汤证又见汗出，恶风更显，或黄汗、盗汗、皮水、身体肿或不仁者。

[用方标准]

表虚不固，水湿不化（也可无水）。

（1）桂枝汤证。

（2）上半身尤其是后背容易出汗，食后或食中容易出汗，盗汗。

（3）水肿，或有小便不利。

（4）身体不仁。

（5）倦怠感。

（6）下肢冷感。

（7）黄汗。

[体质要求]

与桂枝汤证相似，但其人面黄肿，易汗出、盗汗，恶风冷更加明显，缺乏力气。

[八纲辨析]

表证，虚证，寒证；水饮（也可无水）。

[应用]

1. 汗出异常

黄汗、盗汗、自汗。

2. 体表水液代谢异常

（1）湿性皮肤病：湿性皮肤病、黄水疮、婴儿苔癣。

（2）风湿性疾病：风湿、类风湿、强直性脊柱炎。

3. 其他

产后中风、骨质疏松、虚弱者的感冒。

[用方说明]

（1）临床本方用于表虚的痹痛更为多见。不论是风湿、类风湿、强直性脊柱炎还是产后中风、骨质疏松等病症，但见本方证者，方可用之。（《经方传真》）

（2）本方可以改善皮肤的营养，可促进皮肤溃疡愈合、手术后肉芽发育。本方可用于盗汗的治疗。

（3）本方对于小儿传染性脓疱疮有良效，有些固定性荨麻疹、夏季蚊虫叮咬后日久不愈经常瘙痒者也有效。

[方剂鉴别]

1. 桂枝汤

两方确有很多相似之处，均有恶风冷、汗出等症，体质也属于虚弱，不同之处在于：

桂枝汤更侧重于病时发散风邪，外感风寒之时，见恶风、发热、汗出、脉缓，平素体质弱、白瘦之人多见，易心悸、汗出；桂枝加黄芪汤对于易患外感的人，更侧重于平常体质的调理，其人更加虚弱，除桂枝汤见症外，又见水肿、倦怠、身体不仁、虚胖等。

2. 麻黄连翘赤小豆汤

也治黄疸，但为表实湿郁，内有郁热，不汗出、小便不利、舌红苔黄。

3. 芪芍桂酒汤

均治黄汗，芪芍桂酒汤用于黄汗口渴，本方用于黄汗不渴。

[扩展应用]

（1）桂枝加黄芪汤：小儿慢性湿疹。

（2）桂枝加黄芪汤、黄芪建中汤：中耳炎长期流脓不止。

（3）桂枝汤治疗全身性或者局限性汗出症如手足多汗症，或桂枝加黄芪汤、桂枝加附子汤、二加龙骨汤。

（4）关节痛特别是恶风者（疼痛不重），以桂枝加黄芪；或以桂枝汤合防己茯苓汤、防己黄芪汤。

[附方]

黄芪芍药桂枝苦酒汤

组成：黄芪五两，芍药三两，桂枝三两，苦酒一升。

原文：问曰：黄汗之为病，身体肿，发热汗出而渴，状如风水，汗沾衣，色正黄如蘖汁，脉自沉，何从得之？师曰：以汗出入水中浴，水从汗孔入得之，宜芪芍桂酒汤主之。（金匮要略·水气病脉证并治29）

方解如下。

黄芪——主表之水，能治黄汗。

芍药、桂枝——恶风、汗出。

苦酒——敛汗救液，与芍药合治口渴。

用方标准：汗出而色黄，恶风、水肿、口渴、脉沉。

应用：黄汗，汗腺炎，腋臭。

桂枝加龙骨牡蛎汤

[组成]

桂枝三两，芍药三两，生姜三两，炙甘草二两，大枣十二枚，龙骨三两，牡蛎三两。

[原文]

夫失精家，少腹弦急，阴头寒，目眩，发落，脉极虚芤迟，为清谷、亡血、失精。脉得诸芤动微紧，男子失精，女子梦交，桂枝加龙骨牡蛎汤主之。（金匮要略·血痹虚劳病脉

证并治8）

[原文分析]

1. 失精家

虚弱之人，人之正气、精津大量消耗。

2. 少腹弦急

下腹部腹直肌拘挛而硬。

3. 阴头寒

龟头寒冷，也可引伸为四肢厥逆。

4. 目眩、发落

肾精不足，虚阳上冲所致。

5. 脉极虚芤迟，为清谷、亡血、失精

正气、精津损伤所现的脉象。

6. 芤动微紧

均与正虚有关。

7. 男子失精，女子梦交

虚人精脱表现，也是性神经衰弱的表现。

[方解]

桂枝汤——汗出、恶风。

龙骨、牡蛎——治脐下、胸腹之动，又治烦惊、失精，为强壮性收敛药。

故全方可治为汗出、恶风等虚弱症状，兼胸腹动悸、易惊、失眠多梦、遗精、早泄、女子梦交、自汗、盗汗等症。

[用方标准]

正虚不固证。

（1）桂枝汤证或虚弱体质。

（2）虚性上冲：神经质，易兴奋，易惊，易疲劳，胸腹动悸，眩晕，失眠，对事物持久力差，精力减退，足冷，头面部烘热感。

（3）滑脱不固：自汗、盗汗，男子阳痿、遗精，女子梦交、遗尿。

（4）脱发。

（5）全腹软弱，下腹腹直肌紧张，脐周动悸感或触及腹主动脉跳动。

（6）舌淡且润。

（7）脉虚大。

[体质要求]

与桂枝汤相似，易心悸，脐腹部有动悸感，自汗、盗汗，易兴奋、易疲劳，男子见阳痿、遗精、性神经衰弱，女子见梦交、带下。

[八纲辨析]

里证，虚证，寒证。

[应用]

1. 气上冲

神经衰弱的失眠、多梦及心悸、心脏神经官能症、窦性心动过速、胸闷、焦虑、恐惧、胃痛、腹痛伴见多梦、失眠、头昏、高血压、过度紧张。

2. 滑脱不固

遗精、早泄、月经失调、性冷淡、久喘、多汗、遗尿、自汗、盗汗、夜啼。

3. 虚弱类疾病

阳痿、不射精、低热、脱发、眼睛疲劳、更年期综合症。

[用方说明]

（1）本方有恢复元气之效。

（2）禀性薄弱之人，色欲过多，则血精减耗，身体羸瘦，面无血色，身常有微热，四肢倦怠，唇口干燥，小腹弦急，胸腹动甚，其穷不死而何待？长服此方，严慎闺房，保啬调摄，则可以肉骨回生矣。（《类聚方广义》）

（3）妇人心气郁结，胸腹动甚，寒热交作，经行常愆期，多梦惊惕，鬼交漏精，身体渐就羸瘦，其状恰似劳瘵。孀妇、室女，情欲妄动不遂者，多有此证，宜此方。（《类聚方广义》）

（4）对于性神经衰弱，本方的对象是虚弱体质者或身体素弱者的精力减退，或者基于一时兴奋性欲亢进等性障碍，及其同时伴有精神症状者。在性欲障碍的病因里有的是内分泌异常，有的是完全精神因素，本方多适用于后者。

（5）本方对圆形脱发症和症候性脱发等由于心身过劳或精神因素等引起的脱发症有奇效，对老年性和梳发性脱发症等无毛发再生功能者不适用。（《中医经方在日本》）

（6）本方可以用于备考的学生，以使其恢复疲劳状态。

（7）龙骨、牡蛎真品很重要。

[方剂鉴别]

1. 柴胡加龙骨牡蛎汤、柴胡桂枝干姜汤

桂枝加龙骨牡蛎汤适用于虚弱的人；柴胡加龙骨牡蛎汤用于有体力且胸胁苦满的人，有便秘倾向；体力差但胸胁苦满者用柴胡桂枝干姜汤。

2. 八味丸

性欲减退属于老化现象者用八味丸。

[方药加减]

气喘多汗，加五味子、山萸肉、人参。

[扩展应用]

（1）夜尿症：对体质虚弱的患儿，如果脐部动悸可用桂枝加龙骨牡蛎汤。

（2）桂枝加龙骨牡蛎汤及二加龙骨牡蛎汤先治遗精，后以四逆散合当归芍药散治阳痿。

（3）烧烫伤以黄芪代替蜀漆使用桂枝救逆汤方，认为黄芪对烧烫伤有益，或直接使用桂枝加龙骨牡蛎汤。

（4）失眠：酸枣仁汤＋桂枝加龙骨牡蛎汤。

（5）手心出汗，用桂枝加龙骨牡蛎汤，有的可以加附子。

（6）出汗异常，下肢轻度水肿，眼皮虚浮：真武汤，或桂枝加龙骨牡蛎汤、桂枝加附子汤、柴胡加龙骨牡蛎汤。

（7）头重（痛）、头面烘热感、足冷、耳鸣：桂枝加龙骨牡蛎汤。腹证：脐旁可触及铅笔芯样硬物。

桂枝加芍药汤（桂枝加大黄汤）

[组成]

桂枝三两，芍药六两，炙甘草二两，大枣十二枚，生姜三两（大黄二两）。

[原文]

本太阳病，医反下之，因尔腹满时痛者，属太阴也，桂枝加芍药汤主之；大实痛者，桂枝加大黄主之。（279）

[原文分析]

1. 腹满时痛

原为桂枝表证，医反下之，邪热内陷，略微成实。

2. 大实痛者

腑实较明显。

[方解]

桂枝汤——汗出、恶风。

芍药加倍——缓急、除血痹，以止腹痛、腹满。

大黄——能通利结毒，可治大便不通、里急后重。

全方共治桂枝汤证又见腹满时痛或腹肌拘挛者，加大黄者又见大实痛、大便不通。

[用方标准]

表虚里实（微）证。

（1）桂枝证或虚弱体质。

（2）腹部膨满感。

（3）腹痛（多呈间歇性、痉挛性腹痛）。

（4）下痢，或里急后重。

（5）或有头痛、发热、肩凝。

（6）右侧腹直肌痉挛，全腹膨满，但是按压是软的，没有抵抗感（中空状的腹满，虚满）或抵抗感轻微。

（7）脉浮弱。

（8）舌象不定。

［注］桂枝加大黄汤：除见（1）之外，（2）～（5）的症状均较重，有便秘或热性下利，其腹痛拒按，腹硬满，舌脉不定。

［体质要求］

瘦型虚弱体质。

［八纲辨析］

桂枝加芍药汤：里证，偏实证，寒热不明显。

桂枝加大黄汤：里证，实证，热证。

［应用］

用于体质虚弱但肠道中有热，以腹痛、腹泻、便秘为主症的一类疾病，如腹胀、腹痛、便秘，大肠炎、移动性盲肠、慢性腹膜炎、慢性阑尾炎、直肠炎，肠疝痛，痔，疝气。

［用方说明］

（1）应用本方的关键，一是体质虚弱或有桂枝汤证，二是内略成实（加大黄者已成实），三是腹痛、腹胀均有痉挛的特点。

（2）本方用于虚弱体质患者的腹满、腹痛、下利或便秘，或腹硬满、大实痛、便秘（加大黄），多见于儿童、老年人。

（3）腹满、腹痛、下利不一定完全出现，有时只有腹痛、下利，有时只有腹痛。

（4）腹痛的部位多在脐部、下腹部，心下部疼痛者较少。下利多为泥状便、黏液便，至少不是水样便。

（5）本方对腹满有效，对腹水则无效。

（6）腹部充满气体或因慢性腹膜炎而感疼痛膨满，并无其他明显所见者多为本方的适应证。

（7）虚弱患者略有便秘的感觉，大便软而不畅快，或有里急后重感，即俗称的涩腹。

（8）吉益东洞曰："腹满时痛者，即拘急而痛也，因直腹筋之挛急过甚，且形腹壁膨满也。"即是说本方的腹痛是一种痉挛性的腹痛，或见腹直肌的痉挛。

（9）《伤寒论》第280条云："太阴为病，脉弱，其人续自便利，设当行大黄、芍药者，宜减之，以其人胃气弱易动故也。"由是观知，大黄、芍药均能损伤胃气，也可以看出大黄与芍药对实性腹痛是有效的。所以凡中气较虚的患者，即使须用大黄、芍药，也应当减量，以免中气受伤。

[方药加减]

1. 加附子

名桂枝加芍药附子汤，治桂枝加芍药汤证而恶寒者，又治腰脚挛急、冷痛、恶寒者。

2. 加白术、附子

名桂枝加芍药术附汤，治风湿、痛风、脚气、骨节疼痛，腹中拘挛，小便不利，肢体肿起等。

3. 合人参汤

虚弱患者的下利、表热，又见腹痛。

[方剂鉴别]

1. 五苓散、平胃散均可用于腹泻，五苓散证和平胃散证所见的是水样腹泻，桂枝加芍药汤是质软的黏液便，而且不通畅，或便秘但不是大的硬便。

2. 桂枝加大黄汤

大实痛、压痛、便秘。

3. 乌头桂枝汤

腹痛剧烈，且腹部和手足的冷感显著。

4. 真武汤

下利、腹部钝痛时或难鉴别，但小便不利、胃内停水、眩晕时用真武汤，腹满且有轻微的抵抗时用桂枝加芍药汤。此外，真武汤证的大便为水样便，或水分多的黏液便；桂枝加芍药汤证的水分少。

5. 葛根汤

也有腹痛、腹泻，但发热症状较本方证明显，其体质较壮实，肌肉丰满，外感而无汗。

6. 小建中汤

为慢性虚弱性腹痛，患者的全身状态不好，腹痛绵绵，按之舒适，且喜甜食，无里实倾向。

[扩展应用]

（1）桂枝加芍药汤：不宜手术的慢性阑尾炎或移动性盲肠患者连续使用本方而奏效者屡见不鲜。又结肠炎在左腹部触得索状硬结、压痛、腹痛、里急后重者，用之有显效。

（2）本方也可用于局限性的硬结。对于腹膜肥厚而引起的硬结，本方有显著功效。

（3）桂枝加芍药汤治疗湿疹。

（4）腹胀、腹痛、便秘：诊断为虚实夹杂，用桂枝加芍药汤，如果手足冷、脉弱，也可用真武汤。

小建中汤

[组成]

桂枝三两，炙甘草二两，大枣十二枚，芍药六两，生姜三两，胶饴一升。

[原文]

伤寒，阳脉涩，阴脉弦，法当腹中急痛，先与小建中汤，不差者，小柴胡汤主之。（100）

伤寒二三日，心中悸而烦者，小建中汤主之。（102）

虚劳里急，悸，衄，腹中痛，梦失精，四肢酸痛，手足烦热，咽干口燥，小建中汤主之。（金匮要略·血痹虚劳病脉证并治13）

妇人腹中痛，小建中汤主之。（金匮要略·妇人杂病脉证并治18）

男子黄，小便自利，当与虚劳小建中汤。（金匮要略·黄疸病脉证并治22）

[原文分析]

1. 阳脉涩

浮取而涩，属气血不足。

2. 阴脉弦

沉取而弦，属阴寒内盛。

3. 腹中急痛

体虚而内寒。

4. 先与小建中汤，不差者，小柴胡汤主之

两方均可见到阳脉涩阴脉弦的脉象，此时出现了腹中急痛，不好辨方证。

5. 心中悸而烦

心之气血不足。

6. 悸，衄，腹中痛，梦失精，四肢酸痛，手足烦热，咽干口燥

气血阴阳精津俱虚。

7. 妇人腹中痛

妇人中虚，男子也可。

8. 男子黄，小便自利

脾虚的痿黄，女子也可。

[方解]

桂枝加芍药汤——治桂枝汤证营卫虚弱，症见汗出、恶风，又见腹满时痛或腹肌拘挛。

胶饴——具补中缓急之功，治中虚腹痛。

其中芍药又有益阴之功，可治手足烦热、咽干口燥；桂枝、炙甘草合用可治心悸，胶饴补气血，也可治心悸。

全方可治桂枝加芍药汤证中虚明显、气血不足的腹痛，又治手足烦热、咽干、心悸者。

［用方标准］

表里阴阳俱虚证。

（1）表虚：体质虚弱，容易疲劳，容易感冒。

（2）阴血虚：贫血，盗汗，微热，手足烦热，咽干口燥，衄血。

（3）阳气虚：四肢倦怠，心悸，小腹及四肢冷，小便频，睡眠浅。

（4）虚性便秘（大便如栗状），或下利。

（5）腹痛喜按，按之痛减，得食痛减。

（6）腹壁薄而软弹力弱，或（和）腹直肌表浅而紧张，甚至向体表突出。

（7）无舌苔或淡白色。

（8）脉沉而弱，或大而弱。

［体质要求］

小建中汤适用于比桂枝汤证还要虚弱的体质。消瘦，皮肤白润细腻，易惊，易烦，腹痛，嗜好甘甜饮食，大便如栗状，腹肌菲薄绷紧且按之无底力，舌质柔嫩。

［八纲辨析］

表证，虚证；里证，虚证。

［应用］

1. 虚弱、消耗性疾病

（1）儿童：既为虚弱儿童的体质改善药，也可用于小儿夜尿症、小儿夜泣症、小儿哮喘、小儿便秘或下利。

（2）成人：用于疲劳倦怠、易感、胃下垂、贫血、肺结核、骨疡、颈部淋巴结炎、尿频、慢性肝炎、肝硬化、低血压、神经衰弱、低血糖、神经性尿频。

2. 虚性疼痛、痉挛性疾病

痉挛性腹痛、结核性腹膜炎、痛经、乳腺小叶增生疼痛、口吃。

3. 虚性胃肠疾病

习惯性便秘、下利、不完全性肠梗阻、消化性溃疡、慢性胃肠炎、肠疝、脱肛。

4. 其他

过敏性紫癜、心脏瓣膜病。

［用方说明］

（1）本方一般用于太阴病或脾虚之证，为一种滋养强壮剂。

（2）桂枝类方中最能止腹痛的是小建中汤。（《中医十大类方》）

（3）在呕吐或急性炎症时，本方禁用。

（4）虚弱体质，容易疲劳，腹壁软弱，腹直肌紧张绷急的场合，不论脉象如何均可应用。

（5）作为虚弱小儿的体质改善剂常被使用，特别适用于胃肠弱的小儿。也常用于喘息或夜尿症。

（6）老年人或虚弱者的便秘经常使用本方。

（7）小建中汤有促进消化器官运动、改善新陈代谢、增强体力、恢复疲劳的作用。可以用于虚证的消化不良，还可用于脱肛、痔疮。

（8）现临证宗此方者多不用饴糖，差矣！汪昂有言"按此汤以饴糖为君，故不名桂枝芍药而名建中，今人用小建中汤者，绝不用饴糖，失仲景遗意矣。"临床若无饴糖，可用熟蜂蜜30g代替。

（9）小建中汤证虽然是寒热错杂、阴阳两虚之证，但其症状表现却偏于阳虚，所以临床中对于脾胃虚弱，脘腹里急疼痛者，多用此方治疗，如阴虚盛、衄血、烦热口干、咽燥、舌绛苔少，脉象细数者，用之当慎。

（10）有时用于腹部未触及腹直肌，腹部软弱无力。如产后的腹部、手术后的腹部，发生粘连，气体不能通过，发出咕噜咕噜声。

（11）长时间不大便而无所苦时用之。

（12）用于虚弱者的便秘。本方有调整自主神经的作用，常用于虚弱体质或老人、幼儿用大黄剂而腹痛和峻泻者。（《中医经方在日本》）

（13）用于神经质而虚弱者的小肠疝气，往往可奏奇效，但对鼠蹊部小肠疝气、下降到阴囊中的小肠疝气则无效。（《中医经方在日本》）

（14）可用于胆石症之虚证者，即脉弱、心下部软弱，有时仅腹直肌显著紧张，按之则无力。

（15）本方用于治疗肺结核，"悸"可能为结核菌素刺激导致的心动过速；"衄"可理解为结核病的咯血；"四肢酸痛，手足烦热，咽干口燥"可以理解为结核病的消耗症状；"腹中痛"可能为并发结核性腹膜炎；"梦失精"为性神经虚性兴奋所致。（《经方100首》）

[方药加减]

（1）本方加黄芪名为黄芪建中汤，适用于中焦虚寒腹痛，兼表虚自汗者，以及小建中汤证而虚较甚者。

（2）本方加当归名为当归建中汤，适用于女性产后体痛、腹痛及月经痛等。

（3）本方加当归、黄芪名归芪建中汤，用于表里气血俱虚，适用于上述(1)和(2)的合症。

（4）若气短胸满者加生姜；腹满者去枣，加茯苓；肺虚损不足者，补气加半夏。（《经方使用标准》）

[方剂鉴别]

1. 黄连汤

患者泛酸明显有可能是黄连汤证。

2. 当归建中汤

以下腹部、腰背部的疼痛症状为主，且当归建中汤多用于子宫出血、痔出血、妇科病等下部循环障碍。

3. 桂枝加龙骨牡蛎汤

两者均可用于遗精，或手足倦怠、或口干燥等，但小建中汤证有脐腹动悸。

4. 桂枝加芍药汤

病情呈急性化倾向，腹痛程度比较重的患者比较适合桂枝加芍药汤。小建中汤证趋于慢性化与消耗性，患者的疲劳感更加突出。

5. 补中益气汤、理中汤、大建中汤

中气不足，清阳下陷者，临床特点是少气懒言，食不知味，补中益气汤为主；脾气虚为肝所乘者，上腹疼痛，喜温喜按，小建中汤为主；中焦虚寒，升降失调者，下泻或吐，腹痛绕脐，理中汤为主；中阳式微，阴寒内盛者，脘腹剧痛，有包块者，大建中汤为主。

6. 大建中汤

均有腹痛，但大建中汤证肠蠕动亢进，剧痛，脉沉弱。

7. 人参汤

均有腹痛，人参汤证为慢性，缓症，且有停水，腹软弱。

8. 小柴胡汤

均有腹痛，但小柴胡汤证为热证，胸胁苦满。

9. 茵陈蒿汤

茵陈蒿汤用于湿热黄疸，小建中汤用于痿黄。

10. 炙甘草汤

均可治疲劳、心悸烦热，炙甘草汤证阴虚症状明显，更加衰弱，脉结代。

11. 八味丸

均有手足烦热，但八味丸证为小腹不仁，下肢软弱，小便不利。

12. 真武汤

均可治疲劳，真武汤证小便不利，腹软弱，下利，眩晕，停水阳虚症状明显。

[扩展应用]

（1）矢数道明先生认为可以长期服用小建中汤来改善小儿虚弱体质而治愈夜尿。

（2）幼儿患感冒、麻疹、肺炎等疾病时，有时突然诉腹痛，治疗上是使用小建中汤好，还是小柴胡汤好，往往难以确定，这时首先用小建中汤。

（3）虚弱儿童经常衄血者，可视为小建中汤证。曾用小建中汤治疗紫癜病的衄血。

（4）对于过敏性鼻窦炎出现的鼻塞、头痛等，首选葛根汤加川芎、辛夷，虚弱明显的小儿需要并用小建中汤。

（5）慢性腹膜炎符合小建中汤证者较多，若患者重度衰弱，出现严重盗汗，可给予黄芪建中汤。即使是腹膜炎，有腹泻症状或渗出液较多时，小建中汤多无效。

（6）小建中汤为强壮性解痉止痛剂，适用于以腹痛、消瘦为特征的疾病，常用于改善虚弱儿童体质，治疗该类儿童的过敏性紫癜、肠系膜淋巴结炎、腹痛、便秘及遗尿等病症。对于成年患者而用小建中汤者，常加入当归、党参、黄芪。

（7）口吃：小建中汤。

[附方]

1. 黄芪建中汤

组成：桂枝三两，炙甘草二两，大枣十二枚，芍药六两，生姜三两，胶饴一升，黄芪一两半。

原文：虚劳里急，诸不足，黄芪建中汤主之。（金匮要略·血痹虚劳病脉证并治14）

方解：黄芪——用于表虚表现更明显者，或盗汗、自汗多，或黄汗、皮水者。

用方标准：小建中汤证表虚更明显，或盗汗自汗多，或汗出恶风明显，或易感冒，或发黄汗、皮水者。

应用：盗汗；营养皮肤；溃疡、肛门周围炎、手术创口愈合不良；结核性腹膜炎；瘰疬；中耳炎长期流脓不止。

扩展应用如下。

（1）桂枝加黄芪汤、黄芪建中汤：中耳炎长期流脓不止。

（2）现在的瘰疬，认为是因疲劳而发病——黄芪建中汤。

（3）黄芪建中汤体质：面色黄，肌肉松弛或水肿，舌质淡。

（4）黄芪建中汤常用于大病后盗汗不止，小腿溃疡，肛门周围炎和手术创口愈合不良等。

（5）黄芪建中汤适用于能食、没有腹胀的患者。

2. 当归建中汤

组成：桂枝三两，甘草二两，大枣十二枚，芍药六两，生姜三两，胶饴六两，当归四两。

原文：《备急千金要方》内补当归建中汤，治妇人产后虚羸不足。腹中刺痛不止，吸吸少气，或苦少腹拘急，挛痛引腰背，不食饮，产后一月，日得四五剂为善。令人强壮，宜。（金匮要略·妇人产后病脉证治附方二）

方解：当归——血虚血瘀，腹痛。

用方标准：小建中汤证，又见血虚、血瘀明显者，如腹中刺痛、女性产后体痛、腹痛及月经痛等。

应用：妇科疾患，下腹部疼痛和腰痛；痛经；贫血；腹膜炎；大肠炎。

扩展应用如下。

（1）月经结束后腹痛：虚证——当归建中汤。

（2）严重贫血和出血，可在当归建中汤加入地黄、阿胶各3克。

（3）当归芍药散证的腹痛，其衰弱和疲劳程度更严重，伴有急迫疼痛时，应当使用当归建中汤。

桂枝加桂汤

[组成]

桂枝五两，芍药三两，生姜三两，炙甘草二两，大枣十二枚。

[原文]

烧针令其汗，针处被寒，核起而赤者，必发奔豚。气从少腹上冲心者，灸其核上各一壮，与桂枝加桂汤，更加桂二两也。（117）

发汗后，烧针令其汗，针处被寒，核起而赤者，必发奔豚，气从少腹上至心，灸其核上各一壮，与桂枝加桂汤主之。（金匮要略·奔豚气病脉证治3）

[原文分析]

虚阳上冲的证治。此体质身体虚弱、神经衰弱，在受寒、劳累、受到惊吓时易发奔豚。

[方解]

桂枝汤——汗出、恶风、脉缓等。

加桂枝——降逆，止冲逆。

全方可治桂枝汤证或阳虚体质见气上冲者。

[用方标准]

虚阳上冲证。

（1）桂枝汤证或虚弱体质。

（2）气上冲，气从少腹或胃脘上冲胸咽，发作欲死，复还止。

（3）心悸，血管搏动感，脘腹跳动感，剧烈头痛。

（4）触及腹主动脉搏动。

[体质要求]

同桂枝汤。

[八纲分析]

里证，寒证，虚证。

[应用]

气上冲类疾病，包括奔豚气、神经官能症、冠心病心律失常、室性期前收缩、气功走火入魔等。

[用方说明]

（1）上冲诸症是神经衰弱的表现，本方有强壮神经的作用。

（2）用本方治疗剧烈头痛，也是因为其能够平镇上冲之气的缘故。

（3）关于加桂的问题，后世医家争论颇多，有主张加桂枝的，有主张加肉桂的，笔者主张加桂枝。喻嘉言曾加肉桂治愈两例奔豚气，曹颖甫也曾加半夏、肉桂治愈一例气从少腹上冲心而吐清水者。岳美中、刘渡舟的治验均为加桂枝。

（4）关于奔豚证的发病部位，也未必"从少腹上冲心"，也有从双腿的内踝开始的，还可以从胃脘开始，所以鉴别其是否是奔豚证，不在于其发病部位，而应注意其临床表现，还应注意其体质因素即虚弱体质方可。

[方剂鉴别]

1. 桂枝加桂汤与苓桂枣甘汤

苓桂甘枣汤证除有脐下悸外，还有小便不利等症，而舌苔水滑，面色黧黑，这在辨证时是主要的区别点。在表证的基础上，有气上冲，由于气上冲而引起的神经证候，适用桂枝加桂汤。若不是因气上冲引起的，要用气上冲夹水上冲的适证方，那就是苓桂甘枣汤。

2. 奔豚汤

有热象，寒热往来，腹痛。

[扩展应用]

丹波元简说："奔豚一证，多因寒水上冲，故治法不出降逆散寒。"樊天徒也说："……生平所遇，亦全是寒证，其中尚有经诊断为肠梗阻者，可见这类病证多数是由下寒所起，而热证须用奔豚汤者，尚未见过。"可见本证以虚寒之证为多见。

桂枝加芍药生姜各一两人参三两新加汤

[组成]

桂枝三两，芍药四两，炙甘草二两，人参三两，大枣十二枚，生姜四两。

[原文]

发汗后，身疼痛，脉沉迟者，桂枝加芍药生姜各一两人参三两新加汤主之。（62）

[原文分析]

1. 身疼痛

表虚。

2. 脉沉迟

里虚。

[方解]

桂枝汤——表虚恶风、汗出。

人参——主气液不足。

增芍药量——除血痹，治身体不仁、疼痛。

增生姜量——健胃而散风寒。

全方共治表虚营卫不足，胃气沉衰、津液不足，身疼痛、脉沉迟。

[用方标准]

表里俱虚证。

1. 表虚

桂枝汤证，身疼痛。

2. 里虚

脉沉迟等里虚见症，如口渴、心悸、乏力、吐下等。

[体质要求]

与桂枝汤相似，而更加沉衰、干枯者。

[八纲辨析]

表证，虚证，寒证；里证，虚证，寒证。

[应用]

急性病后期，或各种慢性病中，当有表证和胃气虚症状时：心动过速、神经官能症、汗出异常、身体疼痛等。

[用方说明]

（1）本方常用于虚弱体质而更加干枯的患者，或用于患者心功能衰弱时。如身不疼痛，未必加大芍药、生姜用量，仅加人参（或党参）一味即可，可看作是桂枝加人参汤。笔者用此方治疗体瘦虚弱患者的白细胞数量偏低有良效。

（2）刘渡舟云："产后气血双虚而身体痛不可耐者，用此方多效。"王克穷用此方治疗妇女产后身痛 10 例，皆获痊愈。说明本方治疗妇女产后身痛确有良效。

（3）用于感冒或大病后出现的虚弱现象，效果非常好。

[方剂鉴别]

麻黄汤

均有身疼痛，但麻黄汤为脉浮紧，本方脉沉迟。

[扩展应用]

1. 桂枝新加汤

神经官能症。

2. 理中汤、桂枝新加汤

心动过速。

当归四逆汤

[组成]

当归三两，桂枝三两，芍药三两，细辛三两，炙甘草二两，通草二两，大枣十二枚。

[原文]

手足厥寒，脉细欲绝者，当归四逆汤主之。（351）

[原文分析]

手足厥寒，脉细欲绝：血虚血寒，微循环碍障。

[方解]

桂枝——通阳通脉。

白芍——除血痹、通脉。

炙甘草——助白芍缓急通脉。

当归——治血虚，甘温补血通脉。

大枣——补中生血而补血。

通草——通利血脉。

细辛——治宿饮停水，温化寒饮。

[注] 桂枝汤去生姜——因表虚甚，减少发汗作用。

全方共治表虚甚又因血虚寒饮致手足厥寒、脉细欲绝者。加吴茱萸、生姜，又治呕逆、头痛、腹痛、下利。

[用方标准]

血虚寒饮证，见症如下。

（1）手足厥冷，甚至疼痛。

（2）小腹发凉，甚至疼痛。

（3）舌淡苔白。

（4）脉细。

（5）腹壁软弱，多呈虚满状，底部无力，腹直肌表面紧张且拘急。

[体质要求]

面色萎黄，形体单薄，四肢厥，易出现冻伤的人。

[八纲辨析]

里证，虚证，寒证。

[应用]

1. 以四肢冰冷疼痛为表现的疾病

雷诺病、血栓闭塞性脉管炎、冻疮、红斑性肢痛症、大动脉炎、坐骨神经痛。

2. 以小腹冷痛为表现的疾病

缩阴症、子宫脱垂、子宫附件炎、慢性腹膜炎、精索静脉曲张、痛经。

3. 头痛

基底动脉供血不足、血管神经性头痛、齿痛。

4. 其他

慢性荨麻疹、鼻炎。

[用方说明]

（1）本方是有名的治疗冻伤的内服药方剂。

（2）本方临床应用较多，但是运用本方的共同点为手足厥冷或小腹部发凉，舌淡苔白，脉沉细或沉细欲厥。临床中不论见诸于何病而具备上症者皆可用之。

（3）女性的月经不调、痛经、带下病也可见到本方证。大多月经期四肢冰冷、腹痛、腰痛、头痛，带下病见白带多而稀薄如水而气腥。本方证可见于体瘦、面青白的女性，若体型肥胖者的肢冷体痛，应注意其他方证的存在。

[方药加减]

当归四逆加吴茱萸生姜汤：镇痛、止呕作用优于当归四逆汤，伴呕吐、恶心、头痛，尤其是巅顶痛者比较适合。

[方剂鉴别]

1. 四逆汤

为下利清谷，脉沉迟，以里证突出。

2. 四逆散

腹证有胸胁苦满，腹直肌紧张，为阳气郁结所致。

3. 当归四逆加吴茱萸生姜汤

其人恐有呕吐、头痛、吐涎沫等症，为水毒上冲所致。

4. 当归芍药散

与当归四逆汤方证均有冷、腹痛，当归芍药散证有贫血、水停症状。

5. 大建中汤

与当归四逆汤方证均有腹痛、疝痛，大建中汤证可见肠管蠕动。

6. 桂枝茯苓丸、桃核承气汤

与当归四逆汤方证均可治疗冻伤，但此二方患部发红肿胀，有显著的热感和瘙痒感，适用于因充血、瘀血而产生的炎症性疾病，化脓或炎症重者加入薏苡仁则更有效果。而当归四逆汤证患部发凉。

[扩展应用]

（1）本方证辨证细节有以下 4 点。

1）当归肤：脸部皮肤呈干性，有色素沉着，身体皮肤粗糙，夏天不易出汗，冬天易见脱屑，夜间皮肤容易瘙痒。

2）桂枝舌：舌质淡红或黯淡，舌体较柔软，舌面湿润，舌苔薄白。

3）桂枝腹：腹部平，腹肌较硬而缺乏底力，如同鼓皮，严重者腹扁平而两腹肌拘急，如同纸糊灯笼状。

4）芍药足：小腿屈伸不利，或经常出现下肢肌肉痉挛，特别是腓肠肌痉挛。

（2）鼻炎：大量水样鼻涕，伴耳鸣、头沉、脉细、手足冷——当归四逆加吴茱萸生姜汤。

（3）子宫下垂：当归四逆汤。

（4）不孕症：肾阳虚，可用附子汤、当归四逆加吴茱萸生姜汤、白术附子汤、小温经汤，常服中成药"艾附暖宫丸"。用此法治疗男性肾阳虚，精子稀少、精子成活率低等也可，用"白术附子汤"加川椒 3 克，服 10～15 剂。

（5）盆腔炎不孕方：当归四逆汤重用桂枝，加紫石英、益母草，小量大黄。

（6）前列腺增生、前列腺炎：当归四逆加吴茱萸生姜汤合薏苡附子败酱散，温通化浊并用。

桂枝 10 克、肉桂 5 克、茯苓 15 克、丹皮 10 克、赤芍 15 克、桃仁 12 克、薏苡仁 30 克、制附子 10 克、细辛 6 克、当归 10 克、炒川椒 5 克、吴茱萸 5 克、生姜 15 克、乌药 10 克、败酱草 30 克、木香 5 克、小茴香 5 克，用于寒郁；热郁一般选四逆散。

（7）腰椎间盘突出症以麻木为主要症状，在太阳病或少阳病辨证基础上加用当归芍药散或当归四逆汤；若患者舌黯、疼痛部位固定不变或夜间疼痛较甚，为瘀滞表现，可合桂枝茯苓丸或蜈蚣、土鳖虫、地龙等虫类药加减治疗。

（8）当归四逆汤：不仅应用于肢冷证、冻疮等，对古人所说的"疝"病也有显著疗效。

（9）严重肩凝：当归四逆加吴茱萸生姜汤。

（10）用当归四逆汤治疗有效的头痛，常伴见四肢厥冷，舌质淡，脉细。

（11）治疗齿痛，必用吴茱萸、生姜。

[附方]

当归四逆加吴茱萸生姜汤

组成：当归三两，桂枝三两，芍药三两，细辛三两，炙甘草二两，通草二两，大枣二十五枚，生姜半斤，吴茱萸二升。

原文：若其人内有久寒者，宜当归四逆加吴茱萸生姜汤。（352）

方解如下。

吴茱萸——善能散寒，除陈寒痼冷，降气利血分，止嗳气，止头痛、腹痛。

生姜——开胃、止呕。

用方标准：当归四逆汤证见内有久寒，心腹痛、呕逆、头痛、下利者。

应用：与当归四逆汤大体相同。

桂枝芍药知母汤

[组成]

桂枝四两，芍药三两，甘草二两，麻黄二两，生姜五两，白术五两，知母四两，防风四两，炮附子二枚。

[原文]

诸肢节疼痛，身体尪羸，脚肿如脱，头眩短气，温温欲吐，桂枝芍药知母汤主之。（金匮要略·中风历节病脉证并治 8）

[原文分析]

1. 诸肢节疼痛

风寒湿痹，影响广泛。

2. 身体尪羸

体质虚弱。

3. 脚肿如脱

下肢（小腿）肿，也是风湿痹证的表现，也可见于静脉炎。

4. 头眩短气，温温欲吐

风湿进一步发展，影响全身的表现，也是气冲上逆的表现。

[方解]

桂枝汤去大枣增桂枝、生姜量，加麻黄、防风——发汗解表并治呕逆。

白术、附子——除痹、散寒，白术又治头眩。

知母——清热，消肢体水肿。

全方共治风湿化热不甚之关节肿痛，肿处伴有灼热，脚肿如脱，头眩短气，温温欲吐者。

[用方标准]

风寒湿痹，化热未甚证。

（1）身体瘦弱，四肢肌肉萎缩，皮肤干燥。

（2）化热：关节肿胀变形，肿处伴有灼热感。

（3）风寒湿痹：肢体关节疼痛，下肢运动知觉麻痹，下肢水肿。

（4）或有头痛、喘息、恶心欲吐。

（5）舌脉腹不定。

[体质要求]

羸瘦，肌肉萎缩，皮肤干燥，关节肿大变形。

[八纲辨析]

表证、寒证、热证，虚证。

[应用]

（1）以关节肿痛为表现的疾病：风湿性关节炎、类风湿关节炎、肩周炎、痛风、坐骨神经痛、马尾神经炎、骨质增生症。

（2）其他：关节型银屑病、下肢静脉血栓、结节性红斑。

[用方说明]

（1）本方的辨证要点在于风湿痹阻化热未甚。

（2）关节风湿性疾病可见从心内膜炎变成心脏瓣膜病者，身体活动后可出现呼吸迫促的主诉。

（3）陆渊雷认为，此条证候，正合急性关节风湿病，其他脓毒性、淋菌性、梅毒性关节炎也可用此方。（《金匮要略今释》）

（4）黄煌认为"头眩短气，温温欲吐"是颈椎关节炎的表现。（《经方100首》）

[方剂鉴别]

1. 白虎加桂枝汤

桂枝芍药知母汤的辨证要点在于风湿痹阻化热未甚，与一般的风寒湿痹而尚未化热者，在脉症上自有区别，治法也当有异。若化热已甚，出现周身关节疼痛，甚者难以转侧；手不能屈，足不能立，壮热，汗出恶风，口渴喜饮，烦躁，舌红、苔黄燥，脉滑数洪大者，乃转为气分热盛，治宜清热络，可用白虎加桂枝汤。

2. 桂枝加术附汤

均治疗风湿痹痛，但无化热倾向。

3. 葛根加术附汤

均治疗风湿痹痛，无化热倾向，体质较壮实，本方化热，体质羸瘦。

[扩展应用]

（1）胡希恕认为，慢性关节炎下肢或腕指关节肿痛者，用本方有良验；本方加石膏治年余不解的风湿热有奇效；本方与桂枝茯苓丸合用，治疗下肢肿的脉管炎亦验；本方也可用于治疗脚气。

（2）治疗腰间盘突出症，桂枝芍药知母汤也有报道。

（3）乌头桂枝汤、桂枝芍药知母汤、人参养荣汤用于类风湿关节炎。不剧痛时不用乌头桂枝汤，而用甘草附子汤（炙甘草、桂枝、附子、白术）。

（4）桂枝芍药知母汤可用于慢性风湿性关节疾病，以身体瘦弱、关节肿胀如树瘤为指征。

[附方]

1. 桂枝附子汤

组成：桂枝四两，炮附子三枚，生姜三两，大枣十二枚，炙甘草二两。

原文：伤寒八九日，风湿相搏，身体疼烦，不能自转侧，不呕、不渴，脉浮虚而涩者，桂枝附子汤主之。若其人大便硬，小便自利者，去桂加白术汤主之。（174）

用方标准：虚寒痹证之关节痛、身体疼烦、苔白滑润、脉浮虚涩者。

方剂鉴别：和甘草附子汤证相比，本方疼痛不限于骨节，乃是周身皆痛，而且疼痛程度要甚于彼方证，故附子用量也大于彼方。彼方"叕服得微汗解"，本方有生姜，发汗力度要强于彼方。

应用：风湿性关节炎；坐骨神经痛；雷诺病；急性膝关节炎合并关节腔积液；窦性心动过缓；颈椎病；动脉硬化性闭塞症；皮肌炎；中风后遗症。

扩展应用：胡希恕先生不用桂枝附子汤，而是用整个桂枝汤加味。用桂枝汤加苍术、附子，无论是风湿，还是是骨质增生都有良效。要注意恶风特别敏感的，在这个方子里可以加黄芪，不用防己黄芪汤。如果患者汗多，恶风特别厉害，没有附子证，脉不虚也不沉，而是浮脉，不加附子也有疗效。桂枝汤证有恶风，葛根汤证也有恶风，但那种恶风都没有黄芪证的恶风这么厉害。

2. 白术附子汤

组成：炮附子三枚，白术四两，生姜三两，炙甘草二两，大枣十二枚。

原文：伤寒八九日，风湿相搏，身体疼烦，不能自转侧，不呕、不渴，脉浮虚而涩者，桂枝附子汤主之。若其人大便硬，小便自利者，去桂加白术汤主之。（174）

用方标准：桂枝附子汤证见大便硬，小便自利者。

应用：同桂枝附子汤。

扩展应用如下。

（1）白术治太阴虚寒性便秘，临床屡用皆效。

（2）胡希恕认为，白术、附子合用为治寒湿痹痛的要药，加入适证解表剂，用以治风湿关节痛，均有捷效。如桂枝加术附汤、葛根加术附汤、越婢加术附汤等皆为常用之良方，宜注意。

（3）本方还用于治疗肢体麻木性疾病。

（4）肾阳虚可用附子汤、当归四逆加吴茱萸生姜汤、白术附子汤、小温经汤，常服中成药"艾附暖宫丸"。用此法治疗男性亦可，男性肾阳虚，精子稀少，精子成活率低等，用"白术附子汤"加川椒3克，服10～15剂。

（5）白术附子汤，用于习惯性流产、阳痿、不孕（肾阳虚）。

（6）临床痹证多长期不愈，往往有血虚、血瘀，故加芍药补血活血，以利于通痹活络，临床桂枝汤加茯苓、白术、附子更为常用。

（7）心、脾、肾三脏的阳虚区别如下。

偏于心阳虚：上肢双手厥冷，面色苍白——当归四逆汤。

偏于肾阳虚：下肢双足冷——附子汤、白术附子汤。

偏于脾阳虚：四肢冷的程度相当——苓姜术甘汤、温脾汤、理中汤。

心、脾、肾三脏阳气皆虚：手足厥冷、冷汗自出、面色苍白，多见于急证——四逆汤、通脉四逆汤。

3. 甘草附子汤

组成：炙甘草二两，炮附子二枚，白术二两、桂枝四两。

原文：风湿相搏，骨节疼痛，掣痛不得屈伸，近之则痛剧，汗出短气，小便不利，恶风不欲去衣，或身微肿者，甘草附子汤主之。（175）

用方标准：虚寒痹证之关节疼痛、汗出恶风、小便不利者。

应用：急性风湿性关节炎；风湿性心脏病、慢性心功能不全；痛风；坐骨神经痛；流感；过敏性鼻炎；肾小球肾炎；带下病；久病自汗；血栓闭塞性脉管炎。

方剂鉴别如下。

（1）芍药甘草汤：芍药甘草汤也能缓急止痛，但多用于肌肉疼痛，对于关节的结缔组织炎症疼痛的疗效不及本方。

（2）附子汤：也治骨节痛，但病情趋于慢性化，不似本方证之处于急性期与活动期。而且，其疼痛的程度也不及本方证剧烈。就脉象而言，附子汤证脉沉，本方证则为脉弦数或浮大并按之微细。

桂枝麻黄各半汤

[组成]

桂枝一两十六铢，芍药、生姜、炙甘草、麻黄各一两，杏仁二十四枚，大枣四枚。

[原文]

太阳病，得之八九日，如疟状，发热恶寒，热多寒少，其人不呕，清便欲自可，一日二三度发。脉微缓者，为欲愈也；脉微而恶寒者，此阴阳俱虚，不可更发汗、更下、更吐也；面色反有热色者，未欲解也，以其不得小汗出，身必痒，宜桂枝麻黄各半汤。（23）

[原文分析]

1. 如疟状，发热恶寒，热多寒少，一日二三度发

表证，恶寒发热反复发作的状态。

2. 不呕

无柴胡汤证。

3. 清便欲自可

无承气汤证。

4. 面色反有热色者

气上冲。

5. 不得小汗出，身必痒

表有寒郁。

[方解]

适用于麻黄汤证却又有桂枝汤证的患者，大多见于表证久延，微邪郁滞，正气已衰退。正因为表邪尚郁，非桂枝汤所能胜任，但病延已久，邪微正衰，又非麻黄汤峻汗所能适应，故合两方为一方，变大剂为小剂，如此组合解表发汗而不伤正，调和营卫而不留邪。

[用方标准]

表风寒证。

（1）微热、恶寒、头痛、轻咳、微汗出或无汗。

（2）荨麻疹、皮炎、瘙痒。

（3）颜面潮红。

（4）苔薄白。

（5）脉浮。

[体质要求]

介于桂枝汤和麻黄汤之间的体质状态，体力不太充实。

[八纲辨析]

表证，寒证。

[应用]

1. 外感表证

感冒，发热病后期，慢性病复感外邪时。

2. 皮肤病

荨麻疹、湿疹、风疹、麻疹、皮炎。

[用方说明]

（1）本方为桂枝汤 1/3 量与麻黄汤 1/3 量的合方，所以用于桂枝汤嫌其力不足，而麻黄汤又嫌其太强的场合。

（2）桂枝汤和麻黄汤二方，是仲景治疗太阳表证的主要代表方剂，桂枝麻黄各半汤又为我们提供了一种解表方法，它既适用于麻黄汤证却又有桂枝汤证的患者。此类患者临床大多见于表证久延，微邪郁滞，正气已衰，正因为表邪尚郁，就非桂枝汤所能胜任，但病延已久，邪微正衰，又非麻黄汤峻汗所能适应，故合两主为一方，变大剂为小剂。如此组合，解表发汗而不伤正，调和营卫而不留邪，为一个轻度发汗剂，由此可见仲景圆机活法、立方遣药之妙。本方对体虚或老年人患伤寒表证者亦适用。

（3）桂枝二麻黄一汤类似桂枝麻黄各半汤，用于更加有虚证倾向者。

（4）本方是治疗皮肤病的重要方剂，对皮炎和皮肤瘙痒症、荨麻疹等瘙痒感和神经症状显著者具有良效。

[扩展应用]

（1）临床常以桂枝汤加荆芥、防风，治发热恶寒、身痒起疹者屡见良效。

（2）荨麻疹而有本方证之目标时，选用本方有卓效。（大塚敬节）

（3）麻黄汤证如果有自汗倾向者，不用麻黄汤，宜用桂枝汤或桂枝二麻黄一汤，如果麻黄汤发汗后，仍残留恶寒和发热，则宜用桂枝汤。

[附方]

桂枝二麻黄一汤

组成：桂枝一两十七铢，芍药一两六铢，麻黄十六铢，生姜一两六铢，杏仁十六个，炙甘草一两二铢，大枣五枚。

原文：服桂枝汤，大汗出，脉洪大者，与桂枝汤，如前法。若形似疟，一日再发者，汗出必解，宜桂枝二麻黄一汤。（25）

用方标准：同桂枝麻黄各半汤。

应用：同桂枝麻黄各半汤。

桂枝去芍药加麻黄附子细辛汤

[组成]

桂枝三两，生姜三两，甘草二两，大枣十二枚，麻黄二两，细辛二两，炮附子一枚。

[原文]

气分，心下坚，大如盘，边如旋杯，水饮所作，桂枝去芍药加麻黄附子细辛汤主之。（金匮要略·水气病脉证并治 31）

[原文分析]

有争议，不做解释。

[方解]

桂枝去芍药汤——心悸、脉促、胸满。

麻黄附子细辛汤——恶寒、无汗，或发热、或不发热，神倦。

全方共治寒饮凝滞之手足逆冷，恶寒，神倦，舌淡，或胖大，苔薄白，脉沉迟或促，胸满，心悸，或见行痹痛痹、水肿；又可见心下坚，大如盘，边如旋盘者。

[用方标准]

虚寒表证（表实正虚）。

（1）疲劳脱力感，喜卧（但欲寐）。

（2）无汗，恶寒重，或发热或不发热，头痛，或头重，咳嗽，咳痰清稀，鼻涕清稀。

（3）身痛痹痛。

（4）小便清长。

（5）胸闷，心悸。

（6）脉沉，脉促。

（7）舌淡苔白。

（8）或见心下坚，大如盘，边如旋盘。

[体质要求]

桂枝去芍药加麻黄附子细辛汤患者较麻黄附子细辛汤虚弱，麻黄附子细辛汤的体质是表实里虚，本方对应的体质是表里俱虚，平素易汗出、心悸，皮肤细腻，但恶寒比桂枝汤体质明显，呈现比桂枝汤体质更加虚衰的体质，病时出现了与麻黄附子细辛汤证相似的症状。

[八纲辨析]

表证，实证；里证，虚证；寒证。

[应用]

神经痛；腰痛、风湿痛；半身不遂；感冒；乳腺癌、肺结核、支气管炎；鼻窦炎；门静脉高压症脾肿大、腹水；舌肿痛等。

[用方说明]

（1）平素为桂枝汤体质的患者，患有麻黄附子细辛汤证时可用本方。

（2）本方可看作桂枝去芍药汤与麻黄附子细辛汤的合方，故可治桂枝去芍药汤证的脉促、胸闷，与麻黄附子细辛汤的虚寒表证。

（3）"冰为水之结块"，阳气虚少则阴气结而成块，太阳之阳气照射则可融化。所以桂枝去芍药加麻黄附子细辛汤犹如对阴气之结块照射以阳气，以此而治愈疾病。

（4）加桂枝增强温阳作用，加甘草、生姜、大枣能调和药性，与麻黄附子细辛汤在同样情形下用之。又应用于肺结核末期之消耗热，半身不遂，水肿，乳腺癌，门静脉高压症、慢性蓄脓症、皮肤恶性肿瘤等。

（5）服用此方会出现瘙痒的感觉，这应该是起效的表现。

（6）此方有多例对顽固性化脓性鼻窦炎有效的病案。有一例门静脉高压症患者因腹水而不能翻身，用该方去除了腹水，患者可以自主翻身了。对于老人总是感觉感冒未彻底治愈，恶风寒，后背发凉、咳嗽，用该方治疗可好转，所以也宜于少阴病感冒。也不一定必须见到

心下部位膨满的症状。（大塚敬节）

（7）藤平健先生以腹诊确认"心下坚，如旋盘"的指征，使用桂枝去芍药加麻黄附子细辛汤治疗多例腰痛、神经痛、类风湿关节炎等，获得良效。并认为该方使用面广，在多方不见好转时却能奏效。

（8）相见三郎先生报道多例使用该方治疗顽固性腰痛的病案，认为适用于阴气不得循行，无论如何不得释然的状态。对腰痛病患者，询问其是否有心境不满、很在意、放不下的情况，此时使用本方可获良效。

[方剂鉴别]

仲景对于心下坚、大如盘者，出其两方，一方治阴气凝结于心下，用桂枝去芍药加麻黄细辛附子汤，一方治水饮痞结于心下，用枳术汤。

[扩展应用]

（1）老人每于秋冬之交，痰饮、咳嗽、胸背胁腹挛痛、恶寒者，宜本方。

（2）桂枝去芍药加麻黄附子细辛汤可治疗功能性消化不良（胃脘痞硬堵）（阴凝不化）。

（3）乳腺癌、乳腺增生症，宜用本方。

[附方]

枳术汤

组成：枳实七枚，白术二两。

原文：心下坚，大如盘，边如旋盘，水饮所作，枳术汤主之。（金匮要略·水气病脉证治 32）

用方标准：水毒结滞之心下坚满而边界清楚，或小便不利者。

应用：胃石症、胃下垂、胃扩张、慢性胃窦炎、胃溃疡；肝硬化腹水；子宫脱垂、脱肛；便秘；消化不良性腹泻。

扩展应用如下。

（1）汤本求真认为枳术汤所治的病症是肝脾二脏中之一种肿大，连及于心下之证治也。（《皇汉医学》）

（2）后世用本方治疗胃下垂、胃潴留、胃石症等胃肠疾病，并取得了一定的疗效。这是利用枳实促进胃肠蠕动的作用和白术的健胃作用，属于本方的扩大应用。生白术有通便作用，因此，本方也可治疗弛缓性便秘。（《经方 100 首》）

（3）半夏泻心汤用于热多寒少之胃病效果较好，而对于寒多热少之证则效差。柴胡桂枝干姜汤更适用于寒多热少的胃病。枳术汤为笔者治疗痞满之主方和效方，故加用之。

（4）以枳术汤合半夏厚朴汤消食健脾，理气除胀。枳术汤为笔者家传之治疗胃病的主方，亦攻亦补，安全效宏。

（5）枳术汤家传用药方证：患者形体壮实，多胸闷，腹胀，嗳气，疼痛；腹诊心下胀满或疼痛，有压痛或有抵触，有明显的腹肌紧张；舌苔多厚而腻，脉右关滑实有力，或左关呈弦象。寒则合四逆汤；郁则合四逆散；食积和热证者先用大柴胡一剂消导，大便泻下后再用本方；寒热交杂而偏热者合半夏泻心汤；寒热交杂而偏寒者，合柴胡桂枝干姜汤加附子；而病程绵长，体型弱者，白术量为枳实的一倍（平时枳实为白术的一倍）。

第二节　麻黄类方

麻黄类方总论

麻黄类方是以麻黄为主要药物的一类方剂，具有发汗解表、利水的作用，患者的体质大多壮实、皮肤粗糙、少汗，临床症状主要有发热、无汗、喘、水肿等。

[类方概括]

学习麻黄类方首先要熟悉麻黄的特性，尤其是在《伤寒论》和《金匮要略》里面麻黄是如何被应用的。几乎所有含有麻黄的方子都归在麻黄类方里面，通过对所有含有麻黄方剂的分析可以归纳出麻黄的特性。前面的药物解析章节有对麻黄的详细阐述，简单概括的话，就是麻黄具有"开闭"的作用。总之，掌握麻黄类方要抓住麻黄的以下 4 个特点。

（1）发汗解表：如麻黄汤、葛根汤、大青龙汤、小青龙汤等。

（2）宣肺平喘：如麻黄汤、麻杏石甘汤、小青龙汤、大青龙汤等。

（3）利水消肿：如越婢汤等。其利水消肿作用也是通过发汗和宣肺作用完成的。

（4）麻黄的药证：风寒表实证，无汗之证，痹证，喘证，水肿，黄疸。

因此，以麻黄为主的麻黄类方也能体现出上述麻黄的特点。在应用麻黄类方时，要判断出患者具有"闭"的病理因素，无论什么疾病，均可大胆应用。应用麻黄类方，就是要抓住"闭"，下面的体质和症状也主要是由"闭"造成的。

[体质要求]

（1）体格壮实，肌肉发达或肥胖。

（2）面色黄黯或有水肿貌。

（3）皮肤较粗糙，干燥。

（4）腹肌有弹性，腹壁脂肪较厚。

（5）易闭汗或汗出不畅。

（6）易受寒，易喘，易鼻塞流清涕。

（7）肌肉酸重感，全身困倦感。

（8）感觉不敏感，反应较迟钝。

（9）身体沉重感，有水肿倾向。

（10）唇黯或紫红。

（11）舌体偏大，舌质淡红。

（12）脉象有力。

[主要症状]

（1）发热恶寒，无汗。

（2）头痛、骨节痛、身痛。

（3）咳喘，鼻塞。

（4）水肿，小便不利。

麻黄汤

[组成]

麻黄三两，桂枝二两，炙甘草一两，杏仁七十个。

[原文]

太阳病，头痛、发热、身疼、腰痛、骨节疼痛、恶风、无汗而喘者，麻黄汤主之。（35）

太阳与阳明合病，喘而胸满者，不可下，宜麻黄汤。（36）

太阳病，十日已去，脉浮细而嗜卧者，外已解也。设胸满胁痛者，与小柴胡汤；脉但浮者，与麻黄汤。（37）

太阳病，脉浮紧、无汗、发热、身疼痛，八九日不解，表证仍在，此当发其汗。服药已微除，其人发烦，目瞑，剧者必衄，衄乃解。所以然者，阳气重故也。麻黄汤主之。（46）

脉浮者，病在表，可发汗，宜麻黄汤。（51）

脉浮而数者，可发汗，宜麻黄汤。（52）

伤寒，脉浮紧，不发汗，因致衄者，麻黄汤主之。（55）

阳明病，脉浮、无汗而喘者，发汗则愈，宜麻黄汤。（235）

[原文分析]

1. 头痛、发热、身疼、腰痛、骨节疼痛、恶风、无汗而喘

风寒表实证的表现，麻黄汤证的基本症状，是因外感寒邪、经气不利而致也。

2. 太阳与阳明合病，喘而胸满者，不可下

有表证，也有里实证，先解表后攻里，表解才可攻里。

3. 服药已微除，其人发烦目瞑，剧者必衄，衄乃解

原本麻黄汤证服麻黄汤后，病情得到一定缓解，汗出不多，但因邪重药轻，邪气没有完全从汗而解，邪气郁闭，邪正相争出现了发烦目瞑的表现，表部汗孔不通，邪气最终从衄

而解。

4.伤寒，脉浮紧，不发汗，因致衄者

表实证不得汗解，出现了鼻衄的情况，这时可以继续用麻黄汤解表。

[方解]

麻黄——主治咳喘、水气，又治恶寒、无汗、身疼骨节痛。

桂枝——主治头痛、发热、恶风、身痛。

杏仁——主治喘咳、水气。

炙甘草——缓急。

故全方共治风寒表实之发热、恶寒、无汗、脉浮紧，或见喘、身痛、头痛等。

[用方指征]

风寒表实。

（1）无汗。

（2）发热恶寒。

（3）头痛、关节痛、腰痛、肌肉痛。

（4）咳喘、鼻塞、发疹。

（5）舌淡。

（6）脉浮紧。

[体质要求]

体格壮实，肌肉发达，面色黄黯或有水肿，皮肤粗糙、干燥。腹肌有弹性，脉象有力，唇黯或紫红，舌体偏大，舌质淡红。

[八纲辨析]

表证，寒证，实证。

[应用]

1.外感

伤风感冒、流行性感冒、婴幼儿感冒鼻塞。

2.肺系疾病

急性支气管炎、支气管哮喘、喉炎、失音。

3.皮肤病

荨麻疹、湿疹、硬皮病、银屑病。

4.乳腺疾病

乳腺导管闭塞症、急性乳腺炎初期。

5.以水肿为表现的疾病

肾炎。

6. 其他

难产、小儿遗尿、结膜炎、子宫脱垂、尿失禁、骨关节疾病等。

[用方说明]

（1）服汤药后，有时不发汗，尿量增而热退；有的鼻出血以解热（中医称为红汗）。

（2）但感冒而不恶寒，或脉弱而沉，或自然出汗时，均不可用。

（3）本方确能使急性发热时交感神经异常紧张的患者血管扩张而发汗，体质壮实而有高热恶寒，无自然发汗的感冒、流感者可顿服用之。

（4）肌肉、骨骼发达的体力劳动者和运动员患急性发热性疾病时，几乎都是主诉肌肉或关节痛，它比葛根汤证病势更重，正是本方的适应证。

（5）若平素身体羸瘦而患此证，脉浮紧，重按无力，或脉甚微细，可于此方中加黄芪15～30克，以助之出汗，此即麻黄加黄芪汤。（《经方使用标准》）

（6）麻黄汤中麻黄∶桂枝∶炙甘草的比例为3∶2∶1。

（7）患者肌肤白皙、疏松者，极度消瘦者，心脏功能不全者，甲状腺功能亢进者，严重贫血者慎用或忌用。避免空腹服用，不宜与咖啡、浓茶共用。

[方药加减]

胸满痰多、舌苔厚腻，加厚朴、半夏；发热咽痛、有汗，去桂枝，加桔梗、连翘、黄芩、栀子；发热、烦躁、无汗而喘，加生石膏。

[方剂鉴别]

1. 麻黄加术汤

能发汗利尿，治麻黄汤证兼见水肿及肌肉酸重的关节炎、肾炎、感冒等。一般水肿明显、大便不成形者用白术，腹满、舌苔白腻者用苍术。凡临床见麻黄汤证而湿痹烦痛者，皆用之。风湿性关节炎初期，有见本方证的机会，也可见葛根汤加白术再加生薏苡仁方证，宜注意辨证用方。

2. 葛根汤

也有发热无汗，但葛根汤证项背强。

3. 大青龙汤

二方均有发热无汗、身体痛，但大青龙汤证内有烦躁。

4. 小青龙汤

二方均有喘及表证，但小青龙汤有里寒饮证。

5. 桂枝汤

二方均有发热及表证，但桂枝汤证是自汗，脉浮弱。

6. 麻杏甘石汤

二方均有喘，但麻杏甘石汤证为口渴，汗出。

[扩展应用]

（1）胸满痰多、舌苔厚腻，加厚朴、半夏；发热咽痛，有汗，去桂枝，加桔梗、连翘、黄芩、栀子；发热、烦躁、无汗而喘，加生石膏。

（2）临证中若具备麻黄汤的使用标准而服此汤间有汗出不解者，非因汗出未透，实因余热未清也。佐以知母 9 克于发表之中，兼寓清热之意，自无汗后不解之虞。此即麻黄加知母汤，乃屡经试验，而确知其然，非敢于经方轻为加减也。（《医学衷中参西录》）

（3）初生儿，有时时发热，鼻塞不通，不能哺乳者，用此方即愈。

（4）治痘疮见点之期，身热如灼，表郁难发，及大热烦躁而喘，不起胀者。

（5）治麻疹，脉浮数，发热，身疼腰痛，喘咳。

（6）麻黄汤治疗：①皮肤过敏、荨麻疹；②过敏性休克，症见恶寒无汗、发热、呼吸困难、皮肤巨大白色风团、脘腹绞痛；生麻黄 50 克、桂枝 30 克、生白芍 30 克、杏仁 10 克、生甘草 10 克、生姜 50 克、白酒 125mL；③耳咽管急性阻塞（风寒在表），麻黄 15 克、桂枝 10 克、甘草 6 克、生姜 30 克、大枣 10 枚。

（7）咳嗽、喘见于感冒、支气管炎、肺炎等病症，新病当从太阳论治，常用方有桂枝汤、麻黄汤、葛根汤、小青龙汤等；久病当从痰论治，以半夏厚朴汤为主；也有从瘀论治的，用桂枝茯苓丸，及从少阳证论治的大柴胡汤、小柴胡汤。但不论病之新久，有太阳证者，当先解太阳，方可捷效。问诊时注意有无汗出、恶风。

（8）麻黄汤加茵陈蒿（柴胡）解热。

（9）凡临床见麻黄汤证而湿痹烦痛者，皆用之。风湿关节炎初期，有见本方证的机会，也可见葛根汤加术再加生薏苡仁方证，宜注意辨证用方。

（10）汗法治水肿是个奇招，有时作用很显著（小青龙汤、麻黄汤）。

（11）麻黄汤证如果有自汗倾向者，不用麻黄汤，宜用桂枝汤或桂枝二麻黄一汤，如果麻黄汤发汗后，仍残留恶寒和发热，则宜用桂枝汤。

（12）麻黄汤可以治疗老人便秘。

（13）三叉神经痛，先辨有无表证，有表证者宜麻黄汤、葛根汤、桂枝加术附汤、五苓散一类解表。

[附方]

麻黄加术汤

组成：麻黄三两，桂枝二两，炙甘草一两，杏仁七十个，白术四两。

原文：湿家身烦疼，可与麻黄加术汤发其汗为宜，慎不可以火攻之。（金匮要略·痉湿暍病脉证 20）

方解：白术——主利水，能治湿家身烦疼。

用方标准：麻黄汤证又见小便不利或水肿、湿痹烦痛者。

应用：基本同麻黄汤。

扩展应用如下。

（1）麻黄加术汤：腱鞘炎，两三日可好转，也用于急性关节炎。

（2）麻黄加术汤用的是小汗法，发汗是为解表，如果大发汗，风去了但是湿去不了，所以得加白术，才能祛风又祛湿。

葛根汤

[组成]

葛根四两，麻黄三两，桂枝二两，生姜三两，炙甘草二两，芍药二两，大枣十二枚。

[原文]

太阳病，项背强几几，无汗恶风，葛根汤主之。（31）

太阳与阳明合病者，必自下利，葛根汤主之。（32）

太阳病，无汗而小便反少，气上冲胸，口噤不得语，欲作刚痉，葛根汤主之。（金匮要略·痉湿暍病脉证12）

[原文分析]

1. 项背强几几

项背部的拘紧、疼痛、不柔和的感觉。另外，也可是医生的客观检查得出的异常，医生沿脊柱两侧从腰骶向后头部按压，如有肌肉强直感、结节感，患者不适感，均可看作项弱强几几。项背的范围上至后头部，下至腰骶部，大凡头痛、角弓反张、肩凝、腰痛等都可用葛根汤。

2. 口噤不得语，欲作刚痉

与项背强几几一样，都是肌肉或肌肉群的痉挛状态，如咬肌痉挛。

3. 太阳与阳明合病者，必自下利

可看作是胃肠型感冒，同时伴有表实证和下利。

[方解]

桂枝汤加麻黄——治无汗、恶寒、发热、脉浮紧等。

葛根——治项背强急或下利或麻疹初起。

故全方共治麻黄汤证又兼项背强急或下利者。

[用方标准]

外感风寒表实。

（1）恶寒、恶风、发热、无汗。

（2）项背强急不舒。

（3）下利。

（4）麻疹初起。

（5）头痛、鼻塞、喘息、咬肌痉挛等。

（6）脉象以有力脉为主。

（7）舌象以淡舌为主。

（8）腹诊触得脐旁皮下铅笔芯样硬物，并且用指尖压迫时有疼痛感。

[体质要求]

同麻黄汤，兼有背部不适、肩凝等。

[八纲辨析]

表证，寒证，实证。

[应用]

1. 以发热无汗为主要表现的外感疾病

感冒、流感。

2. 项背、腰腿疼痛不适

风湿性关节炎、颈椎病、腰椎间盘突出症、腰扭伤、腰肌劳损、腰腿关节疼痛、肩周炎、落枕。

3. 以发热、无汗、下利为主要表现的疾病

胃肠型感冒、大肠炎、痢疾的初期。

4. 皮肤病

麻疹、疖、痈初期，痤疮。

5. 妇科

闭经、痛经、月经后期、多囊卵巢综合征。

6. 五官科

中耳炎、突发性耳聋、鼻窦炎、结膜炎、面神经麻痹、颞下颌关节紊乱综合征、咬肌痉挛症。

7. 其他

神经痛、甲氧氯普胺引起的锥体外系症状；横抚症（小儿伸舌于口外，舔口唇四周的状态）。

[用方说明]

（1）本方用于胃肠虚弱者，有时发生恶心、食欲不振等。

（2）外感风寒表虚证者禁用。

（3）温病初起而见发热重、恶寒轻、口渴、脉浮数、舌边尖红者忌用或加减用之。

（4）痉病汗出恶风者禁用。

（5）本方对急性发热性疾病有发汗解热作用，能增强患者对发热性疾病初期的防卫力。

（6）在慢性疾病里，如果长期使用葛根汤，可以和小柴胡汤一起。

（7）此乃温和的发汗解表剂，服后覆取（盖被）微似汗。

（8）麻黄含兴奋剂成分，运动员赛前禁用。

（9）可用于醒酒。

（10）体形瘦弱、体弱多病、瘦弱面白多汗、心功能不全及心律不齐者慎用。

（11）宜餐后服用。

[方药加减]

（1）葛根加半夏汤：治太阳与阳明合病，不下利，但呕者，下利者亦然。

（2）葛根加桔梗汤：治咽喉疼痛，或痰液难以咳出，或有化脓倾向者。

（3）葛根加石膏汤：治葛根汤证伴有身热、头痛、咽喉痛、烦渴者。

（4）葛根加茯苓白术附子汤：治疗关节疼痛及神经痛者。

（5）葛根加川芎及辛夷：治上颌窦蓄脓症，鼻塞不通者（或加桔梗、石膏或加桔梗、薏苡仁）。

（6）葛根汤加芎黄散（川芎、大黄）：治头部及其他部位湿疹。

（7）颈椎骨质增生引起颈项腰背疼痛甚者：加茯苓、苍术、川附子（胡希恕）。

（8）颞颌关节炎，症见口噤难以开合者：加钩藤、丹皮、玉竹、生石膏（刘渡舟）。

（9）上半身的痹痛、痉挛：加百部、清风藤、苍耳子、僵蚕等（冯世纶）。

（10）头面部的疮疖、暴聋、牙痛、头痛、便秘者：加大黄、川芎。

（11）腹痛及腰腿痛、月经不调或闭经、面红便秘者：合桂枝茯苓丸或桃核承气汤。

[方剂鉴别]

1. 桂枝加芍药汤

外感与腹泻同时存在，如果脉弱，宜用桂枝加芍药汤，葛根汤证脉浮数而有力。另外，可用黄芩汤、大柴胡汤、芍药汤等。

2. 桂枝加葛根汤

均有项背强痛不舒，均用桂枝汤加葛根。不同的是，桂枝加葛根汤证自汗，属表虚而兼经输不利，故不用麻黄；本方证无汗，属表实而兼经输不利，故用麻黄以发其汗，由是观之，其汗出与否，是鉴别二方的重点所在。

3. 麻黄汤

无后背不适，见喘。

4. 麻黄附子细辛汤

均可治感冒，但为虚寒证，脉沉。

5. 黄芩汤

均有下利，黄芩汤有腹痛、肛门灼痛、里急后重等，葛根汤无腹痛，或有而极轻。

6. 葛根芩连汤

均有表证、下利和后背不适。葛根芩连汤的表证以风热为主，下利为热性，有腹痛、里急后重等，还有心下痞的症状；葛根汤的表证为风寒，下利无腹痛，无心下痞。

[扩展应用]

（1）本方所治乃风寒表实证兼项背强几几，不用麻黄汤加葛根，其意何在？麻黄汤为发汗之峻剂，恐过汗更伤其阴，筋脉愈失所养而项背强痛不舒难愈，故用桂枝汤加麻黄、葛根，既可治无汗之表实，又不致过汗伤阴，则诸症可愈。（《经方使用标准》）

（2）由于葛根汤清凉解肌，而且解毒，故疹痘诸疾于太阳病初期时，多以本方治之。依据经验，外感咳喘须发汗者，用本方的机会为多。尤其发热无汗而恶寒剧甚者，不问项背急与否多属本方证。

（3）有嗜睡癖者的夜尿症，可以用葛根汤。

（4）对于过敏性鼻窦炎出现的鼻塞、头痛等，首选葛根汤加川芎、辛夷，虚弱明显的小儿需要并用小建中汤。

（5）有不少副鼻窦炎患者体质虚弱，不适用葛根汤或葛根加辛夷、川芎，只是头痛、耳鸣而无黏稠脓汁者，服用苓桂术甘汤与小柴胡汤合方多见好转。

（6）并发荨麻疹的前额窦化脓，脉浮大，腹诊触得脐旁皮下铅笔芯样硬物，并且用指尖压迫时有疼痛感，是葛根汤的腹证。

（7）黄煌把五官科许多病证出现的头痛、头晕、耳鸣等不适感看作是本方证项背强的延伸。

（8）小柴胡汤与葛根汤合方：治小柴胡汤证与葛根汤证同时出现者。严重的感冒，初发病时每见此合方证，喘家被外感诱发者也常见此证。

（9）鼻窦炎患者反复发作，久治不愈，符合小柴胡汤寒热往来之延伸的方证，为提高患者免疫力，遂在运用葛根汤同时合用小柴胡汤。

（10）大柴胡汤与葛根汤合方：治太阳少阳并病而有大柴胡汤证和葛根汤证者。哮喘常有本方证，口干燥者，宜更加石膏。

（11）葛根汤治疗痛经，需大量（桂枝加葛根汤）。

（12）月经衍期，用葛根汤、桂枝茯苓丸等。

（13）葛根汤有治疗阳痿的作用。

（14）麻黄体质引起的闭经，患者体质过于肥胖、臃肿者多选用五积散治疗；如果体质强壮，不是过于肥胖者即用葛根汤治疗。葛根汤治疗闭经合当归芍药散用于伴有水肿、腹泻者效果良好；合干姜苓术汤用于伴有腰部沉重、神疲乏力者；合桂枝茯苓丸用于腹痛及腰腿痛，特别是左下腹按之痛重者。

（15）葛根汤用于：①风寒型的牙周脓肿、牙髓炎等，常有感受风寒的诱因；②龋齿疼痛，合桃核承气汤，或桂枝茯苓丸；③颞下颌关节紊乱综合征；④手足口病，合小柴胡汤，适用于体质壮实的儿童，属于风寒型。

（16）痤疮颜色发黯，疮头深陷不出，背部尤甚的患者，若形体壮实、皮肤黝黑粗糙，不易出汗，黄煌常以葛根汤为基本方，伴头痛者加入川芎；大便干结、下肢酸痛者常加入大黄、牛膝；月经量少、闭经伴水肿者，常合当归芍药散；腰部冷痛、神疲乏力者，常合甘姜苓术汤。

（17）葛根汤治疗颈椎病，如觉痛酸严重，可加乳没、威灵仙、羌活；如体质较差、多汗、自汗应去麻黄；服第一剂药一定要温服取微汗，要耐心连服 1 个月以上；如见有口苦、咽干等少阳证，应与小柴胡汤合方。

（18）葛根汤加附片、蜈蚣治疗腰椎间盘突出症。

（19）泪囊炎：一般首选葛根汤加川芎大黄汤，这也是日本汉方家治疗眼睛急性炎症初期的首选方，可广泛地治疗麦粒肿、睑缘炎、泪囊炎、结膜炎、虹膜炎，甚至白内障的初期有疼痛、项强等症状时。假如患者使用上方疗效不好还可以考虑用十味排毒汤加连翘。

（20）葛根汤提神：麻黄：白芍 =3：2。

（21）可用于治疗神经痛、风湿：本方主要用于上半身的炎症和发热，神经系统的疾病也以偏头痛、三叉神经痛等上半身的疼痛为主。

[附方]

葛根加半夏汤

组成：葛根四两，麻黄三两，桂枝二两，生姜三两，炙甘草二两，芍药二两，大枣十二枚，半夏半升。

原文：太阳与阳明合病，不下利，但呕者，葛根加半夏汤主之。（33）

用方标准：葛根汤证见呕逆者。

应用：同葛根汤。

大青龙汤

[组成]

麻黄六两，桂枝二两，炙甘草二两，杏仁四十枚，生姜三两，大枣十枚，石膏如鸡子大。

[原文]

太阳中风，脉浮紧，发热恶寒，身疼痛，不汗出而烦躁者，大青龙汤主之；若脉微弱，汗出恶风者，不可服之。服之则厥逆，筋惕肉瞤，此为逆也。（38）

伤寒，脉浮缓，身不疼，但重，乍有轻时，无少阴证者，大青龙汤发之。（39）

病溢饮者，当发其汗，大青龙汤主之，小青龙汤亦主之。（金匮要略·痰饮咳嗽病脉证并治23）

[原文分析]

1.伤寒，脉浮缓，身不疼，但重，乍有轻时，无少阴证者

乃水饮泛溢肌肤的表现。

2.溢饮

可看作皮肤水肿、皮肤病（麻疹、湿疹、荨麻疹等）、丹毒等水邪泛溢肌肤的病证。

[方解]

麻黄汤——太阳表实之发热、恶寒、无汗、脉浮紧，或见喘、身痛、头痛等。

石膏——清热除烦止渴。

全方共治太阳表实内有郁热之发热、恶寒、身疼痛，不汗出而烦躁，脉浮紧者。

[用方标准]

表实寒，内有郁热，或有水饮。

（1）表实寒：发热、恶寒、身疼痛，不汗出。

（2）内热：烦躁。

（3）舌红苔薄白滑。

（4）脉浮有力。

（5）其他：溢饮。

[体质要求]

同麻黄汤。

[八纲辨析]

表证，里证，实证；表寒，里热。

[应用]

表实有里热之证，见于下列疾病。

1.外感及肺系疾病

流行性感冒、大叶性肺炎。

2.皮肤病

汗腺闭塞症、湿疹、荨麻疹、丹毒。

3.肾系疾病

急性肾炎。

4.其他

流行性脑脊髓膜炎、结膜炎。

[用方说明]

（1）方中麻黄与石膏的剂量比为2：5，经临床运用，其作用是宣肺利尿，而汗出不多，

因此其剂量必须切记。（《经方使用标准》）

（2）按原量一两等于 15 克计算，本方发汗之力实大，如按现在一般剂量，亦无大障，笔者曾用此方治疗体质比较弱的患者的寒包火证，未发现不良反应。

（3）如按原量，本方发汗作用猛烈，年老体弱、产妇、久病、大病患者，或心功能不全、失眠、高血压、糖尿病患者，肺结核低热患者，均不宜应用。（黄煌）

（4）误服大青龙汤导致的心悸、汗出、虚脱等，可用真武汤、桂枝甘草龙骨牡蛎汤救治，或饮用甘草红枣生姜红糖浓汤。（黄煌）

[方剂鉴别]

1. 小青龙汤

均可治溢饮，小青龙汤证为里有寒，心下停水。

2. 麻黄汤

均有表实寒，但麻黄汤证无烦躁，无汗。

3. 越婢汤

均可治水肿，大青龙汤治疗风寒闭郁阳气，不汗出而烦躁，以不汗出为主；越婢汤是治疗水与风合，一身悉肿的风水证，以身体肿胀、汗出为主。

[扩展应用]

（1）大青龙汤的方后注云："若复服，汗多亡阳，遂虚，恶风，烦躁，不得眠也。"乃为变证，宜用桂枝加龙骨牡蛎汤治之。（《经方使用标准》）

（2）大青龙汤内服治疗结膜炎症表现重者。

（3）大青龙汤五大主症：发热、恶寒、不汗出、口渴、烦躁。（陆渊雷）

麻黄附子细辛汤

[组成]

麻黄二两，细辛二两，炮附子一枚。

[原文]

少阴病，始得之，反发热，脉沉者，麻黄细辛附子汤主之。（301）

[原文分析]

1. 少阴病

表虚寒证，表阴证，症见倦怠、恶寒蜷卧、小便清利等，也表明一种虚寒的体质状态。

2. 反发热

感受风寒之邪，虽发热，但患者未必感觉到发热，反恶寒。

3. 脉沉

虚弱，无力与外邪抗争，故脉不浮反沉。

[方解]

麻黄——发表、散水气，治水肿、外感风寒。

细辛——主宿饮、停水，治咳满、风湿、痹痛。

炮附子——主逐水，治恶寒、身体关节酸痛、沉重。

全方共治表实正虚见恶寒、无汗，或发热、或不发热，神倦，舌淡或舌胖大，苔薄白，脉沉细或沉迟者。另有误服或过服苦寒泻火药的病因，症见头痛、咽痛或牙痛等。

[用方标准]

虚寒表证（表实正虚）。

（1）疲劳脱力感，喜卧（但欲寐）。

（2）无汗，恶寒重，或发热或不发热，头痛，或头重，咳嗽，咳痰清稀，鼻涕清稀。

（3）身痛。

（4）小便清长。

（5）脉沉。

（6）舌淡苔白。

[体质要求]

体质虚弱，倦怠，精神萎靡，畏寒严重，背部发冷，分泌物清稀，面色黄黯或青黄、黑黄，皮肤干燥，无汗。

[八纲辨析]

表证，实证；里证，虚证；寒证。

[应用]

1. 外感、肺鼻疾病

流行性感冒、老人或体质虚弱者的普通感冒、过敏性鼻炎、上颌窦炎、支气管哮喘、腺病毒肺炎。

2. 以受寒疲劳为诱因的突发性疾病

暴盲、暴聋、暴哑失音、咽喉暴痛者。

3. 心动过缓

窦性心动过缓、房室传导阻滞、病态窦房结综合征。

4. 神经精神障碍

抑郁症、嗜睡、失眠、多动症、帕金森病等。

5. 疼痛性疾病

三叉神经痛、偏头痛、坐骨神经痛、牙痛、肾结石造成的肾绞痛、关节痛等。

6. 皮肤病

荨麻疹、湿疹。

7. 妇科疾病

闭经、月经后期。

8. 其他

空调病、低血压、疲劳综合征。

[用方说明]

（1）应用麻黄附子细辛汤辨明正虚表实是关键，正虚是阳气虚，只要符合正虚表实的病证，用该方皆能起效，如"应用"中涉及的疾病。

（2）患者往往几乎或完全没有热感，反倒觉得非常寒冷，这不是阳证的发热，而是阴证的表现。

（3）本方证是在寒冷和疲劳的刺激下，导致机体内环境紊乱，体力储备不足，恢复功能降低，新陈代谢低下的病理状态。

（4）误服或过服苦寒泻火药的病因，症见头痛、咽痛或牙痛等，可见咽肿、牙龈肿，但肿而不红，可用本方治疗。

（5）体质虚弱者咳嗽、时时背部恶寒、有稀薄水样咳痰、尿清且多量、乏力、脉沉细，用之有著效。

（6）对寒证、贫血、虚弱患者，自觉身体冷感时则头痛者有效。

（7）老年人感冒，有呈本方证者；或年轻人，在感冒初期不拘于发热恶寒的存在，而脉象沉者，可使用该方。另外，喘息、百日咳等疾病也有宜用该方者。

（8）本方的适用对象是心身俱感疲劳、头痛、直立性眩晕者，宜考虑并用补中益气汤、六君子汤、十全大补汤等，用于低血压的标志与苓桂术甘汤相似，但本方无上逆和心悸等表现。

（9）不宜大量长服用，宜餐后服用，空腹服用可出现发汗、乏力、心悸等不良反应。

[方剂鉴别]

1. 麻黄附子甘草汤

本方用于重度表寒或有肺寒；而麻黄附子甘草汤则用于表寒轻微，寒未达肺而止于咽时。本方与麻黄附子细辛汤均治太阴少阴两感之病，但轻重有异。临证中有时轻重很难区别，因此在临床中只要辨清太阴少阴两感或阳虚外感，即可加减用之。

2. 桂枝加附子汤

此方和麻黄附子甘草汤均属少阴病无汗的治剂，若自汗出者，宜桂枝加附子汤或桂枝去芍药加附子汤等。

3. 十枣汤、葶苈大枣泻肺汤、己椒苈黄丸、牡蛎泽泻散、桂枝去芍药加麻黄附子细辛汤、五苓散、真武汤、八味肾气丸

十枣汤与葶苈大枣泻肺汤为峻逐之剂，其人实而不虚；己椒苈黄丸证当有口燥便结；

牡蛎泽泻散证水气重点在腰以下；桂枝去芍药加麻黄附子细辛汤证其水气重点在心下胃脘及皮表，无汗、少尿、而心下坚满；五苓散证尿少而有口渴、多汗、便稀；真武汤证神痿、尿少、而常有头眩心悸、脉沉细无力；八味肾气丸证多为肾性水肿，常有腰酸且脚肿明显。

4. 芍药甘草附子汤

均见恶寒，芍药甘草附子汤无表证，有疼痛、痉挛。

5. 附子汤

均可见恶寒、身体痛、关节痛，附子汤证为里证，寒饮较重，可见水肿、小便不利、眩晕、心悸等症，有时可与麻黄附子细辛汤合方。

6. 吴茱萸汤

均可见头痛，但吴茱萸汤有干呕、吐涎沫等胃寒症状。

7. 四逆汤

均可见头痛、脉沉，但四逆汤证更加严重，四肢厥逆、下利清谷。

8. 麻杏石甘汤

均治咳嗽，麻杏石甘汤证为阳证，口渴、脉有力、烦躁、汗出。

[方药加减]

（1）头部冷痛剧烈加防风、川芎。

（2）消瘦、食欲不振者，加桂枝、甘草、生姜、大枣，可减毒增效。

（3）腰部沉重、神疲乏力者，合肾著汤。

[扩展应用]

（1）抽动障碍: 麻黄附子细辛汤加大黄、甘草、生姜、大枣, 煎汤送服自制的定风胶囊（半夏、天麻、全蝎、蜈蚣）。

（2）麻黄附子细辛汤为主合用益气养血药物治疗青少年体型矮小。

（3）桂枝汤、麻黄附子细辛汤治疗过敏性鼻炎。伴头重加石菖蒲 10 克；黄涕加鱼腥草 30 克；纳呆加砂仁 6 克、鸡内金 12 克、焦三仙各 10 克；晨起口苦加黄连 3 克、苏叶 3 克；大量稀涕加半夏 10 克。

（4）麻黄附子细辛汤加干姜、炙甘草治疗子宫脱垂，症见体瘦面灰黑，平素畏寒，乏力，脉细，另以五倍子 50 克外熏。

（5）麻黄附子细辛汤合薏苡附子败酱散治疗急性湿疹，症见平素易耳鸣，头晕，畏寒，舌质黯、苔水滑，脉沉迟。

（6）老年体弱的患者出现带状疱疹，疼痛剧烈，特别是头面部的带状疱疹，出现剧烈头痛，伴有恶寒、手足冰冷、脉沉细、无汗，可以用麻黄附子细辛汤；或发热，伴身重，小便不利（不一定都有），舌体胖大、舌苔水滑等，可以用麻黄附子细辛汤合真武汤。顽固性带状疱疹后遗症，往往是由于沉寒痼冷、寒饮内盛引起的，麻黄附子细辛汤也用的很多。

像荨麻疹、湿疹、银屑病、硬皮病、雷诺病、扁平疣等，都有用的机会。

（7）桂枝去芍药加麻黄附子细辛汤治疗功能性消化不良（胃脘痞硬堵）（阴凝不化）。

（8）五苓散合麻黄附子细辛汤治疗关节肿痛。

（9）麻黄附子细辛汤合黄连解毒汤治疗寒热错杂的关节炎。

（10）麻黄附子细辛汤合桃核承气汤治疗急性腰扭伤。

（11）苏氏偏正头风汤：麻黄细辛附子汤合四味芍药汤（麻黄 20 克、细辛 15 克、附子 30～50 克、白芍 30 克、生牡蛎 50 克、丹参 30 克、甘草 30 克）。选择性加味：川芎 20 克、葛根 30～100 克、天麻 15～30 克、半夏 30～100 克、生姜 30～50 克、枸杞 20～30 克、龟甲胶 15～30 克、鹿角胶 15～30 克、枣仁 20～200 克、茯神 20～30 克、龙齿 30～60 克、砂仁 15 克。

（12）对于柴胡体质，黄煌教授善用柴牡合苓桂丸来治疗多发性腔梗的行走不稳，血管痴呆倾向；若体质更为壮实且有焦虑，常加栀子厚朴汤或黄连，或改为大柴胡汤合桂苓丸，栀子厚朴汤；若患者有忧郁倾向时，黄煌教授会在前面两方的基础上合用麻附辛或麻附草。

[附方]

麻黄附子甘草汤

组成：麻黄二两，炙甘草二两，炮附子一枚。

原文：少阴病，得之二三日，麻黄附子甘草汤微发汗，以二三日无里证，故微发汗也。（302）

用方标准：麻黄附子细辛汤证轻者。

应用：同麻黄附子细辛汤证轻者。

小青龙汤

[组成]

麻黄三两，芍药三两，干姜三两，五味子半升，炙甘草三两，桂枝三两，半夏半升，细辛三两。

[原文]

伤寒表不解，心下有水气，干呕、发热而咳，或渴、或利、或噎、或小便不利、少腹满、或喘者，小青龙汤主之。（40）

伤寒，心下有水气，咳而微喘，发热不渴，服汤已，渴者，此寒去欲解也，小青龙汤主之。（41）

咳逆倚息不得卧，小青龙汤主之。（金匮要略·痰饮咳嗽病脉证治 35）

病溢饮者，当发其汗，大青龙汤主之，小青龙汤亦主之。（金匮要略·痰饮咳嗽病脉证治 23）

妇人吐涎沫,医反下之,心下即痞,当先治其吐涎沫,小青龙汤主之。涎沫止,泻心汤主之。（金匮要略·妇人杂病脉证并治7）

[原文分析]

1. 伤寒表不解，心下有水气

说明小青龙汤证的病机为外寒内饮。

2. 或渴、或利、或噎、或小便不利、少腹满、或喘

水饮停聚在某处可引起相应的症状。

3. 咳逆倚息不得卧

无表证时亦可用之。

4. 病溢饮者，当发其汗

见到溢饮的患者，根据不同的兼症，选择大青龙汤或小青龙汤，不论选择何方均从发汗的角度来治疗。溢饮除了皮表水肿以外，也可以看作是皮肤病渗出、鼻涕、眼泪、痰液等清稀的分泌物。

5. 涎沫

清稀痰涎。既有痰涎又有心下痞，应先治痰涎后治心下痞。

6. 烦躁而喘

小青龙汤证见到烦躁，说明已入里化热，这时应在方中加石膏。

[方解]

麻黄、桂枝——祛在表之邪，桂枝又能降逆，治上冲之气。

芍药、炙甘草——缓急，解咳逆之急迫。

半夏——降逆，止呕，止咳。

干姜——温中逐饮，主胸满咳逆上气。

细辛——主宿饮、停水、咳逆上气。

五味子——主咳逆上气。

全方共治外寒内饮之恶寒、咳喘、咳痰清稀、鼻涕清稀，或见呕逆、小便不利、渴者。

[用方标准]

外寒内饮证。

（1）外寒：恶寒、发热、头痛。

（2）内饮：痰液清稀，或伴咳嗽，肺部湿性啰音；多唾、唾液清稀；流泪；鼻涕清稀；水肿、关节水肿、湿疹；尿量减少。

（3）干呕，心窝部的堵塞感，背部有手掌大的冷感。

（4）腹壁柔软，心窝部有抵抗压痛感，有时胃部有振水音。

（5）舌苔湿滑。

（6）脉浮而紧，或迟或数。

[体质要求]

面色青灰，鼻涕、痰液呈水样，量多，口不干渴，畏寒，舌苔白、湿润，舌面水滑，口内清涎多。

[八纲辨析]

表寒，里寒，实证。

[应用]

1. 外有表证内有痰饮，分泌物清稀的疾病

急、慢性支气管炎，支气管哮喘，过敏性鼻炎。

2. 以水肿为表现的疾病

特发性水肿，声带水肿，渗出性中耳炎，鞘膜积液，急性肺水肿，肾炎。

3. 其他水液过多性疾病

湿疹，结膜炎，泪囊炎，胃酸过多症，唾液过多症，胸膜炎。

[用方说明]

（1）本方用于表寒内饮者。

（2）若遇脉象虚又不得不用小青龙汤时，宜加人参、山萸肉等药，以助正气。

（3）李兰舫曰："肺寒饮偏重，则干姜之量倍于五味子；肺虚久咳，则五味子之量需酌情加重，甚则倍于干姜，肺虚用蜜炙干姜。对高年咳喘之人，用五味子时常用沉香数分同杵，以取酸收之中略带流走之性，无留邪滞中之弊。"

（4）关于"发热"，发热是表证表现之一，在本证中有无发热不是必须的，更不能一见发热就用清热解毒药。

（5）陈瑞春认为，本方为治外有表寒、内有里水的说法，不可拘泥。临床用小青龙汤治痰饮，没有表证也可运用，方中麻、桂并非为表证而设，且其与干姜、细辛、五味子之辛甘温收之品同用，显然不止是发表。从原文来看，也未必完全具备表证，但仍可看作表有水气的表现。（《伤寒实践论》）

（6）方中解表药和温里化饮药的比例可根据具体情况适当调整比例，不必拘泥于原方。

（7）本方收效后不应大剂量常服，尤其对于体质虚弱的人，如果表证解除，可用苓甘五味姜辛汤、苓桂术甘汤等继续化内饮，如果有化热趋势，痰黄、口干可用小青龙加石膏汤。

（8）本方服用后应该口干，但不可饮用冷水。

（9）有可能引起胃肠功能障碍，胃肠弱者慎用。

（10）缺乏体力者或盗汗者不能用，可以考虑小柴胡汤和半夏厚朴汤的合方。

（11）可作为哮喘和过敏性鼻炎患者的体质改善剂，或对于有神经症状的患者，小青

龙汤可与小柴胡汤、大柴胡汤等柴胡剂合用。

[方药加减]

（1）在小青龙汤证的基础上，症状更加剧烈，又出现了烦躁，可用小青龙加石膏汤。

（2）相对于小青龙汤证，咳嗽、喘鸣、喘息等症状更加剧烈，口渴严重者，可以在小青龙汤的基础上合用麻杏甘石汤，应用于支气管哮喘，小儿哮喘、麻疹并发支气管肺炎等。

（3）体弱、心悸者，去麻黄。

（4）支气管哮喘慢性期见面色黄、肌肉松弛、水肿者，合玉屏风散。

（5）有体力者，虽用本方但咳嗽仍严重、痰难祛除者，可加桔梗、石膏，对口渴显著者，可考虑与麻杏石甘汤合方。

[方剂鉴别]

1. 麻黄附子细辛汤

麻黄附子细辛汤证见精神萎靡，脉沉细等。

2. 麻黄汤

小青龙汤证有里饮。

3. 苓甘五味姜辛汤

苓甘五味姜辛汤证无表证。

4. 麦门冬汤

与本方症状相似，但麦门冬汤证有激烈的咳嗽发作，痰黏稠而咳出困难。

5. 神秘汤（麻黄、杏仁、厚朴、陈皮、柴胡、苏叶、甘草）

均有咳、喘，但神秘汤证有轻度的胸胁苦满，肺系症状偏于迁延缓和。

6. 麻杏石甘汤

有咳喘、表证，但麻杏石甘汤证见汗出、口渴、痰少、痰黏。

7. 小陷胸汤

胸膈满闷、心烦，其小陷胸汤证为黄痰、舌红、苔黄腻、脉滑。

8. 小柴胡汤

发热与咳嗽虽与小青龙汤证有共同之处，但小柴胡汤证之咳不伴有喘鸣，痰少，也不稀薄。此外，小柴胡汤证尚有胸胁苦满、食欲不振、舌苔白，而小青龙汤证则无此等症状。

9. 大青龙汤

均有咳喘、水肿，但大青龙汤证病势严重、烦躁。

10. 越婢加术汤

均可有水肿、喘息，越婢加术汤证有口渴、烦躁等热象，且脉沉。

11. 木防己汤

均有呼吸困难，但木防己汤证有动悸、心下硬、脉沉紧，主要为心系疾病引起。

[扩展应用]

（1）王文鼎曰："小青龙汤用时须根据病情注重配伍，方中姜、辛、味三药一般等量用之，注意调节升降开合的适宜，方中麻黄的运用亦有分寸，初病表实用麻黄；次用麻黄绒；后期而汗出用麻黄根，剂量可用30克。初期桂枝、白芍宜等量，病久渐虚须白芍倍桂枝，仿建中意在收敛。"又曰："小青龙汤治风寒外束，寒饮内停，如寒热兼挟，口干思饮，饮不多者加石膏，喘甚加杏仁，咽痛加山豆根。"

（2）小青龙汤有时应用于肋间神经痛，胸膜炎及其他胸痛及胁下痛兼有咳嗽的疾病。

（3）小青龙汤治疗过敏性鼻炎时临床表现主要为水样涕、水样痰。

（4）治疗痰饮咳喘，葶苈大枣泻肺汤常与小青龙汤合用，收效甚著。

（5）治疗支气管哮喘，对吐黄痰的加黄连，不吐黄痰，但嘴唇发凉、发冷的，用大柴胡汤加桂枝茯苓丸，这是胡希恕先生的经验，胡先生认为"我用过很多例……等到这个环节后，除根就用小青龙汤加栀子"。

（6）肾炎和肾病综合征的水肿，有时也用小青龙汤。

（7）五官分泌物量多且清稀，可用小青龙汤，但若夹杂黄稠分泌物可加大连翘剂量。

（8）古人用麻黄不分寒热，而重在配伍。如小青龙汤麻黄配干姜则治寒喘；麻杏甘膏汤麻黄配石膏则治热喘。

（9）对于咽炎、喉炎、鼻炎、支气管炎、关节炎，小青龙汤加露蜂房、白芥子，皆有较好作用。

[附方]

小青龙加石膏汤

组成：麻黄三两，芍药三两，干姜三两，五味子半升，炙甘草三两，桂枝三两，半夏半升，细辛三两（石膏二两）。

原文：肺胀，咳而上气，烦躁而喘，脉浮者，心下有水，小青龙加石膏汤主之。（金匮要略·肺痿肺痈咳嗽上气病脉证治14）

方解：石膏，清内热，治烦渴、烦躁；小青龙汤证见烦躁、口干渴。

用方标准：小青龙汤证见咳嗽等上冲症状更加剧烈，见到烦躁等化热症状者。

应用：同小青龙汤。

扩展应用：膝关节积液。

麻杏石甘汤

[组成]

麻黄四两，杏仁五十个，炙甘草二两，石膏半斤。

[原文]

发汗后，不可更行桂枝汤。汗出而喘，无大热者，可与麻黄杏仁甘草石膏汤。（63）

下后，不可更行桂枝汤。若汗出而喘，无大热者，可与麻黄杏仁甘草石膏汤。（162）

[原文分析]

1. 汗出而喘

肺热壅盛的表现。

2. 无大热

因汗出表无大热，无寒热，或热未成实。

[方解]

麻黄——主咳喘、水气。

杏仁——主胸间停水、咳喘。

石膏——清内热、止汗出，主汗出、口渴。

麻黄配石膏——散水邪而止汗。

甘草——缓急，调和诸药。

全方共主肺热壅盛之汗出而喘、口干、烦满、苔黄、脉数、不恶风。

[用方标准]

肺热壅盛。

（1）喘咳、喘息，发作时伴有汗出。

（2）口渴，烦燥，或有黄痰黏稠。

（3）胃肠功能尚可。

（4）无发热、恶寒。

（5）外痔。

（6）苔黄。

（7）脉数。

[注] 无汗而喘者也可用之，需调整麻黄和石膏的剂量比例。

[体质要求]

体格壮实，皮肤粗糙，面色黄黯或黯黑，与麻黄汤的体质相似，但其有热，可见怕热、汗出、口干渴，皮肤易起红疹、瘙痒等症。

[八纲辨析]

里证，热证，实证。

[应用]

1. 肺热壅盛之肺系疾病

支气管哮喘、喘息性支气管炎、大叶性肺炎。

2. 鼻病

化脓性鼻窦炎。

3. 眼科疾病

暴发性结膜炎、泪囊炎。

4. 肛肠及膀胱疾病

痔疮、睾丸炎、遗尿。

5. 以瘙痒遇热加重为表现的皮肤病

荨麻疹、痤疮、玫瑰糠疹、湿疹等皮肤病。

6. 其他

夏季热。

[用方说明]

（1）单纯见本方证时应无痰，如有痰黄黏稠，可合用小陷胸汤。

（2）本方在喘息发作时常顿服，此时无论有无发热，均可使用。

（3）不必拘泥于有无汗出。

（4）本方长期使用可能引起胃肠功能障碍。若作为喘息患者的体质改善剂，常用小柴胡汤、大柴胡汤、柴朴汤、神秘汤。

（5）若汗出而喘，为热壅于肺，石膏用量可 5 倍于麻黄，即石膏与麻黄的剂量比为 5 ∶ 1；若无汗而喘，为热闭于肺，石膏用量可 2 倍于麻黄，即石膏麻黄的剂量之比为 2 ∶ 1。

（6）此方热状一般不兼有恶寒，也无剧烈高热。（大塚敬节）

（7）若服用麻杏石甘汤不见轻者，应赶紧变方，不可固执成见，多以小柴胡汤加石膏取效。若喘得厉害，小柴胡汤加石膏再加半夏厚朴汤很好用。（胡希恕）

（8）用麻杏石甘汤之后，多发生小柴胡汤加石膏证。

（9）本方通常是顿服，但对于发作频繁而症状严重者，可把本方的浓缩散剂溶解在水里饮用，每次小量地润在口里，数次分服，可以预防严重的发作。（《中医经方在日本》）

（10）具有本方的适用证，而又有必要连用者，宜与小柴胡汤或大柴胡汤合方，特别是每年都反复发作者，多要求改善其过敏体质，这时，连用本方和柴胡剂的合方是适宜的；喘息发作严重，有发作恐怖感倾向者，并用本方和半夏厚朴汤，有不少患者获得奇效。（《中医经方在日本》）

（11）有学者观察男女各半的 7 岁以下的小儿咳喘患者，发现多具麻杏石甘汤证。

（12）体质虚弱患者、心脏病患者慎用。

[方剂鉴别]

1. 麻黄汤

两方证皆有喘，麻黄汤证为无汗而喘，本方证为有汗而喘；麻黄汤证口不渴苔润，本方证为口渴能饮水、苔干。

2. 小青龙汤

除参考与麻黄汤证的鉴别要点以外，小青龙汤证为水样痰、量较多，本方证为黏稠痰、色黄白。

3. 小青龙加石膏汤

均有咳喘，但小青龙加石膏汤证表证明显，咳痰清稀。

4. 桂枝加厚朴杏子汤

桂枝加厚朴杏子汤证有汗出、恶风且不口渴，而本方证汗出而喘且口渴。口渴与否，是反映内热有无的指征之一。

5. 苓甘五味姜辛夏杏汤

苓甘五味姜辛夏杏汤为里饮寒证，胃肠较弱，有冷感，咳痰清稀，舌淡苔白。

6. 茯苓杏仁甘草汤

均有喘，茯苓杏仁甘草汤证有心下悸，胸中痹，苦闷感，脉沉微。

7. 木防己汤

均可有咳嗽、水肿，木防己汤证见心下痞硬，烦闷，脉沉紧。

8. 麻黄附子细辛汤

均有咳嗽，麻黄附子细辛汤证为阴证，恶寒，倦怠，无力，脉沉弱。

9. 半夏厚朴汤

激烈的干咳发作与麻杏石甘汤方相似，但应用于神经症状明显且自诉胸部有痞塞感者，在临床上本方与半夏厚朴汤合方的机会不少。

[方药加减]

（1）咳喘、痰黄、肺部感染者，加连翘、黄芩、山栀、鱼腥草。

（2）腹胀者，加枳实、厚朴。

（3）咽痛、痰黏者，加桔梗、半夏。

[扩展应用]

（1）刘渡舟指出，此方加羚羊角（现多以山羊角代替）治麻疹合并肺炎，每有满意效果；若加细茶治气喘口唇发绀、憋气为甚者，更为理想。方药中治肺炎，常以本方合小陷胸汤，一般服药 1～3 天热退。伴腹泻合葛根芩连汤，后期以竹叶石膏汤清理余热。

（2）慢性鼻窦炎，热证，体质强壮，鼻流黄涕者，用麻杏石甘汤加栀子、柏皮、桔梗、甘草。（麻黄 5 克、杏仁 10 克、石膏 25 克、黄柏 10 克、栀子 10 克、连翘 30 克、辛夷 20 克、桔梗 10 克、甘草 6 克）

（3）风热感冒咳嗽，症见咳嗽痰少，不易咳，舌边尖红，苔白而干，脉滑数，属风热伤肺者麻杏石甘汤加知母、浙贝、桑白皮、黄芩、前胡、地龙、金银花、连翘，三五剂即愈。

（4）少阳病兼邪热壅肺证：小柴胡汤合麻杏石甘汤加味。

（5）急性荨麻疹高热，用麻杏石甘汤。

（6）热麻黄体质者宜用麻杏石甘汤、止痒越婢汤（越婢汤加荆芥、防风、连翘、薄荷）、防风通圣散。湿麻黄体质中的水湿麻黄体质常用麻杏薏甘汤，寒湿麻黄体质常用五积散。而对于湿热麻黄体质，黄煌常用麻杏薏甘汤或麻杏石甘汤或以二者合方为基础方，再根据情况合用猪苓汤去阿胶、栀子柏皮汤，或加入荆芥、防风、连翘、薄荷。对痰湿麻黄体质者，黄煌常用麻杏薏甘汤合半夏厚朴汤，或再合五苓散（《经方论剑录2》）。

（7）露蜂房10克加麻杏石甘汤治小儿遗尿。

麻杏薏甘汤

[组成]

麻黄半两，杏仁十个，薏苡仁半两，炙甘草一两。

[原文]

病者一身尽疼，发热，日晡所剧者，名风湿。此病伤于汗出当风，或久伤取冷所致也，可与麻黄杏仁薏苡甘草汤。（金匮要略·痉湿暍病脉证21）

[原文分析]

1. 一身尽疼

风湿在表。

2. 发热，日晡所剧

阳为湿郁，有化热倾向。

[方解]

麻黄——发散体表之水邪。

杏仁——治停水、形体水肿，助麻黄之。

薏苡仁——主久风湿痹，治水肿。

炙甘草——主治急迫，缓急止痛。

全方共主风湿在表、阳为湿郁、有化热倾向的痹证，见冷而发热，周身关节痛，身重或肿者。

[用方标准]

风湿在表，阳为湿郁，有化热倾向。

（1）慢性关节炎、肌肉痛、神经痛。

（2）皮肤干燥、瘙痒、麻痹感，甚至肌肤甲错。

（3）傍晚疼痛、发热加剧。

（4）有冷感。

（5）不汗出，喘息。

（6）脉浮有力。

[体质要求]

壮实，与麻黄汤相似。

[八纲辨析]

表证，实证，热证。

[应用]

1. 肌肉关节疾病

各种急性风湿、骨关节病、肌肉痛、神经痛等。

2. 皮肤病

掌跖角化症、皮肤干燥症、头皮屑多、扁平疣。

3. 其他

无名热、急慢性肾炎。

[用方说明]

（1）本方是治疗神经痛、风湿疾病的处方，其病程处于慢性阶段。

（2）本方应用的标志是患者比较壮实者。对于皮肤颜色发白、虚胖体质动则大汗，或轻度水肿等有水分代谢障碍者，投与本方与黄芪汤合方便有效。另外，是本方的适应证且有剧痛者，宜考虑与芍药甘草汤合方。（《中医经方在日本》）

（3）对于掌跖角化症，在治疗上一般使用本方，有时有使用温清饮、加味逍遥散、柴胡清肝汤、桂枝茯苓丸加薏苡仁等。

（4）本方的适应证并不是体质的寒证，而是由于湿度高、气温低下和被水浸湿等外在条件下，身体遇冷则痛者。本方应用的标志是患者比较壮实。（《中医经方在日本》）

（5）麻杏薏甘汤当以"取冷所致"为应用指征。如有的脚气病患者，夏季不发病，至冬季则脚气发作严重，这便是"取冷所致"。

[方药加减]

风湿痛风，发热痛剧，关节肿胀者，加白术、附子，有奇效。

[方剂鉴别]

1. 葛根汤、麻黄汤、葛根汤合五苓散、柴陷汤、吴茱萸生姜汤、五积散、桃核承气汤、桂枝茯苓丸、桂枝加术附汤、柴胡桂枝汤

均可治疗疼痛，按部位不同的常用方如下。

（1）颜面神经痛、三叉神经痛、腕神经痛等有急性症状时顿服葛根汤、麻黄汤；连服则用葛根汤合五苓散。

（2）肩关节周围炎：急性期用葛根汤合五苓散。

（3）肋间神经痛，剧烈疼痛者用柴胡桂枝汤，咳嗽和胸痛者用柴陷汤。

（4）坐骨神经痛，老人用肾气丸，贫血寒证者用当归四逆加吴茱萸生姜汤，寒证而胃肠虚弱者用五积散，逆上而便秘重者用桃核承气汤。

（5）外伤后遗症用桂枝茯苓丸。

（6）全身痛而无其他特征者可用本方。

（7）体质虚弱，有凉和麻痹感者用桂枝加术附汤。（《中医经方在日本》）

2. 温清饮

均可治疗皮肤干燥、瘙痒，温清饮证皮肤干燥而充血，有炎症、瘙痒性的疼痛，而且望诊上脸色灰黯，有贫血倾向。

3. 麻黄加术汤

均可治身痛、无汗、脉浮有力，麻杏薏甘汤有化热倾向，可见日晡所剧、舌红等，麻黄加术汤无热，故舌淡苔白。

4. 桂枝加附子汤

均可治身痛，但其脉浮虚，汗出，手足冷，皮肤不干，无热象。

5. 越婢加术汤

均可治疗水肿、关节痛，越婢加术汤证为急性的水肿，有汗出、口渴、烦躁等化热明显的症状。

[扩展应用]

（1）热象较显著者，可于方中加忍冬藤、桑枝、晚蚕砂等清热通络；又可用此方治疗干燥性足癣及湿疹（中医称鹅掌风），指出薏苡仁润燥甚佳，能软化皮肤之僵硬。头皮脱屑也为本方运用目标之一。

（2）牛皮癣湿恋关节型，伴有关节疼痛、脉象偏数，可用麻杏薏甘汤。

（3）麻杏薏甘汤可用于神经痛、类风湿关节炎、疣、脚气等疾病。对于足癣轻症者效果较好，但对于感染出现的化脓症，并不适宜。该方对于儿童手足等处出现的水疣、寻常性疣赘、青年性扁平疣赘等疗效较好。

（4）防己黄芪汤与麻杏薏甘汤，均为风湿之邪袭于表证所设，前者为表虚，后者为表实。

（5）麻黄加术汤与麻杏苡甘汤、防己黄芪汤合方，可治湿痹。

[附方]

《千金》三黄汤

组成：麻黄五分，独活四分，细辛二分，黄芪二分，黄芩三分。

原文：治中风，手足拘急，百节疼痛，烦热，心乱，恶寒，终日不欲饮食。（金匮要略·中风历节病脉证治附方）

用方标准：风湿困表，郁而化热之关节疼痛、无汗恶寒、手足拘急，又见烦热、心乱者。

应用：风湿病。

越婢汤

[组成]

麻黄六两，石膏半斤，甘草二两，生姜三两，大枣十五枚。

[原文]

风水，恶风，一身悉肿，脉浮不渴，续自汗出，无大热，越婢汤主之。（金匮要略·水气病脉证治 23）

[原文分析]

本条文是外邪内饮化热的证治。

1. 脉浮不渴

脉浮说明外邪重，但从临床来看，也可能出现脉沉；口渴有无与热的多少有关，临床中也会出现口渴。均应与越婢加术汤条相互参照。

2. 续自汗出

与饮邪化热有关。

[方解]

麻黄——发表、散水气，主身肿、脉浮、恶风。

石膏——清内热、止汗出，主自汗出、口干。

麻黄配石膏——散水邪而止汗。

生姜、甘草、大枣——助脾胃之气，增强逐水功能。

全方共治表邪内饮化热的风水，见周身水肿、脉浮、恶风、自汗出、口干，或见喘者。

[用方标准]

外邪内饮化热证。

（1）外邪：恶风。

（2）内饮：水肿，小便不利，皮肤及黏膜分泌物增多（湿疹、结膜炎等）。

（3）化热：汗出，或口渴。

（4）其他：咳喘。

（5）腹壁一般是有力的。

（6）脉浮，或沉。

（7）舌象不定。

[体质要求]

类似于麻黄汤体质，但内有热象，可见到体质壮实，皮肤黄黯、粗糙，甚至水肿，还见到唇舌色红，口臭，便干等内热之象。

[八纲辨析]

表寒证，里热证，实证。

[应用]

1. 肾病

急性肾小球肾炎（病变发展期）。

2. 皮肤病

外阴炎、湿疹。

3. 眼病

泪囊炎、流行性出血性结膜炎。

4. 其他

膝关节肿痛。

[用方说明]

（1）本方麻黄六两，殊非偶然，读《伤寒论》可知，麻黄六两也只有大青龙汤一方。麻黄其味苦、辛，性温，入肺、膀胱经，功主发汗、平喘、利尿，集"开鬼门、洁净府"为一身，对风水一证尤为适宜。此方中麻黄与石膏之比当以 3：4 为佳。

（2）本方应有小便不利。

（3）若水肿不甚、自汗、小便不利、口渴，可于方中加白术，此即越婢加术汤。

[方剂鉴别]

1. 防己黄芪汤

二者皆主风水，都有汗出、恶风、脉浮。不同者，彼为身重，此为一身悉肿。身重，是隐性水肿，一身悉肿是明显的水肿，二者在本质上没有区别，只是程度轻重而已。防己黄芪汤证的水肿多见于下肢，皮肤多湿润，越婢汤证也有"续自汗出"，汗出不是持续性的。防己黄芪汤用于虚证，本方用于实证。

2. 五苓散

五苓散证见烦渴欲饮，脉浮；越婢汤证见不渴，脉浮。

3. 真武汤

慢性肾炎，不欲饮水，水肿，腹水，四肢不温，脉沉细，在少阴（慢性）用"真武汤"，在太阳（急性）用"越婢汤"。

4. 大青龙汤

大青龙汤治疗风寒闭郁阳气不汗出而烦躁，以不汗出为主；越婢汤是治疗水与风合，一身悉肿的风水证，以身体肿胀汗出为主。

5. *麻杏石甘汤*

均可有喘、渴，但麻杏石甘汤证无水肿。

6. *小青龙汤*

均可有喘、发热恶寒，但小青龙汤证为寒饮，无汗，分泌物清稀。

[扩展应用]

（1）王克穷治疗湿疹经验。

急性期：

1）湿疹以上半身为主者，方药如下。

麻黄 18 克、石膏 24 克、生姜 9 克、甘草 6 克、大枣 15 枚、桃仁 12 克、红花 12 克、当归 12 克、生地 12 克、川芎 6 克、赤芍 12 克、枳壳 15 ～ 20 克、苦参 15 克、地肤子 15 克、白鲜皮 15 克。若服后汗多，或病之初起而见汗出者，加白术 24 克。

2）湿疹以下半身为主者，方药如下。

苍术 12 克、黄柏 9 克、川牛膝 15 克、薏苡仁 30 克、桃仁 12 克、红花 12 克、赤芍 9 克、川芎 6 克、当归 12 克、生地 12 克、枳壳 15 ～ 20 克、苦参 15 克、地肤子 15 克、白鲜皮 15 克。并发有水疱者加六一散（滑石 30 ～ 60 克、甘草 5 ～ 10 克），若心经热盛移热小肠而见小溲赤涩刺痛者，加木通 6 克、甘草 6 克、淡竹叶 12 克。

3）泛发性湿疹，用上述两方的合方。

慢性期：

1）若为血虚风燥证，常宗四物消风饮。

2）若为脾虚证，方用胃苓汤合枳术丸，或参苓白术散加减。

上述诸方中多重用枳壳 15 ～ 20 克，湖北著名医家张梦侬云："枳壳辛能发散，苦能燥湿，凉能清血热，集理气、除湿、止痒为一身，故用之屡效。"

（2）越婢汤用于治疗眼睑水肿。

越婢加术汤

[组成]

麻黄六两，石膏半斤，生姜三两，大枣十五枚，炙甘草二两，白术四两。

[原文]

里水者，一身面目黄肿，其脉沉，小便不利，故令病水。假令小便自利，此亡津液，故令渴也，越婢加术汤主之。（金匮要略·水气病脉证并治 5）

里水，越婢加术汤主之，甘草麻黄汤亦主之。（金匮要略·水气病脉证并治 26）

《千金》越婢加术汤：治肉极，热则身体津脱，腠理开，汗大泄，厉风气，下焦脚弱。（金匮要略·中风厉节病脉证并治附方）

[原文分析]

1. 里水

与越婢汤相对而言，越婢汤相对偏表为风水，越婢加术汤相对偏里为里水。

2. 肉极

风湿热痹。

[方解]

越婢汤——周身水肿、脉浮、恶风、自汗出、口干，或见喘。

白术——主利水，治小便不利、关节肿痛。

全方共同用于表邪内饮化热的周身水肿、脉浮、恶风、自汗出、口干、小利不利，或见喘者。

[用方标准]

表邪内饮化热证。

（1）外邪：恶风，关节肿胀、疼痛。

（2）内饮：水肿（特别是下肢有弹力的水肿），小便不利，体表分泌物多（湿疹、结膜炎等）。

（3）化热：汗出，口渴。

（4）咳喘，下肢无力。

（5）腹壁一般是有力的。

（6）脉沉。

（7）舌象不定。

[体质要求]

同越婢汤。

[八纲辨析]

表寒证，里热证，实证。

[应用]

（1）表证、水肿、汗出或不汗出之肾病：急性肾炎。

（2）皮肤病：湿疹、皮炎。

（3）关节病：风湿性关节炎、类风湿关节炎、痛风。

（4）其他：声带水肿、夜尿症、泪囊炎。

[用方说明]

（1）《类聚方广义》载此方加附子，名越婢加术附汤。治水肿身热，恶寒，骨节疼痛或麻痹，渴而小便不利者。《备急千金要方》载此方治风痹脚弱。大概在风湿关节病、神经痛等疾病中有较多的使用机会。（《经方100首》）

（2）越婢汤加苍术，消水肿、止痛之力强，故用于有越婢汤证而水毒现象严重者。（大塚敬节）

（3）本方以有体力而心脏不衰者为对象，服后不适，症见水肿加重，或心悸亢进。可用桂枝加龙骨牡蛎汤、五苓散、补中益气汤等治疗。

（4）发热、恶风、关节痛、肌肉酸重等可看作表证，是用麻黄的指征。

（5）大剂量麻黄与石膏配合，可使麻黄的发汗作用得到抑制，从而充分发挥其镇痛利尿作用。

[方剂鉴别]

1. 麻黄加术汤

两方均能治疗关节肿痛、水肿等证，但麻黄加术汤中麻黄、桂枝同用，方证偏于寒，多见恶寒、无汗而不口渴；本方证麻黄、石膏同用，方证偏于热，多见发热恶风、汗出而口渴。

2. 木防己汤

全身水肿，但为心源性水肿，伴有呼吸困难、喘鸣、口渴等。

3. 防己黄芪汤

虚胖体质，易汗出，全身水肿而易倦，皮肤软弱，水肿凹陷，虚证。

4. 八味丸

均可治脚弱、小便不利，但八味丸有脐下不仁，体质较虚。

5. 猪苓汤

下半身水肿、尿频、排尿困难、排尿痛。

6. 越婢汤

加白术后利尿作用增强，也可治关节痹痛，应用较广。相对来说，越婢汤偏表，偏上，越婢加术汤偏里，偏下，水邪更重。

[扩展应用]

（1）用于湿疹、皮肤炎：患部显著湿润，形成水疱，或由于烧伤而出现水疱，不论哪一种，都应用于急性患者。另外，对幼儿湿疹也有奇效。（《中医经方在日本》）

（2）夜尿症：对健康小儿睡熟而夜尿者有奇效。（《中医经方在日本》）

（3）治关节疼痛，凡是关节不但疼痛而且有水肿者，要以越婢汤方证为基础来治疗，用桂枝汤、葛根汤都不如越婢加术附汤效佳，因为它祛水。越婢加术汤加附子，或加茯苓、附子，可消水肿、祛风湿。越婢加术汤中有麻黄，用麻黄剂如果遇恶风很重、很敏感的患者，也可加黄芪。桂枝芍药知母汤加生石膏治风湿热证，就含有本方的意思。治类风湿关节炎、关节痛肿、水肿较重，侧重用本方的机会也较多。

（4）关节痛剧、有肿胀者，以越婢汤加白术、附子，有时可加薏苡仁以治水气。

（5）风水：凡发热重，口渴，尿黄少，舌红，咽痛，脉数急等，方取越婢加术汤，合金银花、连翘、牛蒡子、板蓝根、白茅根等清热解毒利尿之品；发热不重，余证基本同前者，用麻黄连翘赤小豆汤合五皮饮等；发热而口不渴，舌质淡，脉不数者，则以麻黄汤为主；如兼心下有水气，水入即吐者，则以五苓散宣肺通阳利水治之。

（6）越婢加术附汤：治疗腰椎间盘突出症，使用桂枝芍药知母汤也有报道。

（7）临床上常见的肾炎，尤其在并发腹水的时候，患者小便不利，用越婢加术汤疗效较好，但是麻黄得重用，麻黄原量是六钱即 18 克（胡希恕），一般也用四钱（12 克）。治疗肝硬化腹水，使用越婢加术汤疗效不佳。

[附方]

甘草麻黄汤

组成：甘草二两，麻黄四两。

原文：里水，越婢加术汤主之；甘草麻黄汤亦主之。（金匮要略·水气病脉证并治 26）

用方标准：水肿，表实无汗、里热不明显者。

应用：急性肾小球肾炎、慢性肾盂肾炎、血管性水肿、支气管哮喘。

方剂鉴别：皮水，表虚有汗者用防己茯苓汤；表实无汗有热者当用越婢加术汤，无热者当用本方发汗使水外从皮去之。

越婢加半夏汤

[组成]

麻黄六两，生姜三两，甘草二两，大枣十五枚，石膏半斤，半夏半升。

[原文]

咳而上气，此为肺胀，其人喘，目如脱状，脉浮大者，越婢加半夏汤主之。（金匮要略·肺痿肺痈咳嗽上气病脉证治 13）

[原文分析]

1. 目如脱状

咳喘严重时水饮上攻的表现，也可见到眼睑水肿如泡。

2. 脉浮大

浮为有表邪，大为内热痰饮。

[方解]

越婢汤——周身水肿、脉浮、恶风、自汗出、口干，或见喘。

半夏——主治痰饮、呕吐。

全方用于越婢汤证兼见咳逆上气、两目发胀或头痛者。

[用方标准]

越婢汤证兼见咳逆上气、两目发胀或头痛者。

[体质要求]

同越婢汤。

[八纲辨析]

表寒证，里热证，实证。

[应用]

表邪内热之肺系疾病：支气管哮喘、支气管扩张、肺源性心脏病等。

[用方说明]

虽然症状由风水变成了肺胀，其内在病机基本不变。

射干麻黄汤

[组成]

射干十三枚，麻黄四两，生姜四两，细辛、紫菀、款冬花各三两，五味子半升，大枣七枚，半夏八枚。

[原文]

咳而上气，喉中水鸡声，射干麻黄汤主之。（金匮要略·肺痿肺痈咳嗽上气病脉证治6）

[原文分析]

喉中水鸡声

喉中包括气管、支气管、肺中的痰鸣音。

[方解]

射干——主咳逆上气，治痰饮。

麻黄——解表、平喘、宣肺。

半夏——降逆化痰、止呕、止咳。

细辛——主宿饮、停水、咳逆上气。

五味子——止咳。

紫菀、款冬花——止咳化痰。

生姜、大枣——补益中气。

全方共治外寒内饮痰多、咳重、喉中痰鸣者，苔白腻或滑者。

[用方标准]

外寒内饮证。

同小青龙汤证，而喉中痰鸣明显者。

[体质要求]

同小青龙汤。

[八纲辨析]

表寒，里寒，实证。

[应用]

肺系疾病：支气管哮喘、喘息性支气管炎、百日咳；老年人慢性支气管炎。

[用方说明]

（1）治久咳不止，或产后喘咳，颈项生痰疬，累累如贯珠者，去细辛、五味子，倍射干，加皂角子，有效，兼用南吕丸。（《类聚方广义》）

（2）听诊肺部有痰鸣音或哮鸣音也可视为"喉中水鸡声"的延伸。

（3）痰液多时，杏仁止喘，抑制呼吸，不大适用这种情况。（《经方100首》）

[方药加减]

本方在运用时除加杏仁、川贝外，如痰多不利加瓜蒌皮，胸腹胀加厚朴、莱菔子，气逆呕吐加赭石，小便不利加茯苓、泽泻。（《经方使用标准》）

[方剂鉴别]

小青龙汤

射干麻黄汤证与小青龙汤证相似，但中虚、痰饮比小青龙汤证明显，表证不如小青龙汤。

[扩展应用]

款冬花"扶助呼吸筋之动作力"用于"肺脏衰弱、祛痰无力者"，不难看出本药适用于体质虚弱之人。另外，痰液量多时，杏仁止喘，抑制呼吸，不大适用这种情况。

[附方]

1. 厚朴麻黄汤

组成：厚朴五两，麻黄四两，石膏如鸡子大，杏仁半升，半夏半升，干姜二两，细辛二两，小麦一升，五味子半升。

原文：咳而脉浮者，厚朴麻黄汤主之，脉沉者，泽漆汤主之。（金匮要略·肺痿肺痈咳嗽上气病脉证治8）

用方标准：正气不足，外邪内饮化热，见胸满、咳逆，或见气虚羸瘦、汗出而喘者。

应用：支气管哮喘、慢性支气管炎、肺源性心脏病。

方剂鉴别：泽漆汤与厚朴麻黄汤均可治水饮内停。泽漆汤的胸满由胸内水饮的压迫所致，厚朴麻黄汤证的胸满则是由于支气管的痉挛，气道不畅所致。

2. 葶苈大枣泻肺汤

组成：葶苈，大枣十二枚。

原文：

肺痈，喘不得卧，葶苈大枣泻肺汤主之。（金匮要略·肺痿肺痈咳嗽上气病脉证

治11）

支饮不得息，葶苈大枣泻肺汤主之。（金匮要略·痰饮咳嗽病脉证治27）

用方标准：咳嗽喘息不得平卧，痰涎壅盛，胸胁胀满，或兼面水肿，苔白腻，脉滑数或弦滑。

应用：肺炎、胸膜炎等。

扩展应用：

（1）痰饮咳喘，常与小青龙汤合用，收效甚著。葶苈子具有强心利水消肿作用，故在治疗急性充血性心力衰竭时多为选用，临证中可参考用之。

（2）痰多，合用三子养亲汤；喘，合用葶苈大枣汤。

（3）葶苈大枣泻肺汤合苓甘五味姜辛汤治疗冠心病导致的左侧心力衰竭。

（4）心力衰竭、心源性哮喘可用葶苈大枣泻肺汤合桂枝茯苓丸。

麻黄连翘赤小豆汤

[组成]

麻黄二两,连翘二两,赤小豆一升,生梓白皮一升,杏仁四十个,炙甘草二两,大枣十二枚,生姜二两。

[原文]

伤寒，瘀热在里，身必黄，麻黄连轺赤小豆汤主之。（262）

[原文分析]

1. 瘀热在里

表实湿郁，内有郁热的证治。

2. 身必黄

湿与热相搏结，则出现黄疸，并出现表证。

[方解]

麻黄——解表，治无汗之表证恶寒、咳喘、黄肿等。

连翘、赤小豆、生梓白皮——清湿热，治身黄、目黄，与麻黄合用治身痒。

杏仁——理肺，利水，治短气、形体水肿。

生姜、大枣、甘草——调补脾胃。

全方共治表实无汗、里热明显之身目黄或身痒发疹、发热、恶寒无汗、小便不利、舌红苔腻、脉浮者。

[用方标准]

表实湿郁，郁热在里证。

（1）表实：身热恶寒无汗，或无汗不恶寒，体痛、肤痒。

（2）湿热在里：身目俱黄，小便不利，分泌物黏稠发黄。

（3）舌红苔腻。

（4）脉浮。

[体质要求]

体格壮实，面红发热，皮肤瘙痒或渗液黏稠发黄，水肿者。

[八纲辨析]

表证，实证；里证，实证；热证。

[应用]

1. 以无汗、皮肤瘙痒、分泌物黄稠为表现的皮肤病

皮肤瘙痒症、荨麻疹、湿疹、脂溢性皮炎、水痘、疱疹等。

2. 以皮肤瘙痒、脉浮为表现的黄疸

急性黄疸型肝炎、病毒性肝炎、肝硬化腹水、胰头癌等。

3. 以水肿、不汗出、小便不利、小便发黄为表现的肾病

急慢性肾小球肾炎、肾盂肾炎、膀胱炎、紫癜性肾炎。

[用方说明]

（1）本方体现了上下内外分消湿热的治法。

（2）本方开创了麻黄与清热解毒药的配伍的先河。

（3）皮肤瘙痒，无论是由黄疸引起还是湿疹等皮肤病引起，如有湿热内蕴者可用本方。

（4）本方治疗因湿疹等内攻引起的肾炎性水肿有良效。（大塚敬节）

（5）本方临床多用于治疗急性黄疸性肝炎初期兼有表证者，或黄疸轻症。若表邪已解，但湿热内蕴者，则非本方所宜。又，本方清热利湿作用较弱，对于湿热较甚的黄疸应选择使用茵陈蒿汤、栀子柏皮汤之类，所以临床需注意此三方的鉴别。尤在泾云："茵陈蒿汤是下热之剂，栀子柏皮汤是清热之剂，麻黄连轺赤小豆汤是散热之剂。"可谓得其要领。（《经方使用标准》）

（6）黄疸有表证，应发汗。无汗用麻黄连翘赤小豆汤；有汗，用桂枝汤加黄芪，黄芪也祛黄。

[方剂鉴别]

茵陈蒿汤

茵陈蒿汤证属湿热偏里，里之湿热，散表无益，只可内泄；本方证属湿热偏表。

[方药加减]

渗液黏稠发黄者，加黄柏、栀子。

[扩展应用]

（1）疥疮在未治愈以前，突然疮枯内敛，发热无汗，咳喘，身面水肿，小便不利，烦扰不安，

甚则神志不清，脉弦硬而数者。也可使用本方。

（2）本方治疮毒内攻，水肿喘满有卓效。历代书中治疗这一类病证多选用连翘、赤小豆，如无喘满、水肿等症，麻黄也可不用。

（3）治疗风水（急性肾炎），可用麻黄连翘赤小豆汤合五皮饮加益母草、白茅根；如果患者有疮未愈或扁桃体肿痛，可以在原方基础上加金银花、蒲公英、紫花地丁等。

（4）麻黄连翘赤小豆汤合五皮饮加益母草治疗急性肾小球肾炎。

第三节　柴胡类方

柴胡类方总论

以柴胡为主要药物的一类方剂，应用范围较广，具有解热、疏肝理气的作用，其体质多表现为主诉症状较多、敏感、胸胁部不适等，症状以往来寒热、胸胁苦满为主。

[类方概括]

学习柴胡类方首先要熟悉柴胡的特性，尤其是在《伤寒论》和《金匮要略》里面柴胡是如何被应用的。所有含有柴胡的方子都归在柴胡类方里面，通过对所有含有柴胡方剂的分析可以归纳出柴胡的特性。前面的药物解析章节有对柴胡的详细阐述，简单概括的话，就是柴胡具有"开郁"的作用。总之，掌握柴胡类方要抓住柴胡的以下 3 个特点。

（1）胸胁苦满。

（2）往来寒热。

（3）柴胡的药证：为胸胁苦满、往来寒热。

所有含有柴胡的方剂均能体现出上述柴胡的特点。笔者在应用柴胡类方时，要判断出患者具有"郁"的病理因素，无论什么疾病，均可大胆应用。应用柴胡类方，就是要抓住"郁"，临床所见症状也主要是由于"郁"造成的。"胸胁苦满""往来寒热"在"小柴胡汤"里面有详细解释。柴胡类方主要包括小柴胡汤、大柴胡汤、柴胡桂枝干姜汤、柴胡加龙骨牡蛎汤、四逆散，柴胡桂枝汤也归在本类方剂之中。

[体质要求]

（1）体型中等或偏瘦。

（2）面色微黯黄，或青黄色，或青白色，缺乏光泽。

（3）神情抑郁或紧张。

（4）皮肤比较干燥，肌肉比较坚紧。

（5）上腹部或两胁下按之有抵抗感或压痛或肌紧张。

（6）舌质坚老、黯而紫点、舌体不淡胖。

（7）脉象多弦细。

[主要症状]

（1）往来寒热。

（2）胸胁苦满。

[注] 主诉以自觉症状为多。对气温变化的反应敏感，或寒热交替感，情绪波动较大，食欲、性欲易受情绪的影响；胸胁部时有气塞满闷感，或有触痛，肩颈部常有酸重感、拘挛感，四肢常冷，少腹部易胀痛。女性月经周期不准，经前多见胸闷乳胀、烦躁、经来腹痛、经血黯或有血块。易腹痛腹泻，易全身疼痛。

小柴胡汤

[组成]

柴胡半斤，黄芩三两，人参三两，半夏半升，炙甘草三两，生姜三两，大枣十二枚。

[原文]

太阳病，十日已去，脉浮细而嗜卧者，外已解也。设胸满胁痛者，与小柴胡汤；脉但浮者，与麻黄汤。（37）

伤寒五六日，中风，往来寒热，胸胁苦满，嘿嘿不欲饮食，心烦喜呕，或胸中烦而不呕，或渴，或腹中痛，或胁下痞硬，或心下悸、小便不利，或不渴、身有微热，或咳者，小柴胡汤主之。（96）

血弱气尽，腠理开，邪气因入，与正气相搏，结于胁下。正邪分争，往来寒热，休作有时，嘿嘿不欲饮食，脏腑相连，其痛必下，邪高痛下，故使呕也，小柴胡汤主之。服柴胡汤已，渴者，以法治之。（97）

伤寒四五日，身热、恶风、颈项强、胁下满、手足温而渴者，小柴胡汤主之。（99）

伤寒，阳脉涩，阴脉弦，法当腹中急痛，先与小建中汤；不差者，小柴胡汤主之。（100）

伤寒中风，有柴胡证，但见一证便是，不必悉具。凡柴胡汤病证而下之，若柴胡证不罢者，复与柴胡汤，必蒸蒸而振，却复发热汗出而解。（101）

太阳病，过经十余日，反二三下之，后四五日，柴胡证仍在者，先与小柴胡汤。呕不止，心下急，郁郁微烦者，为未解也，与大柴胡汤下之则愈。（103）

伤寒十三日，不解，胸胁满而呕，日晡所发潮热，已而微利。此本柴胡证，下之以不得利，今反利者，知医以丸药下之，此非其治也。潮热者，实也。先宜服小柴胡汤以解外，后以柴胡加芒硝汤主之。（104）

妇人中风七八日，续得寒热，发作有时，经水适断者，此为热入血室，其血必结，故使如疟状，发作有时，小柴胡汤主之。（144）

伤寒五六日，呕而发热者，柴胡汤证具，而以他药下之。柴胡证仍在者，复与柴胡汤，此虽已下之，不为逆，必蒸蒸而振，却发热汗出而解。若心下满而硬痛者，此为结胸也，大陷胸汤主之。但满而不痛者，此为痞，柴胡不中与之，宜半夏泻心汤。（149）

阳明病，发潮热、大便溏、小便自可、胸胁满不去者，与小柴胡汤。（229）

阳明病，胁下硬满，不大便而呕，舌上白苔者，可与小柴胡汤。上焦得通，津液得下，胃气因和，身濈然汗出而解。（230）

阳明中风，脉弦浮大，而短气，腹都满，胁下及心痛，久按之气不通，鼻干，不得汗，嗜卧，一身及目悉黄，小便难，有潮热，时时哕，耳前后肿，刺之小差，外不解，病过十日，脉续浮者，与小柴胡汤。（231）

脉但浮，无余证者，与麻黄汤。若不尿，腹满加哕者，不治。（232）

本太阳病不解，转入少阳者，胁下硬满，干呕不能食，往来寒热，尚未吐下，脉沉紧者，与小柴胡汤。（266）

若已吐、下、发汗、温针、谵语，柴胡汤证罢，此为坏病。知犯何逆，以法治之。（267）

呕而发热者，小柴胡汤主之。（379）

伤寒差以后，更发热，小柴胡汤主之。脉浮者，以汗解之；脉沉实者，以下解之。（394）

诸黄，腹痛而呕者，宜柴胡汤。（金匮要略·黄疸病脉证并治21）

问曰：新产妇人有三病，一者病痉，二者病郁冒，三者大便难，何谓也？师曰：新产血虚，多汗出，喜中风，故令病痉；亡血复汗，寒多，故令郁冒；亡津液胃燥，故令大便难。（金匮要略·妇人产后病脉证治1）

产妇郁冒，其脉微弱，呕不能食，大便反坚，但头汗出。所以然者，血虚而厥，厥而必冒，冒家欲解，必大汗出。以血虚下厥，孤阳上出，故头汗出。所以产妇喜汗出者，亡阴血虚，阳气独盛，故当汗出，阴阳乃复。大便坚，呕不能食，小柴胡汤主之。（金匮要略·妇人产后病脉证治2）

病解能食，七八日更发热者，此为胃实，大承气汤主之。（金匮要略·妇人产后病脉证治3）

《千金》三物黄芩汤：治妇人草蓐，自发露得风，四肢苦烦热，头痛者，与小柴胡汤；头不痛但烦者，此汤主之。（金匮要略·妇人产后病脉证治附方）

［原文分析］

1. 脉浮细而嗜卧

气血不足。

2. 胸满胁痛、胸胁苦满、胁下硬满、胸胁满不去

邪在半表半里，枢机不利。

3. 往来寒热

邪在半表半里，正邪分争，邪气亦进亦退。

4. 嘿嘿不欲饮食、心烦喜呕

邪气影响到胃肠，影响精神神经（气郁）。

5. 手足温而渴

化热。

6. 但见一证便是，不必悉具

这一证是胸胁苦满或往来寒热。

7. 经水适断者，此为热入血室，其血必结，故使如疟状，发作有时

血室即半表半里，此处为热证。

8. 呕而发热者，柴胡汤证具

应有往来寒热或胸胁苦满。

9. 阳明病、太阳病

小柴胡汤也可解阳明之邪和太阳之邪，前提是均合并少阳病症，且阳明和太阳之邪均不是主要矛盾。

10. 一身及目悉黄、诸黄

黄疸病的病位也在半表半里。

11. 脉但浮，无余证者，与麻黄汤。若不尿，腹满加哕者，不治

脉浮的黄疸病以麻黄汤治之，多效果不佳。

12. 伤寒差以后，更发热，小柴胡汤主之

无明显的表里证。

13. 产妇郁冒……大便坚，呕不能食，小柴胡汤主之

以小柴胡汤补气血、抑阳气，因产妇多虚，不宜用大黄类泻下，小柴胡汤自能疏通气机。

[方解]

柴胡——治心腹肠胃中结气、饮食积聚、寒热邪气、推陈致新，治胸胁苦满、寒热往来、胁下痞硬、心烦抑郁。

黄芩——解少阳之热，治心下痞、胸胁痛，口苦咽干。

半夏、生姜——逐饮、止呕。

人参、大枣、炙甘草——补胃滋津液，增强胃机能，并能缓解胸胁部充塞感。

全方共治半表半里及里之正虚郁热证。

[用方标准]

半表半里及里之正虚郁热证。

（1）胸胁苦满。

（2）往来寒热。

（3）心烦、抑郁，神志不佳。

（4）恶心、呕吐，食欲不振，胃部有痞塞感。

（5）口苦，或口中黏腻感。

（6）或有头晕，颈项部不适。

（7）或有热入血室，或产褥热。

（8）季肋部有苦重不适、抵抗、压痛（胸胁苦满）。

（9）舌红干燥，或舌尖红，薄白苔或薄黄苔。

（10）脉以沉弦为多，也可见细脉。

［注］

（1）往来寒热：①发热恶寒交替出现的状态；②持续发热状态，无论热度高低；③定时发热状态，如间歇热、日晡潮热；④疾病的慢性、持续或反复发作状态。

（2）胸胁苦满：①患者自觉胸胁季肋部的疼痛、压迫、压痛、阻塞等不适感；②医者沿左右肋骨弓按压时，感到抵抗、坚硬、拘挛等；③医者以中小力度敲击患者左右肋骨时，患者感到疼痛异常；④可引伸为心、肺部的不适。

（3）心烦：①胸部、心脏部位的烦闷感，等同"胸胁苦满"；②精神心理上的烦闷状态。

［体质要求］

体型中等或偏瘦，体质一般或偏于虚弱，面色黯黄或发青，缺少光泽；表情淡漠，情绪低落，甚则抑郁寡言；意欲低下，特别是食欲不振、性欲低下，敏感多疑，睡眠障碍，对冷热敏感；胸胁部症状较多，或闷、或痛、或痞塞感等；两胁弓下按之有抵抗感和不适感，或乳房疼痛结块，或腋下淋巴结肿大，或肩颈部、腹股沟的肿块疼痛等；所患疾病大多为慢性迁延性。

［八纲辨析］

半表半里证，热证。

［应用］

1. 往来寒热症候群

（1）以发热为表现的疾病：感冒、不明原因发热、长期低热（高热）、反复发作的发热、疟疾、女性经期发热。

（2）慢性难愈性疾病：淋巴癌、白血病、艾滋病。

（3）反复发作的疾病：过敏性鼻炎、花粉症、神经性皮炎、湿疹、荨麻疹等。

（4）自身免疫性疾病：慢性淋巴细胞性甲状腺炎、风湿性关节炎、强直性脊柱炎、自身免疫性肝病。

（5）定时发作性疾病：夜半咳嗽、子时哮喘、子时发热、子午时牙痛、子午卯酉时胃痛、午时瘫痪等。

2. 胸胁苦满症候群

（1）以咳嗽为表现的疾病：支气管炎、肺炎、支气管哮喘、变异性哮喘、肺结核、胸膜炎。

（2）肝胆疾病：急慢性肝炎、胆囊炎。

（3）胃肠疾病：神经性食欲缺乏症、慢性胃炎、胃溃疡。

（4）以抑郁为表现的疾病：抑郁症、心因性阳痿。

（5）肝胆经部位的疾病：淋巴结炎、淋巴结结核、耳廓湿疹、腮腺炎、鼓膜炎（暴聋）、化脓性中耳炎、角膜炎、虹膜炎、甲状腺炎、睾丸炎。

3. 其他

秃头症；汗出异常。

[用方说明]

（1）本方是古代的退热抗炎剂，是治疗发热性疾病迁延期的常用方，也是治疗各种慢性、疑难性疾病的常用方，应用范围极广；本方又为经典的和解剂，因其八法当中占据六法，除吐法、下法外，其余六法都能在小柴胡汤中体现。

（2）外感病使用小柴胡汤可以采用排除法，即无可汗之表证，无可下之里实证，无可温之里寒证，无可吐之膈上证，则考虑有小柴胡汤的使用机会。（黄煌）

（3）"胸胁苦满"在小柴胡汤证中具有最高地位，尤其在内伤杂病的辨证中极为重要，"胸胁苦满"也是使用其他柴胡剂的指征。胸胁左右两侧均可出现，一般右侧感觉比左侧强。

（4）半表半里证亦可认为既在表又在里，又可看作是疾病的表里归属不明确，或不易判断。可以把小柴胡汤证理解为外感热病其热由表涉入胃肠。在发热性疾病中，以发热、呕与不欲食三者最为突出。和大柴胡汤证与承气汤证相比，小柴胡汤证胃肠道没有充实状态；和理中汤证及四逆汤证相比，小柴胡汤证胃肠道为热的状态，且全身也为热证。

（5）本方对不太虚弱，但易伤风，易得结核，易发热，消化功能不好，食欲减退者，显著效果。（《中医经方在日本》）

（6）"但见一证便是"，"一证"应为胸胁苦满或往来寒热。

（7）小柴胡汤可治恶寒发热属太阳，往来寒热属少阳，热而便秘属阳明。

（8）腺病体质者在患急性病时，要按就诊时的具体方证处方用药；在患慢性病时，一般要在桂枝类方与小柴胡汤的基础上加减化裁。

（9）小柴胡汤证之往来寒热，可以理解为对湿度、气压、光照、气候、居住环境、声音、气味等的变化反应敏感。对于此类患者，观察其咽喉，如充血发红者，则多适用小柴胡汤治疗。

（10）本方治疗发热，柴胡量宜大，一般在 30 克以上，至少 20 克。

（11）本方有较好的调节神经的作用。

（12）本方具有增强人体免疫功能，尤其对于腺体病变，作用较好。基于此理，常以

小柴胡汤加味治疗腺体肿瘤，收效良好。（《名方广用》）

（13）根据体质由实到虚的状态，柴胡剂的使用可遵循如下顺序：大柴胡汤—柴胡加龙骨牡蛎汤—四逆散—小柴胡汤—柴胡桂枝汤—柴胡桂枝干姜汤—补中益气汤。

[方剂鉴别]

1. 桂枝汤

桂枝汤与小柴胡汤均可治疗发热欲呕；但桂枝汤证上冲明显，腹直肌拘挛，肿浮大软，偏寒；小柴胡汤证两胁痞硬，弦细小，偏热。

2. 大柴胡汤

同有胸胁苦满，往来寒热，呕吐；但大柴胡汤证相同症状的程度更加严重、急迫。另外，大柴胡汤证还有心下急结，心下按之满痛，便秘或大便黏而臭。

3. 柴胡加龙骨牡蛎汤

同有胸胁苦满；柴胡加龙骨牡蛎汤证更有胸腹动悸，烦躁惊狂，小便不利。

4. 柴胡桂枝汤

同有胸胁苦满；柴胡桂枝汤证另有表证，四肢关节疼痛，腹直肌拘挛，腹痛明显。

5. 柴胡桂枝干姜汤

同有往来寒热、胸胁苦满；柴胡桂枝干姜汤证另有胸腹动悸，口渴，便溏，虚候更加明显，呈上热下寒表现。

[方药加减]

1. 柴陷汤（小柴胡汤合小陷胸汤）

治疗咳嗽痰黏，伴胸胁苦满及心下压痛者，多用于呼吸道感染伴消化道炎症者。

2. 柴朴汤（小柴胡汤合半夏厚朴汤）

治疗胸闷胁痛、咽喉、食道异物感、精神不安定、食欲不振、恶心呕吐、苔白腻者，多用于支气管炎、哮喘及神经症患者。

3. 柴苓汤（小柴胡汤合五苓散）

治疗小柴胡汤证伴见尿量减少、水肿、口渴者，多用于肾炎、急性胃肠炎、肠易激综合征、伤暑、水肿患者。

4. 柴平煎（小柴胡汤合平胃散）

治疗小柴胡汤证见腹满、苔白腻者。

5. 合当归芍药散、五苓散

治疗自身免疫性疾病。

6. 加连翘 30 克

治疗淋巴结肿大及淋巴细胞增多。

7. 加荆芥、防风

治疗皮肤过敏，症见身痒、目痒、头痛。

8. 加干姜、五味子

治疗咳嗽迁延不愈，稍遇风寒或刺激气味加重，咳白稀痰。

9. 胡希恕先生常用的加味方

（1）小柴胡加生石膏汤：于小柴胡汤加生石膏 45～90 克，小柴胡汤证口干舌燥者即可用之。发热、不欲食而口苦、头痛者，本方有捷效。肺炎汗出而喘，若有柴胡证，不可与麻杏石甘汤，宜本方，尤其小儿肺炎更多用本方证。也可用于腮腺炎、淋巴结炎、乳腺炎、睾丸炎等。

（2）小柴胡加桔梗汤：原方加桔梗 10 克，治疗小柴胡汤证咽痛、排痰困难者。若口舌干燥，宜加生石膏。

（3）小柴胡加橘皮汤：原方加橘皮 12～24 克，治疗小柴胡汤证哕逆、干嗽频作者。若口舌干燥宜加生石膏，排痰困难宜加桔梗。

（4）小柴胡加芍药汤：原方加芍药 10～18 克，治疗小柴胡汤证腹部挛痛者。

（5）小柴胡加吴茱萸汤：原方加吴茱萸 10 克。此即小柴胡汤与吴茱萸汤合方，故用于治疗二方的合并证。

（6）小柴胡加苓术汤：原方加茯苓、苍术各 10 克，治疗小柴胡汤证大便溏、身水肿而小便不利者。

（7）小柴胡加丹参茵陈汤：原方加丹参 15～30 克、茵陈 18 克，治疗小柴胡汤证胸胁满而烦、小便黄赤者。肝炎患者常见本方证，小儿尤多。

[扩展应用]

（1）幼儿患感冒、麻疹、肺炎等疾病时，有时突然诉腹痛，是使用小建中汤，还是小柴胡汤，往往难以确定，这时首先用小建中汤为好。

（2）婴幼儿的便秘：小柴胡汤。

（3）分秘性中耳炎：小柴胡汤合当归芍药散。

（4）鼻窦炎：患者反复发作，久治不愈，符合小柴胡汤寒热往来之延伸的方证，为提高患者免疫力，可在运用葛根汤同时合用小柴胡汤。部分鼻窦炎患者体质虚弱不适用葛根汤或葛根加辛夷、川芎，只有头痛、耳鸣而无粘稠脓汁者，服用苓桂术甘汤与小柴胡汤合方多有好转。对于鼻窦炎之鼻塞、头痛，大剂量细辛有很好作用。

（5）咳嗽迁延不愈，稍遇风寒或刺激气味加重，小柴胡汤加干姜、五味子。咽喉红肿，咳嗽痰黄，身热多汗，加石膏、连翘、山栀子等，不可用五味子、干姜。

（6）小柴胡汤可治疗间质性肺炎，可改善肺功能。

（7）急性扁桃体炎，常见小柴胡汤加桔梗、连翘治疗，效果显著；化脓性扁桃体炎，再加白芍、枳壳。

（8）少阳病兼邪热壅肺证可用小柴胡汤合麻杏石甘汤加味。

（9）治疗胸壁结核，可用小柴胡汤＋消瘰丸（夏枯草 20 克、煅牡蛎 12 克、元参 15 克、川贝 10 克、枳壳 6 克、生姜 2 片、红枣 3 枚）

（10）小柴胡汤：①体虚感冒，痰稀薄者，加干姜、细辛、五味子各 3 克；②干性胸膜炎，加金银花 15 克、连翘 12 克、枳壳 6 克、天花粉 9 克、牡蛎 12 克、元参 15 克、瓜蒌 15 克；湿性胸膜炎，加金银花 15 克、蒲公英 15 克、茯苓 12 克、牡蛎 15 克、川贝 9 克、葶苈子 6 克、防风 10 克、黄芩加倍；③扁桃体炎，柴胡 6～15 克、黄芩 6～9 克、半夏 6～9 克、甘草 6～9 克、生石膏 15～30 克、牛蒡子 6～12 克、元参 6～15 克、当归 6～9 克、连翘 3～9 克、金银花 12～30 克；④急性胆囊炎，加香附 10 克、郁金 12 克、片姜黄 10 克、金银花 30 克、芒硝 6 克、生姜 9 克、大枣 4 克；⑤急性淋巴腺炎、腮腺炎、颌下腺炎，加金银花 20 克、川贝 9 克、连翘 10 克、元参 15 克、大青叶 12 克、穿山甲 5 克；⑥腺体肿瘤，加夏枯草 30 克、牡蛎 15 克、元参 15 克、川贝 9 克、三棱 3 克、莪术 3 克、当归 12 克、海藻 12 克、白芍 12 克、生姜 9 克、大枣 4 枚。

（11）小柴胡去半夏加瓜蒌根：肺结核长期不愈，持续发热而衰弱者。

（12）小柴胡汤加青蒿：退热。

（13）小柴胡汤与葛根汤合方：治小柴胡汤证与葛根汤证同时出现者。如严重的感冒初期常见此合方证，喘家被外感诱发者也常见此证。

（14）小柴胡汤与小陷胸汤合方：治小柴胡汤证与小陷胸汤证同时出现者，肺病、结核病多见本方证；咳呕者更宜合用泻心汤；骨蒸劳热者，可兼与黄连解毒丸。

（15）小柴胡汤加苦参、地黄：产褥热。

（16）热入血室：临床没有可下之证，大便不干，或者便溏，可用小柴胡汤合桂枝茯苓丸，有时候也可合桃核承气汤，或者再加石膏。

（17）胆结石：小柴胡汤做底，伴胆囊炎者，加金银花 30 克、连翘 10 克、茵陈 20 克；无胆囊炎者，加枳壳 10 克、郁金 9 克、片姜黄 9 克；体温较高者，加生白芍 15 克。血脂特别高者重用郁金，此药能治胆结石、胆囊炎、脂肪肝。

（18）手足口病，葛根汤合小柴胡汤，适用于体质壮实的儿童，属于风寒型。

（19）小柴胡汤合当归芍药散：桥本甲状腺炎。

（20）小柴胡加汤加味（加芍药、地黄）：类风湿关节炎。

（21）小柴胡汤：单纯性疱疹、顽固性手癣。

（22）圆形斑秃：小柴胡汤加牡蛎。

（23）儿童的荨麻疹，大多是小柴胡汤方证。如果有怕风、汗出，用柴胡桂枝汤；如有口干口苦、大便干结，用小柴胡汤合升降散。

（24）病毒疣，用柴胡剂和祛瘀剂合方应用。如小柴胡汤合当归芍药散、桂苓丸，或者大柴胡汤合桂苓丸，四逆散合当归芍药散、桂枝茯苓丸。

（25）治疗颈部、腋部、阴部、腹股沟部的皮肤病，包括癣、湿疹、带状疱疹、大汗腺炎、毛囊炎、痈、疖等，用小柴胡汤。

（26）肠易激综合征：可用柴苓汤（小柴胡合五苓散）

（27）小柴胡汤合二陈汤：治疗呕吐。

（28）小柴胡加芍药汤：治柴胡汤证而腹痛者，口干舌燥者宜更加石膏，里急后重者宜加大黄。

（29）发热、呕吐、下利，多用于噤口痢，一般用小柴胡汤加石膏。

（30）小柴胡加吴茱萸汤：治疗小柴胡汤证且头痛、头晕而呕吐剧甚者，若口干舌燥，更宜加石膏。

（31）胰腺癌肝转移，呕吐腹痛，用小柴胡汤加大量连翘。

（32）小柴胡汤加味：用于弥漫性泛支气管炎、肺纤维化、鼻窦炎、痤疮等，可加石膏、栀子、连翘等。

（33）腹痛用甘草无效，可以使用小柴胡汤。

（34）食复病没有明显的表里证候，患者常觉手、脚、脸发热，可用小柴胡汤。而对于证转属阳明者，则有用到大柴胡汤或栀子大黄汤的机会。

（35）小柴胡汤退烧，柴胡：人参≥ 8：3。

大柴胡汤

[组成]

柴胡半斤，黄芩三两，芍药三两，半夏半升，生姜五两，枳实四枚，大枣十二枚，大黄二两。

[原文]

太阳病，过经十余日，反二三下之，后四五日，柴胡证仍在者，先与小柴胡汤；呕不止，心下急，郁郁微烦者，为未解也，与大柴胡汤下之则愈。（103）

伤寒十余日，热结在里，复往来寒热者，与大柴胡汤；但结胸，无大热者，此为水结在胸胁也，但头微汗出者，大陷胸汤主之。（136）

伤寒发热，汗出不解，心下痞硬，呕吐而下利者，大柴胡汤主之。（165）

按之心下满痛者，此为实也，当下之，宜大柴胡汤。（金匮要略·腹满寒疝宿食病脉证治12）

[原文分析]

1. 呕不止，心下急，郁郁微烦者

与小柴胡汤证相似，但程度更甚。

2. 心下痞硬、按之心下满痛

实热结在心下，是胸胁苦满的进一步发展；与呕不止、心下急一样，都是肝胆、胃肠炎症较重的表现。

3. 下利

热迫大肠下利，消化道炎症影响大肠。

4. 往来寒热

与小柴胡汤相似，也是邪气在半表半里，亦进亦退的表现。

[方解]

柴胡、黄芩——治胸胁苦满、寒热往来、胁下痞硬、咽干口苦。

半夏、生姜——降逆止呕。

枳实——主结实之毒，治心下急，郁郁微烦。

大黄——泻下导滞，去瘀毒，治大便难。

芍药——缓急止痛，治腹满痛，缓解肌肉紧张。

生姜、大枣——强健脾胃。

全方共治少阳阳明合病者。

[用方标准]

半表半里及里之郁热上逆证。

（1）胸胁苦满，连及心下，甚则心下急，心下痞硬，按之心下满痛。

（2）往来寒热。

（3）呕吐，甚则呕不止，便秘或下利（热性）。

（4）心烦，精神亢奋，易怒。

（5）咽干口苦。

（6）腹胀满。

（7）或有肩凝、头痛、头重、脱发、不眠、耳鸣、阳痿。

（8）心窝部到季肋部具有强烈的不适感，压之则疼痛，抵抗感强烈。

（9）舌红苔黄燥。

（10）脉沉而有力。

[体质要求]

体格壮实，颈部短粗，胸腹部饱满；表情严肃，面部肌肉僵硬紧张，易抑郁、焦虑、紧张，易激动、易怒；上腹部充实饱满或有压痛；嗳气、恶心或呕吐、反酸烧心、口苦、便秘；易腹胀腹痛，进食后加重；易患头痛、头重、肩凝、脱发、不眠、耳鸣、阳痿等疾病；舌苔黄燥或黄厚腻。

[八纲辨析]

半表半里，里证，热证，实证。

[应用]

（1）以发热为表现的疾病：各种原因引起的高热。

（2）以胸胁部不适及上腹部满痛为表现的疾病：胆系疾病如急慢性胆囊炎、胆道蛔虫症、胆石症、胰腺炎、胃及十二指肠溃疡、消化不良。

（3）以反流为表现的疾病：胃食管反流、胆汗反流性胃炎。

（4）以下利或便秘为表现的疾病：肠易激综合征、脂肪肝腹泻、胆囊切除后的腹泻、便秘。

（5）以咳嗽、气喘为表现的疾病：支气管炎、支气管哮喘、肺炎。

（6）精神神经性疾病：抑郁症、焦虑症、老年性痴呆、精神病。

（7）适用于大柴胡汤证体质的其他疾病：高血压、高血脂、肥胖症、脑出血、痛风、阳痿、糖尿病。

[用方说明]

（1）本方与小柴胡汤一样，大柴胡汤也是古代治疗胃肠肝胆炎症的方剂。

（2）本方用于半表半里、里证的合并证。一切症状均较小柴胡汤证为剧，尤其恶心、呕吐严重，胸胁心下之郁塞感也剧烈，舌多干燥有黄苔。体质较小柴胡汤证更充实肥满，脉更有力，上腹角宽广，腹肌紧张，并易便秘。本方应用与小柴胡汤基本相同。

（3）胆囊炎、胆结石多属于中医学的"胁痛""胃脘痛"之范畴，临床上大多分为肝气郁结型、湿热蕴结型、胆热瘀结型等。大柴胡汤、小柴胡汤、加味逍遥散等方，可缓解临床症状，解除结石嵌顿（对于经B超确诊而无临床所苦者用此方无效或效差）。临床分型及随症加减如下。

1）少阳阳明合病型。方宗大柴胡汤，临床加减：若结石嵌顿者加附子9克、丹参15克，再合以枳术汤（枳实24克、白术12克）；若有巩膜黄染者加茵陈15克、栀子9克、泽泻15克；若伴有高热、咽干甚者加生石膏30克、甘草6克；若无便秘或便干者改大柴胡汤为小柴胡汤；若胆囊内有结石或泥沙样结石者加鸡内金12克、郁金15克、海金沙15克、金钱草30～60克。

2）肝郁脾虚血虚型，方宗加味逍遥散，方药如下：当归、茯苓、白芍、白术、柴胡各15克，甘草、干生姜各6克，薄荷6克（后下），丹皮、栀子各6克。临床加减：若右胁胀痛或后背胀、纳差伴舌胖大有齿痕者合枳术丸及健脾化痰丸（枳实12克、白术24克、鸡内金24克）；若阴虚肝郁者，改加味逍遥散为一贯煎；若有结石或泥沙样结石者仍加鸡内金（须与白术等量）15克、郁金15克、海金沙15克、金钱草30～60克。

（4）本方具有解热、保肝、利胆、降压、降脂、促胃肠动力、抗凝血、解痉、松弛平滑肌、抗炎、抗变态反应等多种作用。

（5）本方在治疗高血压、动脉硬化、中风、肥胖症等疾病中也有较多的应用机会。不过，此时不以大柴胡汤证为辨证重点，而是注重大柴胡汤的体质。这些疾病没有明显的呕吐和心下部不适……大柴胡汤在代谢性疾病中大有用武之地，为治疗一些所谓的"富贵病"提供了较好的思路。（《经方100首》）

（6）体质虚弱、消瘦、贫血者慎用。

[方药加减]

1. 加石膏

治口干、烦躁，或症见鼻出血，或平日口臭颇甚，或脱发及齿痛。

2. 加芒硝

治便秘，热盛烦躁，舌焦口渴，饮水短气，面赤，脉洪实。

3. 加厚朴

治兼见腹满者。

4. 加苏木、木通

治两目生赤、干涩、疼痛而羞明者。

5. 加金银花

治胆囊炎、腹膜炎。

6. 加黄连

热象明显，烦躁、心下痞，脉滑数，有出血倾向者。

7. 加栀子、厚朴

焦虑、腹满胀气。

8. 加瓜蒌、黄连

胸痛、痰黄、便秘。

9. 加橘皮

治大柴胡汤证而心下逆满、呕哕甚者，伤食多见本方证。

10. 去大黄加白术

大柴胡汤证或大柴胡汤体质，但易腹泻、便溏者。

11. 合半夏厚朴汤

咽喉有异物感，神经症状者。

12. 合桂枝茯苓丸

面部充血，左下腹压痛，小腿皮肤干燥，舌黯者。

13. 合排脓散

哮喘痰稠难咳。

14. 合葛根汤

治太阳少阳并病而有大柴胡汤证和葛根汤证者，哮喘常有本方证，口干燥者，宜加石膏。

15. 合茵陈蒿汤

治大柴胡汤证而并发黄疸者，传染性肝炎多见本方证，宜注意。

[方剂鉴别]

1. 小柴胡汤

与小柴胡汤证相比，大柴胡汤证呕的程度更重，部位也由"胸胁"进入"心下"，病情由"苦满"到"急"，精神状态也由"嘿嘿不欲饮食"到"郁郁微烦"。其疾病反应部位以剑突下的上腹部为中心。

2. 麻黄剂

大柴胡汤和麻黄剂都能用于哮喘。麻黄剂其病偏于表，或有表证。大柴胡汤证大便秘结、脉沉实、心下胸胁痞痛等，其病偏于里。麻黄剂多用于发作性喘息；大柴胡汤适合持续喘息，且伴有腹压高者。

3. 三黄泻心汤

同用于高血压、动脉硬化、脑出血、半身不遂，三黄泻心汤证具有显著的末稍血管充血的倾向，逆上、头痛、失眠等症状显著，胸胁部则无所见。

4. 柴胡加龙骨牡蛎汤

柴胡加龙骨牡蛎汤在改善胸部、腹部有悸动，精神不安症状方面比大柴胡汤显著。

5. 四逆散

充实程度不及本方，腹直肌轮廓可见，无便秘、呕吐。

6. 大承气汤

两者相似。大柴胡汤证以胸胁苦满为指征；大承气汤证以脐部为中心的膨满状态更近准确；既有胸胁苦满又有腹满，二方合方。

7. 大柴胡汤与桃核承气汤、桂枝茯苓丸、大黄牡丹皮汤合方

前二方以有桂枝则偏治于上，应用于头脑、心肺诸病的机会为多；大黄牡丹汤以有冬瓜子则长于治痈肿、阑尾炎、胆囊炎、胰腺炎等。若疯狂、癫痫、脑震荡、脑血管病、心血管病及瘀血性哮喘等多为前二方证，适证选用之；若口干舌燥者，均宜加石膏。

8. 小陷胸汤

均主心下病，呕吐，便秘。大柴胡汤证见心下满痛、腹胀明显，重在消化道反流；小陷胸汤证以胸闷痛为主，无胸胁苦满，心下部充实程度不及大柴胡汤，重在呼吸道感染。

9. 木防己汤

同有心下痞硬，但其颜面色黑，水肿喘咳，脉沉紧。

10.茵陈蒿汤

同有腹满，另有黄疸，尿赤涩。

[扩展应用]

（1）对于成人久咳不愈，非典型哮喘经西医治疗效果差的患者，可用柴朴汤、大柴胡汤，可合桂枝茯苓丸或栀子厚朴汤，或加桔梗、陈皮。

（2）大柴胡汤合桂枝茯苓丸治疗咳喘：用于体质强壮，体型偏胖，面红，舌黯，腹部充实，下肢有鳞屑者。

（3）支气管炎痰多黏稠者，用大柴胡汤合半夏厚朴汤；支气管哮喘见胸满唇黯者，用大柴胡汤合桂桂茯苓丸；肺炎发热或支气管扩张见痰黄黏稠者，用大柴胡汤合小陷胸汤，出血：大柴胡+黄连。

（4）发潮热，再现柴胡证，用大柴胡汤加芒硝或石膏。

（5）支气管哮喘，对咳吐黄痰者加黄连；不吐黄痰，但嘴唇发冷者，用大柴胡汤加桂枝茯苓丸，这是胡希恕先生的经验。

（6）桃核承气汤可与桂枝茯苓丸交替使用，治疗妇女癥瘕痼结；若与大柴胡汤合用，则应用范围更广，凡是胸腹胁肋疼痛，以两侧为主，或有跌仆损伤病史者，为瘀血久停于内，无论其部位在上在下，皆能获效。

（7）大柴胡汤合黄连解毒汤治疗急性梗阻性化脓性胆管炎。

（8）大柴胡汤合桂枝茯苓丸治疗痤疮，适用于身体结实，痤疮颜色偏黯者。

（9）大柴胡汤合桃核承气汤治疗湿疹。

（10）大柴胡汤为胰腺炎的专方。黄煌认为胰腺炎无论急性或慢性均可使用大柴胡汤加连翘。

（11）胡希恕先生经验：对于急性阑尾炎，以大黄牡丹皮汤合大柴胡汤的机会为多，而单用大黄牡丹皮汤的机会较少。全部化脓之时，宜与薏苡附子败酱散、排脓汤或散等以排脓，而不可与本方以下之。

（12）夏季常见的细菌性痢疾，多以里急后重、肛门灼热、腹痛、便脓血为主症者，主以白头翁汤加大黄治之，腹痛要加芍药；若脉滑而实，此痢未欲止也，或有呕，光用白头翁汤还不行，多合大柴胡汤治之。

（13）胃炎烧心，则用大柴胡汤加栀子。栀子对食管炎是很有效的。

（14）乳腺炎、乳腺小叶增生，大柴胡汤加青皮、陈皮、枳壳、枳实一起用。

（15）大柴胡汤合黄连解毒汤对于高血压、高脂血症、脑血管病等见热者有很好的疗效，但患者体格必须壮实。

（16）伴有高血压的糖尿病患者，可用大柴胡汤加地黄。

（17）大柴胡汤合桂枝茯苓丸加石膏可治疗高血压、脑出血。

（18）凡心绞痛，痛剧，病属实证者，有可下之证，脉不虚，可予大柴胡汤和桂枝茯苓丸合方。也可用于心脏性喘息（凡喘息，不为风寒所诱发，不分季节常如是者，多属瘀血性喘息）、心肌梗死、心力衰竭等。兼高血压者，可加生石膏。心悸重者，须加大桂枝、茯苓用量。若大便不特别干，可把生大黄改为熟大黄。一般脉结代者，经云"其人发黄，脉结代者，抵当汤主之"。

四逆散

[组成]

炙甘草，枳实，柴胡，芍药各等分。

[原文]

少阴病，四逆，其人或咳、或悸、或小便不利、或腹中痛、或泄利下重者，四逆散主之。（318）

[原文分析]

气滞热结出现的各种症状，气滞热结阳气不达四末则四逆，肺气郁滞则咳，心气不舒则悸，膀胱之气结滞则小便不利，腹中之气凝滞则腹中痛，大肠之气不利则泄利下重。

[方解]

炙甘草——主急迫，治拘挛、疼痛。

枳实——治胸腹痞满、腹痛，解结实之毒。

柴胡——行气，治胸胁苦满。

芍药——缓解拘挛之症。

可见上四药为方，可解因气滞而致的胸胁苦满、腹中痛、腹肌紧张、拘挛。

[用方标准]

肝气郁结证。

（1）胸胁苦满。

（2）四肢冷感。

（3）抑郁性的神经症状。

（4）或有腹痛、动悸、咳嗽、小便不利、下利等。

（5）季肋部压痛，上腹部腹直肌显著挛急。

（6）一般为瘦舌，薄白苔，或有瘀点。

（7）脉沉，或脉弦。

[注] 四逆散证比大柴胡汤证略虚，较小柴胡汤证稍实，以位于二者之间的病证为目标。比大柴胡汤证热证更少，胸胁苦满、心下痞硬程度轻。

［体质要求］

四逆散证患者体型中等偏瘦，面部棱角分明，面色黄或青白，表情紧张或眉头紧皱，呈烦躁面容；上腹部及两胁下腹肌紧张；四肢冷，紧张和疼痛时更明显，可伴有手心汗多，血压多偏低；或有腹痛、头痛、胸痛，或经前期乳房胀痛；或有肌肉痉挛、呃逆、便秘、尿频、磨牙等。

［八纲辨析］

里证，实证，偏热证。

［应用］

1. 以腹痛、腹胀为主要表现的疾病

慢性腹膜炎、粘连性肠梗阻、胆囊炎、胆石症、胆道蛔虫症、胃炎、胃溃疡、十二指肠壅积症、过敏性肠炎、痢疾、阑尾炎、泌尿系结石、痛经。

2. 以肌肉痉挛为主要表现的疾病

呃逆、腓肠肌痉挛、尿失禁。

3. 以紧张不安为主要表现的疾病

经前期紧张综合征、神经官能症；心因性阳痿、神经性皮炎、不安腿综合征。

4. 以胸闷、胸痛为主要表现的疾病

非化脓性肋软骨炎、冠心病、乳腺炎、肋间神经痛。

5. 其他

睾丸炎、鼻窦炎、胃下垂、子宫下垂。

［用方说明］

（1）验之实践，四逆汤见本方证者甚少，故本方的应用，不必限于以上所述的四逆，凡形似大柴胡汤证、不呕且不可下者，大都宜本方。（胡希恕）

（2）柴胡类方中最善治胸胁部疼痛的是四逆散，疼痛部位多偏胸胁或两少腹部，疼痛多为胀痛。（《中医十大类方》）

（3）王景唐、刘心毅等独识其证，超出诸家，认为四逆散当由四逆汤或四逆加人参汤改为散剂。桂林本《伤寒杂病论》提出四逆散由炙甘草、附子、干姜、人参组成，改四逆加人参汤为散。《伤寒杂病论义疏》所载四逆散其药物是附子、干姜、炙甘草，不过是改为散剂。赵本《伤寒论》第318条所载四逆散之方证，其证为真，其方为伪。

［方药加减］

（1）加乌药：治尿失禁。

（2）加吴茱萸、牡蛎：治鼻渊。

（3）加蜈蚣：治阳痿。

（4）加瓜蒌、薤白、山栀：治遗精。

（5）加大芍药剂量，再加郁金、牛膝、升麻：治肾结石引起的肾绞痛。

（6）加郁金、香附、桔梗：治胸胁疼痛。

（7）加牡丹皮、黄柏：治急性阑尾炎。

（8）四逆散加鳖甲、茯苓、大枣、生姜为解劳散，治肺结核。

（9）加夏枯草、天花粉、贝母：治瘰疬。

（10）加茯苓、辛夷、薏苡仁：治化脓性鼻窦炎。

（11）加陈皮、川芎、香附：名柴胡疏肝散，治胁肋疼痛，寒热往来。

（12）加橘核、荔枝核、川楝子：治睾丸肿痛。

（13）加瓜蒌、薤白、郁金：治肋间神经痛。

（14）加王不留行：治乳癖。

（15）咽喉异物感、腹胀者，合半夏厚朴汤。

（16）泌尿系结石伴有症状者，合猪苓汤。

（17）顽固性的头痛、失眠、胸痛、呃逆、磨牙、便秘等症，见舌紫黯者，加当归、川芎、桃仁、红花。

[方剂鉴别]

小建中汤

小建中汤证与四逆散证都以腹痛为主，区别如下。①体质不同：柴胡体质与桂枝体质。②脉舌不同：小建中汤证的脉象浮大而无力，舌质嫩红而润，苔多薄白；四逆散的脉象弦而有力，舌质坚老而干，舌苔或薄白，或薄黄，多干腻。③腹痛的性质不同：四逆散的腹痛往往连及胸胁，按之更痛；小建中汤的腹痛则多呈阵发性，按之则舒。

[扩展应用]

（1）四逆散加芡实、椿根皮：宫颈糜烂，伴有白带过多，下腹压痛。

（2）四逆散加龙骨牡蛎汤：治四逆散证且胸腹动悸而烦惊。

（3）桂枝加龙骨牡蛎肠及二加龙骨牡蛎汤先治其遗精，后以四逆散合当归芍药散治其阳痿。

（4）四逆散与当归芍药散合方：治慢性肝炎，症见胁下满、心下痞塞、大便溏者。噫气不能食者，宜加人参、橘皮、生姜；肝区痛宜加王不留行；肝功能异常加丹参、茵陈。

（5）一般的结石发作性疼痛，用四逆散和大黄附子细辛汤效果较好。

（6）四逆散合桂枝茯苓丸治疗前列腺增生导致小便无力、尿等待。

（7）四逆散所治疗的便秘，以功能性便秘为主，适用于无便意或便意不明显，排便无力，便次也少，排便不净感的便秘；如伴有腹痛、腹胀当加厚朴；如有失眠、烦躁、多梦、抑郁、焦虑等精神、心理障碍者合栀子厚朴汤。

（8）瓜蒌薤白白酒汤与四逆散合用，加郁金、桃仁、香附，治疗肋间神经痛50例，有效率为100%。胁痛甚者加川楝子、独活、白芷、青橘叶；痛剧者，加乳香、没药；瘀血停滞者，加刘寄奴、红花；咳嗽者，加杏仁、苏子。

（9）四逆散合桂枝茯苓丸治疗腰椎间盘滑脱。

（10）四逆散加肾著汤治疗双下肢发冷。

柴胡桂枝干姜汤

[组成]

柴胡半斤，桂枝三两，干姜二两，瓜蒌根四两，黄芩三两，牡蛎二两，炙甘草二两。

[原文]

伤寒五六日，已发汗而复下之，胸胁满微结、小便不利、渴而不呕、但头汗出、往来寒热、心烦者，此为未解也，柴胡桂枝干姜汤主之。（147）

柴胡桂枝姜汤：治疟寒多微有热。（金匮要略·疟病脉证并治附方）

[原文分析]

1. 胸胁满微结

提示本方证可以有自觉的胸胁满闷感，也可以是他觉在胸胁部、两肋下、颈项部、腋下、腹股沟等处的结块、肿物，或极为敏感的触痛。

2. 小便不利、渴而不呕

津液不足。

3. 但头汗出、心烦

体虚冲逆，虚热在上。

4. 往来寒热

在本方的应用中可以有也可以没有。

[方解]

柴胡、黄芩——清少阳之热，治胸胁微结、往来寒热、心烦、口苦。

天花粉（瓜蒌根）——治口渴而小便不利。

桂枝、炙甘草——降逆，治心悸、上冲、动悸。

干姜——温中散寒，治脾虚腹泻。

牡蛎——治胸腹之动悸、烦惊。

全方共治半表半里、寒热错杂证而口干、口渴或口苦，胸胁满微结，但头汗出，小便不利，心烦或见四肢厥冷者。

[注]全方有4个组合：第一，柴胡、黄芩治往来寒热、胸胁微结，是清热解郁；第二，桂枝、甘草、牡蛎治心腹动悸、气上冲，是平冲降逆；第三，牡蛎、天花粉治口渴、小便不利，是润燥滋液；第四，干姜、甘草，治脾胃虚寒而下利，是温中健脾。

[用方指征]

半表半里寒热错杂证。

（1）整体：虚弱倦怠感明显。

（2）上冲症状：动悸感、不眠、神经质。

（3）上热：盗汗、但头汗出、微热、心烦、口渴。

（4）下寒：软便，有时也便秘，四肢冷。

（5）小便不利，食欲不振但没有呕吐症状，往来寒热。

（6）腹壁松弛无力，能触及肚脐上的动悸，轻度的胸胁苦满和轻度的心窝部膨满。

（7）脉象一般是弱脉，也有浮脉。

（8）舌象不固定，一般很少见黄苔。

[体质要求]

体力差，面容疲倦，易出汗，易失眠、惊悸、腹泻的人。

[八纲辨析]

半表半里证，寒热错杂证，虚证。

[应用]

1. 以长期发热为表现的疾病

不明原因发热、感冒、疟疾。

2. 以气上冲为表现的疾病

窦性心动过速、心脏瓣膜疾病、失眠、癫痫、癔症、更年期综合征。

3. 以胸胁苦满为表现的疾病

肺结核、肺炎、渗出性胸膜炎、支气管炎、支气管哮喘、慢性肝炎、肝硬化、胆囊炎。

4. 以脾虚下利为表现的疾病

结肠炎。

[用方说明]

（1）柴胡桂枝干姜汤是柴胡类方中的安定剂及精神疲劳恢复剂。日本汉方家细野史郎的《汉方医学十讲》认为柴胡桂枝干姜汤适用于疲劳性的精神症状，女性多此证。例如有客人时或外出时，精神颇饱满，应接热情，但过后即感疲劳，情绪低落……过度的精神紧张，饮食不调，加上连续的体力劳动及过多出汗的刺激下，容易形成柴胡桂枝干姜汤证。

（2）和小柴胡汤相比，柴胡桂枝干姜汤证显然更偏于里，偏于虚，偏于津液不足。（《经方100首》）

（3）大便的性状不是本方证的主要方面。

（4）体型中等或偏瘦，面色黄白或青紫，易有情绪波动，易生气恼怒，胸胁胀满或疼痛，易心悸，常常失眠，口干而苦，头部有烘热感，面红目赤，或鼻流黄涕，或咽喉疼痛，或口腔溃疡，或胃脘烧灼反酸，或肩背酸痛，但手脚却多有凉感，胃脘和下肢多畏寒喜暖，或有腹泻和大便不成形。腹诊，胸胁部多有不适感。舌质多淡，脉象多弦，而尺脉多沉。

[方剂鉴别]

1. 柴胡桂枝汤

都有自汗。但柴胡桂枝干姜汤证的精神神经系统症状比较明显，颈以上或发际易汗出，口干或口渴，胸胁苦满极轻；柴胡桂枝汤证上半身易出汗，无口干或口渴，多见腹痛，胸胁苦闷，腹诊腹部肌肉比较紧张；而柴胡桂枝干姜汤证则无腹痛，腹部软弱，但以食欲不振为主。

2. 小柴胡汤

和小柴胡汤证相比，柴胡桂枝干姜汤证显然更偏于里、偏于虚、偏于津液不足。汤本求真认为一般衰弱慢性病者，患柴胡桂枝干姜汤证甚多；若体质不虚弱，假令虽经误治，不致有此变证，当现小柴胡汤证也。龙野一雄认为柴胡桂枝干姜汤用于寒多热少；小柴胡汤证也有口渴和头汗，但不甚明显，且无腹动；肋骨弓下之紧张，小柴胡汤证明明显，柴胡桂枝干姜汤证则轻微，有时很难发现。

3. 柴胡加龙骨牡蛎汤、桂枝加龙骨牡蛎汤

胸内苦闷、胸腹部的悸动、食欲减退等与柴胡加龙骨牡蛎汤及桂枝加龙骨牡蛎汤两证相似，但是柴胡加龙骨牡蛎汤是以比较有体力而便秘者为对象，桂枝加龙骨牡蛎汤的对象虽然是虚弱体质但无衰弱征候，没有消耗性的发热和口干、软便或腹泻。

4. 小建中汤

都有自汗、盗汗、心悸、微热，但小建中汤证可见四肢烦热，无胸胁苦满。

5. 炙甘草汤

均有口渴和动悸，炙甘草汤证全身之虚与枯燥更为严重，无胸胁苦满。

6. 真武汤

均有悸动，但真武汤以寒水症状为主，头眩、水肿明显。

[方药加减]

（1）加鳖甲、芍药：治疗结节、硬结，或有粘连者。

（2）加吴茱萸、茯苓：治尿闭症、小便不利。

（3）加黄芪、鳖甲：治结核潮热，有小便不利与头汗出症状。

（4）面黄、月经不调者，或眩晕、腹痛、水肿者，合当归芍药散。

（5）口渴而水肿者，合五苓散。

（6）腹痛、腹胀者，合四逆散。

[扩展应用]

（1）阴证不得有热，半表半里不同于少阴和太阴邪有直接出路，无热证出现。厥阴病

邪无直接出路，故很容易寒郁化热，故常见上热下寒，而但寒不热者很少见，这就是本方治疟疾寒多，微有热，或但寒不热的主要原因。不过临床不只用于治疟疾，一些慢性病常出现本方证，如见四肢发凉、厥冷而同时有口苦、咽干者。久久不愈的无名低热，一般的慢性病，有用本方或其加味和合方的机会，宜注意。（《经方传真》）

（2）柴胡桂枝干姜汤治疗肺结核。

（3）口腔溃疡以热证居多，久不愈者多寒热夹杂。临床上甘草泻心汤证不少，且多伴有胃脘不适。笔者对于日久不愈的口腔溃疡无胃病者，常以柴胡桂枝干姜汤加附子治疗，屡收佳效，附子理中汤也可治疗。

（4）柴胡桂枝干姜汤合当归芍药散加薏苡仁，可治疗脊髓脱髓鞘病变。

（5）通常心功能不全时，出现肝肿大与此伴随的腹水等症状，这类患者，用柴胡桂枝干姜汤合五苓散获得奇效者不在少数。

（6）适用柴胡桂枝干姜汤者一般精神均偏萎靡，或神倦；若亢奋亦是虚亢，临床常见低热、恶寒。凡久病津血不足，有柴胡证，疲乏无力而渴者，概属本方证。

（7）柴胡桂枝干姜汤与当归芍药散合方：常用于慢性肾炎、系统性红斑狼疮、贫血等，均有良效，长久的无名低热用之尤验。屡用本方加吴茱萸治剧痛的青光眼得奇效。慢性肝炎见本方证者也多，肝区疼痛可加王不留行、增量甘草治之。肝功能异常宜加丹参、茵陈。也可治疗脑栓塞后遗症。

（8）对于肺结核、盗汗不止可用柴胡桂枝干姜汤加黄芪、茯苓各3克，持续发热者可加黄芪、鳖甲各3克，咳嗽严重加五味子治疗。另外，对心悸、气短者可加吴茱萸1克、茯苓3克治疗。

柴胡加龙骨牡蛎汤

[组成]

柴胡四两，龙骨、黄芩、生姜、铅丹、牡蛎、人参、桂枝、茯苓各一两半，半夏二合半，大黄二两，大枣六枚。

[原文]

伤寒八九日，下之，胸满、烦惊、小便不利、谵语、一身尽重、不可转侧者，柴胡加龙骨牡蛎汤主之。（107）

[原文分析]

1. 胸满

可理解为胸胁苦满，是柴胡证的特点，本方证是由神经精神疾病引起。

2. 烦惊、谵语

兴奋性的神经精神疾患。

3. 一身尽重，不可转侧

抑制性的神经精神疾患。

4. 小便不利

伴有的水液代谢障碍。

[方解]

小柴胡汤去炙甘草——小柴胡汤证。

桂枝——降冲逆，止悸，治心悸、胸腹动悸。

茯苓——利水逐饮，治心悸、小便不利、胸腹动悸。

大黄——治大便干结。

龙骨、牡蛎、铅丹——镇静安神，治烦惊、谵语。

[用方标准]

肝郁化热冲逆症证。

（1）比较有体力的。

（2）胸胁苦满。

（3）惊悸易惊，精神不安，不眠，狂躁，谵语，眩晕，头痛。

（4）胸腹动悸。

（5）小便不利。

（6）或有便秘，也可无。

（7）身体沉重，倦怠感。

（8）或有往来寒热，呕吐、恶心，食欲不振。

（9）脐周动悸感，或能触及到脐周动悸，心窝部的痞塞感、抵抗感。

（10）舌瘦而红，薄白苔或薄黄苔。

（11）脉一般为有力，也可不定。

[体质要求]

体格中等或充实，长瘦型人居多，面色黯黄，缺乏光泽，表情淡漠，疲倦貌；性格偏于内向，话语不多；主诉以自觉症状为多，如睡眠障碍、疲劳感、怕冷、胸闷、心悸、头晕、耳鸣、不安等；两胁按之不抵抗感或压痛感，或有腹主动脉的跳动感；精神压力较大。

[八纲辨析]

半表半里、里证，热证，实证。

[应用]

1. 以气上冲为表现的疾病

（1）精神神经疾病：癫痫、精神分裂症、神经官能症、梦游症、癔病、抑郁症、恐惧症、失眠及因多梦而影响睡眠者、老年性痴呆、脑萎缩、小儿多动症、帕金森病、小儿大脑发育不良。

（2）心脏疾病：心房颤动、早搏、心脏神经症、心脏瓣膜病。

（3）内分泌疾病：甲状腺功能亢进。

（4）其他：神经性脱发、神经性耳鸣。

2. 以胸胁苦满为表现的疾病

肝胆疾病、胃炎、胰腺炎、支气管扩张、支气管炎。

3. 以一身尽重为表现的疾病

（1）性功能障碍：阳痿、遗精。

（2）其他全身性疾病：高血压、动脉硬化、月经不调、更年期综合征。

[用方说明]

（1）本方是经方中的精神安定剂，用于体格壮实者的惊狂、易怒、精神不安、失眠、神经衰弱、癫痫、高血压、甲状腺功能亢进等。

（2）运用本方的有标志性的三联征，即：神经精神类症状（不安、头痛、失眠等），胸腹部的悸动感、痞塞感，便秘。

（3）从经方叙述来看，本方证应该有动态与静态两种。动态发作时表现为"烦惊、谵语"；静态时则表现为"一身尽重，不可转侧"。患有抑郁症、癔病的患者也会有"一身尽重，不可转侧"的表现。（《经方 100 首》）

（4）原方中铅丹有毒，现已不用，可以磁石、生铁落、代赭石等代替。

[方药加减]

（1）癫痫有时可加上芍药、钩藤、黄连等，也可加羚羊角（现多以山羊角代替）。

（2）脑梗死或烦躁失眠、舌质紫、面黯红者，合桂枝茯苓丸。

（3）焦虑不安、胸闷腹胀者，合栀子厚朴汤。

（4）腹泻、消瘦、体质较弱者，去大黄，可加甘草。

[方剂鉴别]

1. 桂枝加龙骨牡蛎汤

（1）舌苔有厚薄的不同。桂枝加龙骨牡蛎汤证舌苔薄白而润泽，而本方证舌苔黄腻，甚或干焦，且多腹满、便秘。

（2）精神症状有轻重的不同。桂枝加龙骨牡蛎汤证的精神症状仅为失眠、多梦，而本方有更严重的精神症状，如癫狂等。

（3）体质有"柴胡体质"与"桂枝体质"的不同。

（4）腹诊表现不同。桂证为少腹弦急，即下腹部紧张；本方腹诊表现则有胸满，且以心下部紧张为主。

2. 小柴胡汤

本方证侧重于神志的病症，以上冲及躯体症状为突出，而小柴胡汤证则以半表半里的热证明显。

3. 柴胡桂枝干姜汤

二者都有胸腹动悸、上冲、小便不利。本方证体质较充实，偏于热证，且有水气不化；柴胡桂枝干姜汤证为体质较虚弱，偏于寒证，且有津液不足。

4. 大柴胡汤

大柴胡汤证是以心下紧张为突出症状，但其紧张程度要甚于本方症状，体质更充实，神经症状较少，反流症状明显，偏于肝胆胃肠的热性反应；本方证的动摇上冲症状比大柴胡汤证要强烈，体质不及大柴胡汤证充实。

5. 逍遥散

柴胡加龙骨牡蛎汤证抑郁、紧张的程度高；逍遥散证愤怒、过敏的程度高。

6. 甘麦大枣汤

均有精神症状。但甘麦大枣汤为虚证，体质虚弱，精神症状多表现为情绪变化不定，呵欠连天，无理由的悲伤、哭泣，时而狂躁时而抑郁，一会儿哭一会儿笑，两侧腹直肌紧张拘挛，或呈板状腹。

7. 泻心汤

均有突然发怒和精神不安的症状，但泻心汤证对感觉的刺激很少发生惊愕的反应，多为发作性的精神症状。此外，泻心汤证的颜面为充血性，腹动少。

8. 温胆汤

二者均应用于各类具有精神神经系统症状的疾病中。本方为精神神经的镇静安定剂，温胆汤为惊悸、恐慌、幻觉的高效平复方。两者适用的体质也不相同，本方适用患者体质瘦而结实，两眼无神，偏于抑郁，舌瘦而红；温胆汤适用患者体质营养良好，丰满不瘦，肌肉不紧实，面有油光，两眼有神，舌胖不甚红。

9. 八味解郁汤

八味解郁汤证通常躯体症状偏多，精神神经症状较柴胡加龙骨牡蛎汤轻微，情绪波动大而易生气，常表现为全身乏力而伴见咽喉异物感、胸闷嗳气、食欲不振、腹胀腹痛、大便失调等症候群。八味解郁汤证既有四逆散体质的容易紧张、血压偏低、手脚冰凉，又有半夏体质的性情敏感、易晕易呕的特点。

[扩展应用]

（1）张晓辉以"烦"为辨证要点，随证增损治疗半身麻木（自主神经功能紊乱）、神经性头痛、失眠（神经衰弱）、癔病性失明、癔病性截瘫等，每获良效（《河北中医》1987：32）。陈威以本方加味治疗郁证型神经官能症 50 例，获效较好（《陕西中医》1984：41）。

（2）柴胡加龙骨牡蛎汤还可用于治疗前列腺炎（柴胡体质）、银屑病（柴胡体质）、带下、小儿抽动秽语综合征。

（3）更年期综合征也可以用柴胡加龙骨牡蛎汤加麻黄。面黄、身重、反应迟钝、原来精力充沛但现在易疲劳，有寒湿者用麻黄，甚至加附子，或合附子甘草汤，有的患者整个人发黑、发黯，可以用麻黄附子细辛汤、麻黄甘草汤治疗。

（4）亚急性甲状腺炎可用柴胡加龙骨牡蛎汤合黄连解毒汤加连翘、生石膏。

（5）柴胡加龙骨牡蛎汤原方，或合用栀子厚朴汤可改善睡眠，如效果不佳可合用酸枣仁汤。对于消化道症状或精神抑郁明显者，常合用栀子厚朴汤、半夏厚朴汤。对于烦躁易怒，面部充血，心腹悸动明显者，可用栀子、黄连，甚者加生石膏。

（6）血管性痴呆可用柴胡加龙骨牡蛎汤合桂枝茯苓丸，阿尔茨海默病可加用栀子厚朴汤。

（7）柴胡加龙骨牡蛎汤和温胆汤 1：1 服用时，二方不宜混合煎服，可将二方交替服用。

柴胡桂枝汤

[组成]

柴胡四两，桂枝一两半，黄芩一两半，人参一两半，炙甘草一两，半夏二合半，芍药一两半，大枣六枚，生姜一两半。

[原文]

伤寒六七日，发热、微恶寒、支节烦痛、微呕、心下支结、外证未去者，柴胡桂枝汤主之。（146）

《外台》柴胡桂枝汤方：治心腹卒中痛者。（金匮要略·腹满寒疝宿食病脉证治附方）

[原文分析]

本方为桂枝汤与小柴胡汤合并证的治疗。

1. 发热、微恶寒、支节烦痛

桂枝汤表证。

2. 微呕、心下支结

小柴胡汤证，心下支结可看作胸胁苦满的轻症。

[方解]

小柴胡汤——治胸胁苦满、心下支结、微呕等少阳症状。

桂枝汤——治微恶寒、发热、支节烦痛等太阳症状。

[用方标准]

风寒表虚与半表半里热证之合并证。

（1）桂枝表证：发热，恶风，汗出，头痛，手足关节痛，颈项不舒。

（2）小柴胡汤之半表半里证：胸胁苦满，往来寒热，恶心，呕吐，食欲不振，胃痛，腹痛。

（3）心窝部的痞塞感、抵抗压痛，腹直肌紧张，右侧明显。

（4）舌质黯红或黯淡，舌苔薄白或薄黄。

（5）脉浮而弦。

［注］用于癫痫应具备胸胁苦满和腹直肌拘挛等腹部体证即可。

［体质要求］

小柴胡汤体质或桂枝汤体质，或二者兼有。

［八纲辨析］

表证，虚证，寒证；半表半里证，虚证，热证。

［应用］

1. 表虚内热的疾病

流行性感冒后期、体虚之人感冒迁延不愈者。

2. 同时具备桂枝汤证和小柴胡汤证的胸腹疾病

胆囊炎、胆石症、小儿癫痫、十二指肠溃疡因感冒而加重者、压力性胃炎、阑尾炎、移动性盲肠、慢性结肠炎、溃疡性结肠炎、肋间神经痛。

3. 关节疾病

肩凝症，风湿性关节炎。

4. 内分泌及神经疾病

更年期综合征、神经官能症、自主神经功能紊乱、神经性头痛。

［用方说明］

（1）本方治疗既有桂枝汤证又有小柴胡汤证，不只限于原文中所描述的症状。

（2）对本方证理解为"桂枝体质"见胸胁苦满、寒热往来、呕吐口苦，或"柴胡体质"见自汗、鼻塞、腹痛、关节酸痛、肌肉痉挛，或小柴胡汤证与桂枝汤证互见。（《中医十大类方》）

（3）对于感冒缠绵不愈，用一般的发汗解表剂治疗无效者，用本方往往能起到好的效果。

（4）本方大约能治疗以下3个方面的疾病：①呼吸系统疾病；②消化系统疾病；③神经系统疾病（癫痫、面部神经痉挛、神经官能症等）。

（5）外感重证往往发病之初常见柴胡葛根汤方证，无论柴胡桂枝汤，还是柴胡葛根汤，若口舌干燥者，均宜加石膏。又由于本条有支节烦疼之治，则本方可用于治疗急性风湿性关节炎，或用于感冒后关节痛。（《经方传真》）

（6）"外证未去"：一是体现在外感病中，表证迁延不愈；二是在慢性疾病中，因新增外感而诱发或加重病情。此时，医者应重视外感，不可一味治旧病，外感邪祛，旧病才可更好地治疗，此时用本方往往有上佳效果。

（7）急慢性肝炎、胆石症、胆囊炎、胃溃疡等伴有呕吐、恶心的剧痛多用此方。（《中

医经方在日本》）

（8）妇女更年期瘀血症状明显而少有其他妇科症状者。（《中医经方在日本》）

（9）《温知堂杂著》曰："风湿，肢节疼痛者，柴桂加苍术多有效，不必拘风湿门诸方，初起多宜葛根加苍术而乌附当麻之类无效者，大抵宜此方。柴胡桂枝汤条云'支节烦疼……外证未去者'，盖以此为目的，近来余屡以此方得奇效。"

[扩展应用]

（1）本方治疗癫痫时，应具备胸胁苦满和腹直肌拘挛等腹部体证。

（2）根据临床使用经验，此方治疗慢性肝炎继发的肝脾肿大，可减去人参、大枣，加鳖甲、牡蛎、茜草、土鳖虫，其效果较好。

（3）本方又治周身气窜作痛，以手拍打，则出气做嗝而窜痛暂缓的神经官能症。

（4）《科技简报》（医药卫生部分）1975年第1期介绍，用加减柴胡桂枝汤（方名自拟）治疗急腹症（急性胆囊炎、阑尾炎、胰腺炎、肠梗阻等）无绝对手术指征者，奏效颇捷。组方：柴胡12克、黄芩4.5克、桂枝4.5克、白芍9克、炙甘草3克、太子参9克、法半夏9克、生姜4.5克、红枣6个。加减法：大多以上方加广木香4.5克、枳壳6克、金铃子9克、延胡索6克，如为胆囊炎另加黄柏6克、瓜蒌实12克；合并胆结石加金钱草30克、郁金9克；如胰腺炎剧痛加败酱草15克；肠梗阻加莱菔子30～60克、川朴6～12克、槟榔9克。

（5）相见三郎先生对于精神紧张的小儿夜尿症经常使用柴胡桂枝汤，他强调，此方证的腹症一定要有胸胁苦满与左右腹直肌紧张。

（6）对于结石症腰痛或背部疼痛发作显著者，如用猪苓汤与柴胡桂枝汤合方则效果更好。

（7）小儿的荨麻疹，大多是小柴胡汤方证。如果有怕风、汗出，用柴胡桂枝汤；如有口干口苦，大便干结，用小柴胡汤合升降散。

（8）柴胡桂枝汤可治疗消化性溃疡、慢性浅表性胃炎，属湿热互结、胃气虚弱证，效果良好。反酸者，加乌贼骨、左金丸；幽门螺杆菌阳性者，加蒲公英、黄连；痛剧者，加金铃子散；纳差者，加白术、白豆蔻、砂仁。

（9）柴胡桂枝汤合芍药甘草汤治疗顽固性腹痛。

[附方]

鳖甲煎丸

组成：鳖甲十二分，乌扇三分，黄芩三分，柴胡六分，鼠妇三分，干姜三分，大黄三分，芍药五分，桂枝三分，葶苈一分，石韦三分，厚朴三分，牡丹皮五分，瞿麦二分，紫葳三分，半夏一分，人参一分，蟅虫五分，阿胶三分，蜂窝四分，赤硝十二分，蜣螂六分，桃仁二分。

原文：病疟，以月一日发，当以十五日愈；设不差，当月尽解；如其不差，当云何？师曰：此结为癥瘕，名曰疟母，急治之，宜鳖甲煎丸。（金匮要略·疟病脉证并治2）

用方标准：肝脾肿大，慢性肝炎，肿瘤，疟疾等，见血瘀、气滞、水毒者。

应用：疟母，肝脾肿大，子宫肌瘤，肿瘤等。

扩展应用：本方不限于疟疾，用于有肿物形成的疾病更有意义。

第四节　苓桂合方

苓桂合方总论

苓桂合方是方中同时含有桂枝和茯苓的一类方剂，体现了桂枝平冲降逆、解表的特点，以及茯苓利水的特点。因此，本类方剂所治疾病的症状特点是水气不利、气上冲和表证共同存在。

[类方概括]

学习苓桂合方首先要熟悉茯苓和桂枝的特性，尤其是在《伤寒论》和《金匮要略》里面这类方剂是如何被应用的。所有含有茯苓和桂枝的方子都归在本类方剂里面，通过对所有含有茯苓和桂枝方剂的分析可以归纳出苓桂合方的特性。前面的药物解析章节有对茯苓、桂枝的详细阐述，简单概括，就是本类方剂具有"利水、降逆"的作用。总之，临床掌握苓桂合方要抓住以下 2 个特点。

（1）利水。

（2）降逆。

临床在应用苓桂合方时，要判断出患者具有"水毒和气上冲"的病理因素，要抓住"水、逆"的特点，下述症状也主要是由于"水、逆"造成的。苓桂合方包括五苓散、苓桂术甘汤、桂枝茯苓丸等。

[主要症状]

（1）气上冲：头痛、头晕、头重、心悸、咳喘。

（2）水气不化：水肿、小便不利、水样下利、呕吐、眩晕、震颤、胃部振水音、苔白滑。

（3）发热。

茯苓桂枝白术甘草汤

[组成]

茯苓四两，桂枝三两，白术二两，炙甘草二两。

[原文]

伤寒，若吐、若下后，心下逆满、气上冲胸、起则头眩、脉沉紧，发汗则动经，身为振振摇者，茯苓桂枝白术甘草汤主之。（67）

伤寒吐下后，发汗、虚烦、脉甚微、八九日心下痞硬、胁下痛、气上冲咽喉、眩冒、

经脉动惕者，久而成痿。（160）

心下有痰饮，胸胁支满，目眩，苓桂术甘汤主之。（金匮要略·痰饮咳嗽病脉证并治 16）

夫短气有痰饮，当从小便去之，苓桂术甘汤主之，肾气丸亦主之。（金匮要略·痰饮咳嗽病脉证并治 17）

[原文分析]

1. 心下逆满、气上冲胸、起则头眩、脉沉紧，发汗则动经，身为振振摇者

水毒上冲的表现。

2. 心下痞硬、胁下痛、气上冲咽喉、眩冒、经脉动惕

是水气上冲的表现。

3. 胸胁支满，目眩

同上。

4. 苓桂术甘汤主之，肾气丸亦主之

二方均可祛水饮，其兼症不同。

[方解]

茯苓——治心悸、小便不利。

白术——利水，治痰饮、眩冒。

桂枝、炙甘草——平冲降逆，治心悸、上冲等症。

全方共同用于里虚水饮而见心悸、冲逆感、振颤感、头眩，或小便不利、脉沉紧、腹部软弱或胃中有振水音者。

[用方标准]

水饮上冲证。

（1）眩晕、头晕，站立时眼前发黑。

（2）有气上冲，头痛，头重如帽。

（3）动悸、心悸，四肢冷感、易疲劳，振颤感。

（4）尿量减少，但次数增加。

（5）低血压或高血压，有气上冲感。

（6）或喘息、下利，眼睑肿、流泪。

（7）腹壁软弱，胃部有振水音，腹部动悸。

（8）舌湿润，苔白。

（9）脉沉紧或沉滑。

[注]

（1）有眩晕、头晕、站立时眼前发黑、动悸、头痛、神经过敏、尿量减少的症状，确

认有胃内停水或脉沉紧，不论什么疾病，都可以用本方治疗。

（2）头昏眼花，不耐久视，久视则昏暗不清晰，或生云翳或赤痛多泪，心下悸，脉弦者也可用本方治疗。

[体质要求]

消瘦，虚弱，面色黧黄，轻度水肿，眼袋明显，舌淡而胖大，有齿痕，苔水滑或白腻，易头晕、心悸，胃部有振水音，小便少。

[八纲辨析]

里证，实证，偏寒。

[应用]

1. 以眩晕为表现的疾病

梅尼埃病、椎基底动脉供血不足。

2. 以心悸、胸闷、气短为表现的疾病

心脏瓣膜疾病、心脏神经官能症。

3. 眼疾

结膜炎、病毒性角膜炎、中心性浆液性脉络膜视网膜病变。

4. 以胃内停水为表现的消化道疾病

胃下垂、功能性胃肠病。

5. 其他

耳鸣、血压异常、支气管炎等。

[用方说明]

（1）本方以眩晕、身体动摇感、心悸亢进为适应证，应用于各种疾病。

（2）以眩晕为目标时，须心下部有拍水音，或伴有心悸亢进，或脉沉紧者方得使用。（龙野一雄）

（3）《类聚方广义》云："苓桂术甘汤治饮家眼目生云翳，昏暗疼痛，上冲头眩，睑肿，眵泪多者，加苤苢（车前子），尤其奇效。"又云"治雀目证，亦有奇效。"临证中可供参考。

（4）胡希恕认为，本方治疗头晕、目眩确有良效，但如果无气冲之候则不验。心下逆满、气上冲咽喉、心下痞硬、胁下痛、气上冲胸、胸胁支满等皆气冲之候。当然眩晕属实热者不能用本方。

（5）张海峰指出，在具体运用本方时，第一，要分清"阳虚"和"饮邪"哪个方面偏重，中脘恶寒或背心恶寒均属"饮"的特征，再则弦脉主饮，故"饮证"其脉多弦，具此证者，可用本方；第二，如有少气懒言，中气不足之证者，可于方中加入党参、黄芪 9 ～ 15 克；第三，苓桂术甘汤原方中的"桂"仍指桂枝，有时可改用"肉桂"，其温阳效果更好；第四，如不仅中脘恶寒或其他局部恶寒，全身均感恶寒者，属"阳虚"，可于方中加入制附子 9 ～ 15

克，先煎。以上论述，可谓辨证之目，故特此录之。

（6）苓桂术甘汤治眩晕与方中白术有重要关系。应用白术治眩晕，不必拘于痰饮与火的临床见症，除肝阳上亢及舌红无苔，或舌苔黄燥外，其余诸型眩晕均可选用；应用白术治眩晕用量宜大，成人不宜少于 25 克，梅尼埃病可用至 50 克；白术质润气香，一经炒炙，香损质枯大失其性。所以白术治疗眩晕，最好用生品。

（7）本方频繁用于自主神经功能紊乱或精神不安者，经常用于心脏神经官能症、直立性眩晕、或者梅尼埃病。（《中医经方在日本》）

（8）本方证有胃内停水、胃部振水，但患者几乎感觉不到。所以有胃下垂、胃弛缓倾向者，入浴时或乘车、船时容易产生身体动摇感，对此，也常用本方。（《中医经方在日本》）

（9）对属于自主神经功能紊乱的高血压或低血压有显著疗效，其标志是尽管有贫血倾向，却因常常逆上而面色潮红，且有头痛、耳鸣。（《中医经方在日本》）

（10）对常用镇痛剂的习惯性头痛有奇效者不在少数，有一些报道说有的患者头痛、眩晕、耳鸣、精神不安，有失眠倾向，长年离不开镇痛剂，连用本方之后竟可以停用了镇痛剂。（《中医经方在日本》）

（11）有不少鼻窦炎患者体质虚弱，不适用葛根汤或葛根加辛夷、川芎，只是头痛、耳鸣而无黏稠脓汁者，服用本方与小柴胡汤合方多有效。（《中医经方在日本》）

（12）本方也可治疗"夫心下有留饮，其人背寒冷如手大"的胸背寒冷患者。

［方药加减］

（1）本方加车前子、细辛、黄连名为明朗饮，用于眼科一般疾患、视力障碍等。

（2）本方合四物汤（连珠饮）治疗排尿性晕厥，低血压；加葛根、川羌、鹿衔草等治椎基底动脉供血不足之眩晕；加半夏、泽泻治疗梅尼埃病等。

（3）连珠饮再加生龙骨、生牡蛎，名为镇眩汤。镇眩汤的应用范围颇广，对耳源性眩晕、眼源性眩晕、椎基底动脉供血不足引起的眩晕，均有良好疗效。

（4）眩晕重者加泽泻 30 克，呕吐重者加陈皮、半夏，伴失眠者加生龙骨、生牡蛎。

（5）消瘦、心悸明显，状如奔豚者，加大枣。

（6）咳逆上气而头昏眼花者，加五味子。

［方剂鉴别］

1. 当归芍药散

有用方标准里的症状，再加之有下腹部痛或月经不调，用当归芍药散。

2. 五苓散

均有小便不利，水毒；五苓散症见脉浮，口渴，水逆而吐。

3. 真武汤

均有心下悸、眩晕，但真武汤证多有脉沉弱，手足厥冷等阳虚表现。

4. 苓姜术甘汤

均有水毒，但苓姜术甘汤证腰腿冷重，小便自利，脉沉弱。

5. 半夏厚朴汤

均有自主神经功能紊乱，但半夏厚朴汤证咽喉和胸部有异物感或痞塞感，无逆上的倾向。

6. 小柴胡汤、柴胡加龙骨牡蛎汤、桃核承气汤、桂枝茯苓丸、当归芍药散

均有眩晕。小柴胡汤证有胸胁苦满，但无胃内停水；柴胡加龙骨牡蛎汤证有烦惊腹动；桃核承气汤、桂枝茯苓丸、当归芍药散证另外还有循环障碍症状，而不以眩晕为主要症状，泽泻汤证的眩晕程度比本方更甚，无心悸亢进。

7. 肾气丸

均治水毒，肾气丸有手心烦热的地黄证，患者小腹不仁，小腹拘急，四肢轻度冷感，小便反多，本方证可见头晕、头眩，心悸，小便不利。

[扩展应用]

（1）苓桂术甘汤：治疗银屑病，有滥用抗生素史，舌偏胖水滑，汗易出而匀（汗难出不匀，多用麻黄加术汤，与本方形成对方）。

（2）水桂枝体质当选用苓桂剂。脱发、耳鸣、气喘为苓桂术甘汤合苓桂味甘汤证；咳嗽，痰清稀、量多色白，动则气喘等为苓甘五味姜辛汤证合苓桂味甘汤证。用苓桂术甘汤、苓桂味甘汤及苓甘五味姜辛汤合方是黄煌临床常用的水桂枝体质调理方。（《经方论剑录》）

（3）水气迫肺——苓桂杏甘汤，水停胃中——苓桂姜甘汤，脾气虚弱——苓桂枣甘汤，心脾阳虚，肝气上逆——苓桂芥甘汤，水气上冲——苓桂术甘汤，肾不纳气——苓桂味甘汤，兼夹痰湿——苓桂杏苡汤，兼夹瘀血——苓桂茜红汤，心神浮越——苓桂龙牡汤。

[附方]

1. 茯苓桂枝甘草大枣汤

组成：茯苓半斤，桂枝四两，炙甘草二两，大枣十五枚。

原文：

发汗后，其人脐下悸者，欲作奔豚，茯苓桂枝甘草大枣汤主之。（65）

发汗后，脐下悸者，欲作奔豚，茯苓桂枝甘草大枣汤主之。（金匮要略·奔豚气病脉证治4）

用方标准：全方共治里虚水饮冲逆而见心悸、气上冲、腹挛急者。

应用：神经性心悸；胃下垂、胃扩张；不完全性肠梗阻；腹部大动脉瘤；惊恐；更年期综合征。

方剂鉴别如下。

（1）桂枝甘草汤：桂枝甘草汤证为"心下悸"，病偏于上部；本方证为"脐下悸"，病偏于下部；且本方证上冲波及的范围要比桂枝甘草汤证广泛。

（2）甘麦大枣汤：甘麦大草汤证偏于精神情感性异常，用小麦"补肝气"；本方证则

以悸动为主证，用茯苓、桂枝定悸。换言之，癔病以情感发作为主者，可用甘麦大枣汤，以悸动上冲发作为主者选用茯苓桂枝甘草大枣汤。

（3）桂枝加桂汤：桂枝加桂汤主治"气从少腹上冲心"，以桂枝为主药，以平冲为目的；本方证则以脐下悸为主证，上冲症状不及桂枝加桂汤证。

（4）苓桂术甘汤：苓桂术甘汤所用桂枝及茯苓剂量不及本方，其悸动的程度也不及本方证；彼用白术，以心下停饮和头眩为特征，本方证没有头部症状。

（5）桂枝加桂汤：均治奔豚、上冲、心悸，桂枝加桂汤有表证，本方可见小便不利、舌苔水滑等水饮证。

（6）茯苓甘草汤：均有上冲、心悸，茯苓甘草汤证有呕吐症状。

（7）苓桂味甘汤：均有上冲、心悸，无脐下悸，但苓桂味甘汤证有头如裹、面红、咳嗽。

2. 茯苓甘草汤

组成：茯苓二两，桂枝二两，炙甘草一两，生姜二两。

原文：

伤寒，汗出而渴者，五苓散主之；不渴者，茯苓甘草汤主之。（73）

伤寒厥而心下悸，宜先治水，当服茯苓甘草汤，却治其厥。不尔，水渍入胃，必作利也。（356）

用方标准：里虚水停而出现的呕而小便不利、心下悸而无口渴。

应用：失眠而心悸，神经官能症出现本方证，增量茯苓加生龙骨、牡蛎有良效。

茯苓桂枝五味甘草汤

[组成]

茯苓四两，桂枝四两，炙甘草三两，五味子半升。

[原文]

青龙汤下已，多唾，口燥，寸脉沉，尺脉微，手足厥逆，气从小腹上冲胸咽，手足痹，其面翕热如醉状，因复下流阴股，小便难，时复冒者，与茯苓桂枝五味甘草汤，治其气冲。（金匮要略·痰饮咳嗽病脉证治 36 ）

[原文分析]

1. 手足厥逆、手足痹

阳虚寒饮不化。

2. 气从小腹上冲胸咽

气上冲症状，可能是心悸、动脉搏动感。

3. 其面翕热如醉状

虚阳上越的表现。

4. 因复下流阴股，小便难

寒饮在下，阳气不能化饮。

5. 时复冒

水随气上冲，头目不清醒，应与"眩"区别，"眩"为旋转、晃动感，"冒"为蒙蔽、头胀感。

[方解]

桂枝、炙甘草——治气冲上逆、心悸。

茯苓——利水邪，治小便难。

五味子——主治咳逆上气而冒。

全方共治水饮冲逆而见咳逆上气、眩晕又见心下悸者。

[用方标准]

里寒水饮，虚阳挟饮上冲证。

（1）虚阳挟饮上冲表现：气上冲，面红如醉，心悸，头晕、眼花。

（2）里寒水饮表现：手足厥冷，手足痹，下肢、小腹冷，小便难，水肿。

[体质要求]

面红，水肿貌，虚弱。

[八纲辨析]

里证，虚证，上热下寒证。

[应用]

1. 肺系疾病

支气管哮喘、慢性支气管炎、肺不张、肺气肿、肺源性心脏病等。

2. 其他

渗出性中耳炎、低血压、神经官能症、更年期皮肤病。

[用方说明]

该药方常用于中耳炎，但不是化脓性，而是渗出液潴留者，可使小便增加，消除耳部闭塞感、头部如戴物感、醉酒貌等症状，去除水液潴留。如果中耳炎伴有发热、或头痛、恶寒，该药方则不适宜，可以考虑葛根汤、小青龙汤，根据情况也可以选择柴胡桂枝汤。（大塚敬节）

[方剂鉴别]

苓甘五味姜辛夏杏大黄汤

均有肺中寒饮，但苓甘五味姜辛夏杏大黄汤无手足痹，手足逆冷，下肢冷，小腹冷等症状，仅存在肺中寒饮，其面如醉状为偏于实热状态，或有大便干结。

[扩展应用]

对于半夏体质的患者，用苓桂味甘汤合苓甘五味姜辛汤治疗心肌病，很大程度上改善了心慌、胸闷、乏力等不适。

五苓散

[组成]

猪苓十八铢，泽泻一两六铢，白术十八铢，茯苓十八铢，桂枝半两。

[原文]

太阳病，发汗后，大汗出，胃中干，烦躁不得眠，欲得饮水者，少少与饮之，令胃气和则愈；若脉浮，小便不利，微热消渴者，五苓散主之。（71）

发汗已，脉浮数，烦渴者，五苓散主之。（72）

伤寒，汗出而渴者，五苓散主之；不渴者，茯苓甘草汤主之。（73）

中风发热，六七日不解而烦，有表里证，渴欲饮水，水入则吐者，名曰水逆，五苓散主之。（74）

病在阳，应以汗解之，反以冷水潠之，若灌之，其热被劫不得去，弥更益烦，肉上粟起，意欲饮水，反不渴者，服文蛤散；若不差者，与五苓散。（141）

本以下之，故心下痞，与泻心汤；痞不解，其人渴而口燥烦，小便不利者，五苓散主之。（156）

太阳病，寸缓、关浮、尺弱，其人发热、汗出，复恶寒，不呕，但心下痞者，此以医下之也；如其不下者，病人不恶寒而渴者，此转属阳明也；小便数者，大便必硬，不更衣十日，无所苦也，渴欲饮水，少少与之，但以法救也；渴者，宜五苓散。（244）

霍乱，头痛，发热，身疼痛，热多欲饮水者，五苓散主之；寒多不用水者，理中丸主之。（386）

假令瘦人，脐下有悸，吐涎沫而癫眩，此水也，五苓散主之。（金匮要略·痰饮咳嗽病脉证并治31）

[原文分析]

口渴、小便不利、脉浮、汗出、水逆、心下痞、脐下悸、癫眩、肉上粟起

以上症状均为水液代谢失调出现的症状，水不上承则口渴；水不下输则小便不利；血管内水分过多，则脉浮，如组织内水分过多，也会出现脉沉，故脉浮不是必要症状；体内水分过多，不从小便出，而从汗出，则汗多；胃中水多则水逆、心下痞；肠中水多则下利；水蓄下焦则脐下悸；水邪冲逆则癫眩；水饮泛溢皮肤，则出现皮肤水肿、水泡、湿疹、带状疱疹等皮肤病。

全方用治三焦蓄水证。

[方解]

桂枝——发散表邪、平冲降逆，治表有热或脐下动悸，另可助利水药通利。

茯苓——利水邪，治悸、小便不利、头眩。

白术——主利水，能治小便不利、悸、眩冒。

泽泻——主治小便不利、冒眩、渴。

猪苓——主治渴而小便不利。

全方共主三焦停水见小便不利、气上冲、吐涎沫而头眩、口渴、呕吐、泄泻；或外有表证、发热、脉浮者。

[用方指征]

三焦停水证。

（1）口渴。

（2）尿量减少。

（3）喝水入口即吐（水逆证）。

（4）伴有眩晕的头痛、偏头痛，可能是由于脑水肿引起。

（5）水样下利。

（6）水肿。

（7）胃部有振水音，脐下悸，腹壁无力软弱。

（8）腹痛，发热，蛋白尿。

（9）舌苔薄白或水滑。

（10）脉浮。

[体质要求]

患者一般肥胖，舌淡苔滑，容易腹泻，但体重不降反长。对于具体病症无体质要求，符合方证即可应用。

[八纲辨析]

里证，实证，偏热证。

[应用]

1. 以体内外水液积聚（水肿）为表现的疾病

小儿鞘膜积液、小儿脑积水、肝硬化腹水、心包积液、胸腔积液、肾积水、肾小球肾炎、流行性腮腺炎、痛风。

2. 以渗出过多为表现的疾病

带状疱疹、湿疹、脂溢性皮炎、水痘。

3. 以泻利、吐水为表现的疾病

急性胃肠炎、妊娠呕吐、女性结扎后呕吐、胸廓成形术后剧烈呕吐、婴幼儿呕吐、婴幼儿腹泻、小儿流涎。

4. 以口渴、多饮、小便不利或尿频为表现的疾病

醉酒后的不适、干燥综合征、尿崩症。

5. 以头痛、头晕为表现的疾病

偏头痛、三叉神经痛、癫痫、梅尼埃病、眩晕症、垂体瘤。

6. 眼疾

假性近视、青光眼、视神经乳头水肿、玻璃体浑浊、夜盲症、卡他性结膜炎、滤泡性结膜炎。

[用方说明]

（1）方中猪苓将多余的组织液移至血液中，作为尿液排出体外。泽泻、茯苓也是利尿药，能协同和提高利尿效果。白术帮助胃肠运动，促进机体吸收过剩的水分。桂枝可以治疗发热、恶寒、头痛等，对肾和膀胱的功能也有激活作用。（木下繁太郎）

（2）五苓散有调节体内水分不平衡的作用，有研究认为偏头痛是头部水分过多引起的，故本方可用于偏头痛。（木下繁太郎）

（3）如果出现口渴和尿量减少，只要有胃内停水、脉浮的症状，就可以用五苓散。（木下繁太郎）

（4）在静脉滴注、大量皮内注射和肾脏透析的过程中，很容易出现水停的状态，这时候用五苓散来治疗是有效的。（木下繁太郎）

（5）津液损伤、阴血亏损作渴而小便不利者忌用，以防重劫其阴。

（6）按原方剂量利尿效果最佳，各药等量则利尿效果明显减弱。

（7）本方有纠正脱水的作用，但对于重度脱水及伴有严重电解质紊乱患者，不能单纯依靠本方，需结合补液等其他纠正水电解质紊乱的措施。（黄煌）

（8）吐水者宜用散剂，无上消化道症状者可用汤剂。（黄煌）

（9）服用五苓散后宜饮热开水，取微汗为宜。平时忌食冰冷食物。（黄煌）

（10）少数患者服用本方后，可能出现腹泻或便秘，需减量或停服。（黄煌）

（11）渴而多饮，饮不解渴，小便少，这种病理状态是五苓散证的实质。

[方药加减]

（1）五苓散加茵陈为茵陈五苓散，在单纯性黄疸口渴、尿量减少时用之；对于嗜酒者之黄疸及水肿用亦佳；茵陈为黄疸之特效药。

（2）平胃散与五苓散合方为胃苓汤，用于水泻性下痢或水肿。

（3）小柴胡汤与五苓散合方为柴苓汤，有小柴胡汤证且口渴、尿量减少者用之；或用于治疗肠易激综合征。

（4）五苓散加车前、木通，治疗阴囊水肿有效。

（5）暑天多汗、头痛烦渴、小便涩者，加滑石、寒水石、石膏、甘草，名桂苓甘露饮。

（6）五苓散加葛根、滑石治疗顽固性腹泻。

（7）五苓散合麻黄附子细辛汤可治疗关节肿痛。

（8）五苓散加川楝子、木通、小茴香，是陈修园治疗疝气的经验方，临床证明，凡疝气而见小便不利、舌苔白滑者，用之甚佳。

（9）五苓散合桃核承气汤治疗急性小球肾炎。

[方剂鉴别]

（1）茯苓甘草汤

茯苓甘草汤证虽有汗出但无口渴，而五苓散证见口渴。

（2）理中丸

理中丸证虽有吐利但无口渴，且属于阴证，而五苓散证属于阳证。

（3）大黄甘草汤

治"食已即吐"，但其证舌象多质红而苔黄，五苓散证舌象多有舌苔水滑。

（4）白虎加人参汤

两方均治口渴，但白虎加人参汤证见脉象洪大。

（5）肾气丸

两方证均可见明显口渴。但肾气丸证见尿量多，与所饮水量成平行关系；有疲劳感和手足热感，或者自觉冷感。

（6）小半夏汤、小半夏加茯苓汤、半夏泻心汤

均有吐，但口不渴，无小便不利。

（7）甘草泻心汤、人参汤

均有吐、泻，但口不渴，无小便不利。

（8）苓桂术甘汤

均有眩晕，但苓桂术甘汤证无口渴。

（9）真武汤

均有眩晕，但真武汤证无口渴，虚弱程度甚。

（10）猪苓汤

均有小便不利、口渴、水肿等，但猪苓汤证有排尿困难、排尿痛、残尿感，主下焦。

（11）吴茱萸汤

均可有上逆、头痛、头晕，吴茱萸汤证有手足冷，烦躁甚，呕吐重。

[扩展应用]

（1）风寒感冒伴全身疼痛者，可用五苓散。

（2）对于结石的治疗不外乎利小便，猪苓汤是，五苓散也是。若是疼得厉害，加大量生薏苡仁。所以加生薏苡仁、大黄治结石病。五苓散加生薏苡仁、大黄我试过，猪苓汤加生薏苡仁、大黄我也用过，都好使。如果渴重、偏于热，用猪苓汤；脉浮、有些偏于表证，就用五苓散。（胡希恕）

（3）五苓散可治疗夏秋的呕吐、水泻。其证多有吐水、口渴，头晕心悸，烦躁而多汗。

（4）五苓散可用于早、中期心力衰竭患者见下肢水肿、小便不利，应及早使用，且疗效卓著。

（5）通常心功能不全时，出现肝肿大伴腹水等症状，用柴胡桂枝干姜汤合五苓散获得奇效者不在少数。

（6）对三叉神经痛的患者，先辨有无表证，有表证者宜麻黄汤、葛根汤、桂枝加术附汤、五苓散一类解表。

（7）服用人参汤有时可出现水肿，是佳兆，可用五苓散消除。

[附方]

茯苓泽泻汤

组成：茯苓半斤，泽泻四两，甘草二两，桂枝二两，白术三两，生姜四两。

原文：胃反，吐而渴欲饮水者，茯苓泽泻汤主之。（金匮要略·呕吐哕下利病脉证治 18）

用方标准：胃虚饮停，呕吐、渴欲饮水，或见小便不利、心下悸、眩晕者。

应用：慢性十二指肠溃疡、胃炎、胃癌等。

扩展应用：

（1）本条所述偏于停水，水停不消，积至相当程度必吐。因呕吐多，全身组织缺少水的营养，故感到口渴，也是本方证的特点。如胃有停饮，不吐但痛，见渴欲饮水者，用本方亦有效验。（《经方传真》）

（2）胃扩张所致呕吐。

桂枝茯苓丸

[组成]

桂枝、茯苓、牡丹皮、桃仁、芍药各等分。

[原文]

妇人宿有癥病，经断未及三月，而得漏下不止，胎动在脐上者，为癥痼害。妊娠六月动者，前三月经水利时，胎也。下血者，后断三月，血不也。所以血不止者，其癥不去故也，当下其癥，桂枝茯苓丸主之。（金匮要略·妇人妊娠病脉证治 2）

[原文分析]

癥固害瘀血水毒为患。

[方解]

桂枝——降冲逆而通阳、通血脉，治气上冲见面红、烦躁、心悸等，助化瘀药物通经活血。

茯苓——利水邪，治悸，与桂枝配伍同治心腹动悸，小便不利、蓄水等。

桃仁——主治瘀血、小腹满痛及妇人经水不利。

丹皮——去瘀血，散凝滞。

芍药——除血痹而缓急。

全方共主形体较壮实，颜面多红，或眼睑等黏膜充血，头痛、头晕，肩凝，左、右脐旁，特别是左下腹能触觉坚实之抵抗感或压痛，或有心悸、烦躁、头晕等的瘀血证。关键是找到实性的瘀血征，或有上冲、水停的证据。

[用方指征]

内瘀证。

（1）气上冲：颜面多红，或眼睑等黏膜充血，头痛、头晕，肩凝，心悸等。

（2）瘀血症状：面部鼻翼旁有红色血丝；下肢小腿前部皮肤粗糙，甚至肌肤甲错；眼圈发黑；唇色紫黯。

（3）左、右脐旁，特别是左下腹能触觉坚实之抵抗感或压痛。

（4）舌黯或淡紫、紫，舌有瘀斑，舌下脉络迂曲色紫黑。

（5）脉多沉迟而紧。

（6）其他：烦躁、烦热、下肢冷、不眠、紧张感、压迫感。

[注] 关键是找到实性的瘀血征，或有上冲、水停的证据。

[体质要求]

患者中等不弱，或偏于壮实，其面色多黯红，甚至面部鼻翼旁有红色血丝，下肢小腿前面皮肤粗糙，甚至肌肤甲错，眼圈发黑，唇色黯紫，舌黯或淡紫、紫，舌有瘀斑，舌下脉络迂曲色紫黑。

[八纲辨析]

里证，实证。

[应用]

全身各科疾病见瘀血者。

（1）妇科疾病：子宫内膜炎、卵巢炎、输卵管炎、月经不调、闭经、倒经、带下、胎盘滞留、死胎、子宫肌瘤、不孕症、习惯性流产、乳腺病、更年期综合征等。

（2）皮肤疾病：紫癜、冻疮、皮炎、湿疹、荨麻疹、面疱、黄褐斑、痈疖、鹅掌风、疣赘、脱疽、银屑病、脱发等。

（3）眼疾：麦粒肿、虹膜炎、眼底出血、中心性视网膜炎、眼睑炎、角膜炎、贝赫切特综合征等。

（4）肺部疾病：支气管哮喘、慢性阻塞性肺疾病、肺动脉高压。

（5）心脑血管疾病：高血压、冠心病、高脂血症、脑梗死、心肌梗死、下肢静脉血栓。

（6）肾病：急慢性肾功能不全、慢性肾病、糖尿病肾病。

（7）肛肠疾病：痔疮、肛裂。

（8）男科疾病：前列腺炎、前列腺肥大、精索静脉曲张、阳痿、睾丸炎。

（9）其他：肝炎、腹膜炎、坐骨神经痛、腰痛、风湿病、甲状腺肿、夜尿症、腓肠肌痛（痉挛）、下肢静脉瘤、腹主动脉瘤等。

[用方说明]

（1）本方是活血利水的代表方剂。

（2）有凝血功能障碍或服用抗凝药的患者慎用，或减少剂量。

（3）用时服用华法林、阿司匹林等抗凝血药者宜减少本方的服用量。

（4）孕妇慎服或忌服。

（5）本方适用于有炎症和充血的妇科病以及皮肤科、外科疾病，其标志是下眼睑、牙龈充血。

（6）本方适用于月经不调和痛经，应以月经周期不定且下腹部疼痛或压痛，伴有兴奋性神经症状者为标志。

（7）本方多用于有炎症、充血的红斑期或丘疹期（肉眼看去一般呈鲜红色）湿疹、荨麻疹、皮炎。鲜红的面疱服本方也有效。

（8）由交通事故引起的跌打损伤速服本方，越早越好，服用时间最少需要 10 日。

[方剂鉴别]

1. 桃核承气汤

均有瘀血征，但桃核承气汤证上冲和足冷较为显著，少腹急结，有便秘、如狂的状态，为动的状态，是发扬性的；本方为静止性的状态。

2. 大黄牡丹皮汤

均有瘀血征，大黄牡丹皮汤证多见急性局部症状，有化脓之势。

3. 抵当汤

均有瘀血征，抵当汤证的症状更强烈，有发狂、健忘之症。

4. 当归芍药散

均有瘀血征，当归芍药散证为虚性瘀血，还有水饮见证。

[方药加减]

（1）便秘者，加大黄。

（2）腰腿痛，加怀牛膝。

（3）进食后腹胀、嗳气、反酸、心下按之满痛者，合大柴胡汤。

（4）抑郁、失眠，合柴胡加龙骨牡蛎汤。

（5）糖尿病、高血压，合黄芪桂枝五物汤。

（6）痛风、腰痛，加大黄、附子、细辛。

（7）本方加薏苡仁可起到美容、美肌的作用。

[扩展应用]

（1）本方常用于治疗冠心病及胸腹急慢性炎症。

（2）桂枝茯苓丸加牛膝治疗前列腺病。

（3）桂枝茯苓丸合黄连阿胶汤治疗子宫腺肌症。

（4）感染性不孕症、慢性盆腔炎、慢性附件炎，可用当归芍药散合薏苡附子败酱散内服，加入附子提高疗效。灌肠方以桂枝茯苓丸为底方，加生牡蛎、海藻（有盆腔积液者）、橘核、香附、制乳香、制没药、酒大黄、蒲公英等。

（5）桂枝茯苓丸合附子理中汤治疗子宫内膜癌。

（6）多囊卵巢综合征，黄煌教授临床常用葛根汤、当归芍药散、桂枝茯苓丸、五积散、麻黄附子细辛汤、防风通圣散等方。葛根汤适用于恶寒无汗、头痛、身痛、颈项强痛、嗜睡、易疲乏、大便溏薄的疾病和平时容易闭汗的体质；麻黄附子细辛汤适用于精神萎靡、恶寒无汗、身体疼痛、脉沉为特征的疾病和平时有严重寒感和极度疲劳的体质；防风通圣散多用于那些头昏胸闷、身痒红疹、口苦舌干、大便不通的疾病和表里俱实的体质。

（7）热入血室，临床没有可下之证，大便不干，或者便溏，用小柴胡汤合桂枝茯苓丸就相当好使，有时候也可合桃核承气汤，或者再加石膏。有可下之证，大便几日不通，或伴谵语，也可用大柴胡汤合桂枝茯苓丸或桃核承气汤。

（8）尿毒症经方透析：桂枝茯苓丸加大黄、牛膝、丹参、川芎。

（9）下肢静脉血栓：桂枝茯苓丸合四味健步汤（芍药、怀牛膝、丹参、石斛）。

（10）下肢静脉曲张溃疡：桂枝茯苓丸加金银花、连翘、川牛膝，后用桂枝茯苓丸＋阳和汤。

（11）腰痛凌晨重，起床活动后减轻，可作为使用桂枝茯苓丸的参考。

（12）桂枝茯苓丸合五苓散加大黄、牛膝治疗痛风。

（13）桂枝茯苓丸加石斛、黄芪，可治糖尿病肾病。

（14）心力衰竭、心源性哮喘：葶苈大枣泻肺汤合桂枝茯苓丸。

（15）四逆散与桂枝茯苓丸合方血府逐瘀汤的适应证或心脑血管病不可下者可用桂枝茯苓丸合四逆散。

（16）桂枝茯苓丸合大柴胡汤加石膏可治高血压、脑出血。

（17）桂枝茯苓丸加大黄治疗复发性麦粒肿。

第五节　半夏类方

半夏类方总论

半夏类方是一类以半夏为为主药的方剂，体现了半夏化痰降逆消痞的特点，其治疗的患者体质往往具有营养良好、诉愁较多、目睛有神的特点，其症状多有呕吐、心下痞、咽中异物感等。

[类方概括]

学习半夏类方首先要熟悉半夏的特性，尤其是在《伤寒论》和《金匮要略》里面半夏是如何被应用的。尽管不是所有含有半夏的方子都归在半夏类方里面，但是通过对所有含有半夏方剂的分析可以归纳出半夏的特性。前面的药物解析章节有对半夏的详细阐述，最重要的一点，就是半夏"化痰"的特点。总之，掌握半夏类方要抓住半夏的以下 3 个特点。

1. 化痰、消水

单用半夏或与温热药配伍可以化湿痰、寒痰，如半夏散治疗咽喉不利，瓜蒌薤白半夏汤治疗胸痹、半夏厚朴汤治疗梅核气，小青龙汤治疗肺寒痰饮，半夏麻黄丸可以治疗心下悸。通过配伍可以化各种痰，如在小陷胸汤治疗痰热结胸，是通过半夏化痰的作用实现的。

2. 降逆

如小半夏汤、半夏泻心汤、大柴胡汤、小柴胡汤等，半夏主要起到了降逆的作用，同时也体现了半夏化痰的作用。

3. 半夏的药证

包括咽喉肿痛、不利；呕逆而不渴；心下悸；痰饮咳喘；心下坚满；肠鸣；眩晕；神经症。

以半夏为主的半夏类方能体现出上述半夏的特点。临床在应用半夏类方时，要判断出患者具有"痰"的病理因素，无论什么疾病，均可大胆应用。一些怪病、疑难杂症可以尝试半夏类方治疗，很多时候会有意想不到的效果。应用半夏类方，就是要抓住"痰"，下面的体质和症状也主要是由于"痰"造成的。代表性的方剂有半夏厚朴汤、小陷胸汤、瓜蒌薤白白酒汤、旋覆代赭汤等。

[体质要求]

（1）营养状况较好，肥胖者居多。

（2）目睛大而有光，眼神飘忽。

（3）肤色滋润或油腻，或黄黯，或有水肿貌。

（4）舌象多数正常，或舌苔偏厚，或干腻，或滑苔黏腻。

（5）脉象大多正常，或滑利。

[主要症状]

（1）主诉较多而怪异，多为自觉症状，也体现"怪病多由痰作祟"的特点。

（2）易精神紧张，好疑多虑。

（3）易惊恐，易眩晕、心悸。

（4）易恶心、呕吐。

（5）咽喉异物感，躯体异常感觉。

（6）易咳喘多痰。

（7）易失眠多梦。

（8）易肢体麻木、疼痛等。

半夏厚朴汤

[组成]

半夏一升，厚朴三两，茯苓四两，生姜五两，紫苏叶二两。

[原文]

妇人咽中如有炙脔，半夏厚朴汤主之。（金匮要略·妇人杂病脉证治5）

[原文分析]

咽中如有炙脔痰气郁结，咽中不适，诉愁较多，精神不安的一种状态。

[方解]

半夏——降气化痰止呕，治咳逆、痰涎、腹胀。

厚朴——主治胸腹胀满。

茯苓——利水化饮消痰，治痰涎、头眩、小便不利。

紫苏叶——开气解郁，消痰水。

生姜——止呕、健胃、消痰。

全方共治痰气郁结之胸满、咽中异物感、咳逆、痰多、呕吐、腹胀，苔白腻、脉弦滑。

[用方标准]

痰气郁结证。

（1）精神不安，诉悉较多。

（2）以咽中异物感为首的各种异样感觉。

（3）平素胃肠虚弱。

（4）腹部胀满感，食欲不振，恶心呕吐，鼓肠，胃下垂。

（5）尿频。

（6）水肿，压痕不易消失。

（7）咳嗽，喘息，头晕，头痛，动悸感。

（8）心下有振水音，腹壁紧张，但压之无力。

（9）舌苔湿润。

（10）脉沉。

[体质要求]

体质中等不虚，肠胃多虚弱，面有油光，目睛有神，常眉头紧皱，语言丰富，躯体各种不适感，咽喉异物感，或有黏痰，多疑多虑，精神易紧张，情绪易波动。

[八纲辨析]

里证，实证。

[应用]

1. 以咽喉部不适为主要表现的疾病

咽异感病、喉源性咳嗽、声带水肿、感冒后声音嘶哑。

2. 附合本方体质的神经症

舌感觉异常、抑郁症、焦虑症、恐惧症、心脏神经官能症、阵发性心动过速、神经性尿频、神经性呕吐、胃神经官能症、心因性阳痿等。

3. 以胸闷咳嗽为表现的呼吸系统疾病

慢性支气管炎、哮喘。

4. 以呕吐、上腹胀为表现的疾病

胃炎、胃下垂、胃弛缓症、功能性消化不良、厌食症、食管痉挛等。

[用方说明]

（1）本方证以神经紧张、忧虑感、恐惧感为主症。

（2）本方咽中异物感，可引申为口腔、鼻腔、胃肠、皮肤、尿道等的异物感，是一种躯体异常感觉。此类患者就诊时往往症状繁多，有欲言不尽的感觉。至于咽部症状，可能与此处神经分布较多，比较敏感，容易成为突出表现有关。

（3）本方具有缓解精神郁闷之效。本方可治女子咽中如物堵塞之症，此症可认为系神经症状，又可能由胃肠所影响。故本方所治之精神郁闷，非与胃肠症状彼此独立者，乃互有密切关系。（大塚敬节）

（4）本方不是暂时使患者舒服，不是狭义的治标以除去不安感，而是能够改善虚弱的内脏和体质。

（5）中医认为本方的适应证为咽中炙脔或梅核气，表现为胸部和咽喉部有异物感和痞塞感，但是 X 线检查未见异常者，持有这种自觉症状者中神经官能症越来越多。（《中医经方在日本》）

（6）本方虽为治疗梅核气之主方，但对气滞不畅、痰湿内结诸症加减用之，常有良效。

（7）不限于女性，男子也可使用。

（8）对于腹部软弱无力、腹如舟状的病例，即使有咽中如有炙脔的症状，使用半夏厚朴汤也不会有好的效果，相反会出现疲劳加重、食欲更差的结果。胸满、心下坚的情况应当成为使用半夏厚朴汤时的部体征之一。配伍有厚朴的药方，相对更多地应用于腹肌紧张度较好的场合，较少用于重度软弱无力者。并且厚朴可以松弛肌肉紧张，具有改善气机循行的作用。厚朴可以缓解帕金森患者的肌肉硬固状态，对喘促的患者用厚朴可以控制其呼吸困难的程度。（大塚敬节）

（9）患者体质不能过于虚弱，孕妇慎用。

[方药加减]

（1）加桔梗、甘草治疗咽炎呛咳，加栀子、连翘治失音声嘶。

（2）可以紫苏子代紫苏叶治疗寒性咳嗽；其他如伤风、咳嗽加桑白皮、瓜蒌、橘皮、杏仁之属亦有捷效。

（3）小柴胡汤合半夏厚朴汤、大柴胡汤合半夏厚朴汤常用于支气管哮喘。柴朴汤（小柴胡汤合半夏厚朴汤）可治疗咽痒、咳嗽。大柴胡汤合半夏厚朴汤可治疗支气管炎见痰多粘稠。

（4）焦虑失眠、腹胀满者，合栀子厚朴汤。

（5）以积术汤合半夏厚朴汤可消食健脾，理气除胀。

（6）桂枝甘草龙骨牡蛎汤与半夏厚朴汤合用，治疗神经性心悸。

[方剂鉴别]

1. 藿朴夏苓汤

治疗半夏厚朴汤证见小便不利、水肿倾向、脘闷腹胀、腹泻、苔腻者，夏秋季的发热性疾患用之较多。

2. 适用于精神不安者方剂的鉴别

（1）半夏厚朴汤：咽喉和胸部的痞塞感和精神不安。

（2）桂枝加龙骨牡蛎汤：胸、腹部悸动和精神不安，精力减退。

（3）甘麦大枣汤：有失眠和精神兴奋，腹直肌呈板状、紧张。

（4）抑肝散加陈皮、半夏：胸、腹部有压迫感。

（5）柴胡桂枝干姜汤：伴随身体衰弱而有胸、腹部悸动症状，并有盗汗、微热、手足冷。

（6）香苏散：轻度的咽喉、胸部痞塞感，有头痛。

（7）柴胡加龙骨牡蛎汤：胸、腹部动悸，便秘，有体力。

3. 茯苓饮

均有心下痞，振水音；但茯苓饮证无神经症状，胃内停水严重。

[扩展应用]

（1）本方所主水肿为水气上冲而不降，没有过多的利水药，主要从调理气机着手；可将咽部异物感引申到尿道异物感。（黄煌）

（2）对于小儿感冒、支气管炎及支原体肺炎后久咳不愈者，若为热性体质，可用除烦汤或半夏厚朴汤加味，如桔梗、陈皮、连翘、枳壳；若体质偏弱，则会选择桂枝汤合玉屏风散以增强体质。

（3）咳嗽、喘见于感冒、支气管炎、肺炎等病证，新病当从太阳论治，常用方有桂枝汤、麻黄汤、葛根汤、小青龙汤等；久病当从痰论治，以半夏厚朴汤为主；也有从瘀论治的，用桂枝茯苓丸，及从少阳证论治的大、小柴胡汤。但不论新久，有太阳证者，当先解太阳，方可捷效。（问诊时注意有无汗出、恶风）

（4）喘息发作严重，有发作恐怖感倾向者，并用麻杏甘石汤和半夏厚朴汤，有不少人获得奇效。

（5）以半夏厚朴汤加味治感冒后咳嗽不愈，加杏仁、桔梗、瓜蒌、陈皮、桑白皮。

（6）温胆汤是舌觉异常的基本方，多与半夏厚朴汤同用。

（7）半夏厚朴汤合栀子豉汤治疗食管炎。

（8）用半夏厚朴汤治疗痰气交郁的梅核气，如不能取效时，加上桂枝每能收到良好的效果。

厚朴生姜半夏甘草人参汤

[组成]

厚朴半斤，生姜半斤，半夏半升，炙甘草二两，人参一两。

[原文]

发汗后，腹胀满者，厚朴生姜半夏人参汤主之。（66）

[原文分析]

发汗后，腹胀满中虚腹胀的证治，发汗过多可致脾虚。

[方解]

厚朴——除满消胀，治腹胀满。

半夏——降逆止呕。

生姜、炙甘草、人参——补脾胃之气，治心下痞。

全方共治中气虚之用胀满，或见呕逆、心下痞、身体倦怠者。

[用方标准]

中气不足，气滞腹胀证。

（1）面色萎黄，体乏无力，少气懒言。

（2）腹胀满。

（3）或见呕逆、食欲不振，心下痞，大便溏薄或不成形。

（4）舌淡或胖大，苔白或滑，或有齿痕。

（5）脉无力。

[**体质要求**]

面色萎黄，体乏无力，少气懒言。

[**八纲辨析**]

里证，虚中夹实证。

[**应用**]

以虚性腹胀满为表现的疾病：麻痹性肠梗阻、腹膜炎；慢性胃炎、胃下垂、胃扩张、功能性消化不良。

[**用方说明**]

（1）本方为消补兼施之剂，香砂六君子汤、香砂枳术丸之类，均取法于此，并加以发展而成，临证中用于虚中夹实之腹胀满诸症最为合适，若纯实纯虚之证，均非所宜。

（2）本方证的腹胀属于肠蠕动功能障碍，不能有效排出肠腔气体所致。本方除治肠腔积气的腹胀满外，对胃部胀满也有治疗作用。（黄煌）

（3）通常腹胀满伴有腹痛提示有机械性肠梗阻，非本方所对之证。（黄煌）

（4）根据虚实程度的不同，方中理气消导药和补益药的比例可适当调整。

[**方剂鉴别**]

1. *小陷胸汤*

腹胀一证，有实有虚。实者腹坚硬，拒按而痛，舌苔黄厚或滑腻，是食积或浊滞，宜小陷胸汤或消导攻下剂；虚者腹虽胀而按之柔软，且喜按压，按之也不痛，即使痛也很轻微，舌无苔或稍有薄白苔，是脾胃功能衰弱，产生气体壅塞于胃中而做胀，多用厚朴生姜半夏甘草人参汤。

2. *半夏厚朴汤*

也可以治疗腹胀满，但半夏厚朴汤所治纯为实证，用茯苓，其镇静和利水作用强。紫苏叶降气，其证偏于上部。

3. *厚朴七物汤*

厚朴七物汤所主有发热等表证，且其人饮食无碍，属于表里两解。厚朴生姜半夏甘草人参汤证没有表证，食欲低下。

4. *厚朴三物汤*

均可治疗腹部胀满，但厚朴三物汤证治痛而闭者，为实证，肠腔当存有形之邪。

5. 栀子厚朴汤

均可除痞满，但栀子厚朴汤证有心烦及卧起不安等精神症状。

6. 大承气汤、小承气汤

大承气汤、小承气汤的腹部症状急迫且相当的充实，厚朴生姜半夏甘草人参汤证为虚中夹实证。

7. 平胃散

与本方证相比，虚实泾渭分明。

8. 理中汤类方

也能治腹满，但理中汤类方多伴有下利与呕吐等。

9. 桂枝加芍药汤

均可治疗腹痛，但桂枝加芍药汤证是由寒邪内侵所致，厚朴生姜半夏甘草人参汤证是由中气不足所致。

小半夏汤

[组成]

半夏一升，生姜半斤。

[原文]

呕家本渴，渴者为欲解。今反不渴，心下有支饮故也，小半夏汤主之。（金匮要略·痰饮咳嗽病脉证并治 28）

黄疸病，小便色不变，欲自利，腹满而喘，不可除热，热除必哕，小半夏汤主之。（金匮要略·黄疸病脉证并治 20）

诸呕吐，谷不得下者，小半夏汤主之。（金匮要略·呕吐下利病脉证并治 12）

[原文分析]

1. 呕家本渴，渴者为欲解

呕吐本为胃气挟水上逆，经过呕吐，丧失水液，故渴，渴乃解。

2. 黄疸病……热除必哕

本条为脾虚黄疸，故小便色不变、自利、腹满，所以不可用清热的方法。如果清热，则伤胃气，胃气虚则水饮冲逆，则必哕。

[方解]

半夏——降逆止呕祛痰。

生姜——温中降逆。

二药共主胃中水饮之呕逆、口不渴、苔白滑或白腻。

[用方标准]

胃中水饮上逆证。

（1）恶心、呕吐，呕吐物多清稀。

（2）口不渴。

（3）心下痞。

（4）食欲不振。

（5）腹壁软弱，胃部有振水音。

（6）苔白腻。

（7）脉沉弱。

[体质要求]

营养状况良好，面有油光。

[八纲辨析]

里证，实证，偏寒证。

[应用]

以呕吐、口不渴为表现的疾病：中风呕吐；妊娠恶阻；神经性呕吐；胃炎，胃次全切除术后；呕吐剧烈不能服药者。

[用方说明]

（1）本方是半夏类方中的止吐剂。

（2）本方所主呕吐是单纯的呕吐，没有夹杂其他证，以强烈的恶心为突出症状。其止呕机制是通过镇静呕吐中枢来实现的。

[方药加减]

呕吐一证原因甚多，临证须辨明不同情况而施治，如气盛上逆加橘皮利气止呕，夹热吞酸加左金丸苦辛通降；胃虚气逆，哕逆不止合旋覆代赭汤补中降逆；中焦虚寒加党参、吴茱萸、丁香温中散寒；湿浊内阻加藿香、佩兰、白豆蔻、薏苡仁等芳香化浊，临证当参酌之。

[方剂鉴别]

1. 甘草干姜汤

均有呕吐，但甘草干姜汤证见吐涎沫，头眩，小便频数等，寒象明显。

2. 大黄甘草汤

呕吐多发生于进食后，舌苔黄厚，可有腹胀、口臭、便秘等。

3. 五苓散

多以呕吐清水为主，为一次性吐出，其量多，伴有明显口渴与小便不利。

4. 小柴胡汤

呕吐多伴有发热、胸胁苦满，其人不欲饮食。

5. 大柴胡汤

呕吐更为剧烈，不但有胸胁苦满，而且有心下满痛的腹部症状。

6. 半夏泻心汤

除呕吐外还有心下痞和肠鸣，呕吐不是主症。

7. 吴茱萸汤

呕吐与头痛、吐涎沫并见，兼见四肢冷感、烦躁、脉沉细迟，阴寒之象明显；从体质来看，吴茱萸汤证患者干瘦，小半夏汤证患者滋润。

8. 半夏厚朴汤

适用于恶心甚于呕吐，并伴有神经症状，自觉胸部异物感或恐怖感，有胃下垂、胃弛缓倾向。

[扩展应用]

（1）眉棱骨痛难忍，世所谓痰厥者，其实为饮气逆迫所使然，故用本方有效。

（2）芍药甘草汤合小半夏治疗顽固性呃逆。

[附方]

1. 小半夏加茯苓汤

组成：半夏一升，生姜半斤，茯苓三两。

原文：

卒呕吐，心下痞，膈间有水，眩悸者，小半夏加茯苓汤主之。（金匮要略·痰饮咳嗽病脉证治30）

先渴后呕，为水停心下，此属饮家，小半夏加茯苓汤主之。（金匮要略·痰饮咳嗽病脉证治41）

用方标准：小半夏汤证又见心悸头晕者。

方剂鉴别：本方治渴呕，有似五苓散，不过五苓散证渴甚而呕急。本方证则渴轻而呕缓，不是吐出大量的水，而是恶心较重，且有心悸头晕。

扩展应用如下。

（1）姚正平指出：对急慢性肾炎、尿毒症患者，有酸中毒，呕吐不能进食时，常用半夏、生姜、茯苓以降逆止呕，半夏可用至30克，对其他代谢障碍所致的呕吐（如糖尿病的酸中毒、电解质紊乱等）及神经性呕吐，也有较好的效果。

（2）可用于妊娠恶阻、化脓性鼻窦炎。

（3）可用于无热性湿性胸膜炎，有促进渗出液吸收之功。

（4）大剂小半夏加茯苓汤（半夏50克、茯苓50克、干姜10克）：治疗头痛。半夏少用降逆和胃，重用则止痛安眠。

2. 生姜半夏汤

组成：半夏半升，生姜汁一升。

原文：病人胸中似喘不喘，似呕不呕，似哕不哕，彻心中愦愦然无奈者，生姜半夏汤主之。（金匮要略·呕吐哕下利病脉证治21）

用方标准：小半夏汤证饮剧者。

方剂鉴别：小半夏汤重用半夏，故其治疗以降逆化饮为主，此方重用生姜，故在于散结通气。

3. 干姜人参半夏丸

组成：干姜一两，人参一两，半夏二两，生姜汁。

原文：妊娠呕吐不止，干姜人参半夏丸主之。（金匮要略·妇人妊娠病脉证治6）

用方标准：中气虚之呕吐甚、心下痞硬者。

应用：妊娠恶阻等。

扩展应用：后世方家多谓半夏害胎，干姜为热药，妊娠尤当禁用，但常以本方此证屡验，并无一失。但本方并不只限于妊娠恶阻，凡有此证即使男人也宜用之。

4. 半夏干姜散

组成：半夏、干姜各等分。

原文：干呕吐逆，吐涎沫，半夏干姜散主之。（金匮要略·呕吐哕下利病脉证治20）

用方标准：胃虚寒之干呕、吐涎沫者。

应用：胃炎等。

方剂鉴别：本方与吴茱萸汤均有干呕、吐涎沫，但半夏干姜散证仅是中阳不足、寒饮上逆，故将小半夏汤中生姜易干姜；而吴茱萸汤证，则更夹肝浊阴之气循经上冲，所以尚有头痛一证。前方专治在胃，后方肝胃同治，用法有别。

旋覆代赭汤

[组成]

旋覆花三两，人参二两，生姜五两，代赭石一两，炙甘草三两，半夏半升，大枣十二枚。

[原文]

伤寒发汗，若吐、若下，解后，心下痞硬，噫气不除者，旋覆代赭汤主之。（161）

[原文分析]

胃虚痰饮兼有上逆的证治。

[方解]

旋覆花——主心腹结气，降气消痰，治呕逆、心下痞、噫气。

代赭石——平肝、镇虚逆，收敛。

半夏——降逆止呕。

人参——补中益气，治心下痞。

生姜、炙甘草、大枣——补中气，健脾胃。

全方共治胃虚痰饮上逆之心下痞硬、噫气呕逆、大便难，苔黏，脉弦或滑，或见吐涎沫、痰黏如胶者。

[用方标准]

胃虚痰饮、上逆证。

（1）心下痞硬。

（2）噫气呕逆，或吐涎沫、吞酸、痰黏如胶。

（3）大便难。

（4）苔黏。

（5）脉弦或滑。

[体质要求]

体质尚可，面有油光，噫气不除，苔黏。

[八纲辨析]

里证，虚实夹杂证，偏寒证。

[应用]

1. 消化系统疾病

胃炎、胃神经官能症、食管癌、胃癌等、膈肌痉挛（呃逆）。

2. 其他

梅核气、梅尼埃病、眼下直肌麻痹，视物成双。

[用方说明]

（1）仲景原方中代赭石为剂量最小的一味药，是生姜的 1/5，旋覆花、甘草的 1/3，人参的 1/2，临证中有以此为准而获效者，也有重用代赭石，其剂量为旋覆花和人参的 1 倍或 1 倍以上而获效的，临床中可视其病情而定。

（2）心下不痞硬者，用之则不验。常以本方加乌贼骨，治十二指肠溃疡心下痞硬、疼痛、噫气而大便秘者亦验。（胡希恕）

（3）胃热噫气呃逆当忌用或加减用之，胃肠积滞而浊气上逆致呃者忌用。

[方剂鉴别]

1. 生姜泻心汤

本方用于比生姜泻心汤更虚时，症状为心下痞硬、吞酸、嘈杂等，尤其好发嗳气，用生姜泻心汤无效时使用。与生姜泻心汤证相似，有便秘症状，用大黄等泻剂却腹痛、里急后重，不能再用泻剂者，有时为本方适应证。另外，生姜泻心汤证常有腹中雷鸣，旋覆代赭汤证多无此症。

2. 三黄泻心汤

三黄泻心汤用于热秘，本方用于虚秘。

[扩展应用]

（1）肺病用旋覆代赭汤：加入紫菀、桔梗、泽漆，专调理支气管扩张、痰液壅盛似水量多。代赭石 30 克、旋覆花 15 克、人参 10 克、半夏 12 克、桔梗 10 克、紫菀 15 克、泽漆 10 克、甘草 3 克、生姜 10 克、大枣 5 枚。

（2）咳嗽注意重用旋覆花。

（3）代赭石重坠，能抑制幽门肌痉挛，旋覆代赭汤加味可治疗幽门不完全梗阻，可加二陈汤、莱菔子。

（4）旋覆代赭汤特别适用于妇女因情绪波动引起的肝胃失和病变。

（5）慢性胃炎而虚弱、噫气难以止住；心下痞硬，噫气，并且便秘者。对于类似生姜泻心汤证而泻利、便秘者，宜用旋覆代赭汤；对于肠蠕动亢进而类似于大建中汤腹部症状者，本方适用。

（6）十二指肠溃疡见心下痞硬、噫气频作者，于旋覆代赭汤加乌贼骨、乳香、没药等有效，大便隐血阳性加白及。

[附方]

橘皮竹茹汤

组成：橘皮二升，竹茹二升，大枣三十枚，甘草五两，人参一两，生姜半斤。

原文：哕逆者，橘皮竹茹汤主之。（金匮要略·呕吐哕下利病脉证治 23）

用方标准：胃虚有热之呃逆、呕哕上逆等症，或见少气、口干、虚烦者。

应用：幽门梗阻、妊娠呕吐、反流性食管炎等。

方剂鉴别：橘皮汤证属胃寒气闭呕逆，本方属胃虚有热呕逆。

扩展应用：本方加半夏治呕哕诸逆尤妙，百日咳哕逆者用之亦验。（胡希恕）

小陷胸汤

[组成]

黄连一两，半夏半升，栝蒌实大者一枚。

[原文]

小结胸病，正在心下，按之则痛，脉浮滑者，小陷胸汤主之。（138）

[原文分析]

痰热互结于心下证治。

[方解]

黄连——清热，治心中烦悸、心下痞。

半夏——主治痰饮、心痛。

瓜蒌（栝蒌实）——治痰饮、胸痹。

故全方共治痰热互结之胸膈满闷、心烦、按之心下痛，或见吐黄痰、舌红、苔黄腻、脉浮滑者。

[用方标准]

痰热互结证。

（1）心下硬满，按之则痛。

（2）心烦，口苦，吐痰黄稠。

（3）舌红，苔黄腻。

（4）脉浮滑。

[体质要求]

面红有油光，舌红苔黄腻，心下及上腹部按压有抵抗感或疼痛。

[八纲辨析]

里证，热证，实证。

[应用]

1. 胸闷、咳嗽、黄痰为表现的疾病

胸膜炎、肺炎、支气管炎、支气管扩张。

2. 上腹部疼痛为表现的疾病

急慢性胃炎、胆囊炎、胆道蛔虫症、胰腺炎、冠心病。

3. 其他

乳腺炎，肋间神经痛。

[用方说明]

（1）脾胃虚寒者慎用。

（2）部分患者服药后有腹泻、大便夹带黏液等症状。传统认为是痰液下泄，不必紧张。

（3）徐灵胎：大承气所下者燥屎，大陷胸所下者蓄水，此所下者，为黄涎。

[方药加减]

（1）口苦、往来寒热，合小柴胡汤，名柴陷汤；胸胁痛，四肢冷者，合四逆散；咳嗽气喘，心下按之满痛，合大柴胡汤；咳喘者，或鼻塞涕浊，痰黏黄，合麻杏石甘汤；咽红咽痛，咳嗽身热合银翘散；头晕恶心，失寐多梦，合温胆汤。

（2）伴呕恶者，加竹茹、生姜；痰稠胶固者，加陈胆星、枳实或加桔梗，加枳实即为枳实陷胸汤；痰多，呼吸急促者，加葶苈子、杏仁；胆囊炎，可用《通俗伤寒论》柴胡陷胸汤，即本方加柴胡、黄芩、枳实、桔梗、生姜；胸腔积液，本方合用栝蒌薤白汤；支气管炎，合用麻杏石甘汤；胸部疾病常和小柴胡汤、四逆散全方使用；慢性肝炎常合用小柴胡汤、大柴胡汤。

（3）冠心病、心绞痛者，加薤白、川芎。

[方剂鉴别]

1. 大陷胸汤

张兼善云："从心下至少腹石硬而痛，不可近者，大结胸也；正在心下，未及胸胁，按之痛未至石硬，小结胸也，形证之分如此。盖大结胸者，是水结在胸膜，故其脉沉紧；小结胸者，是痰结在心下，故其微滑。水结宜下，故用遂、葶、硝、黄；痰结宜消，故用瓜蒌、半夏。"张令韶也说："汤有大、小之别，证有轻重之殊。"

2. 半夏泻心汤

（1）痞与痛的不同，半夏泻心汤证以痞闷不适为主，本方则以痞痛为主。

（2）部位不同，半夏泻心汤证的痞闷在胃脘部（心下部），本方的痞痛在上腹部及胸胁部。

（3）大便状态不同，半夏泻心汤证可有肠鸣下利，本方则有便秘。

3. 栝蒌薤白半夏汤

本方治胸部疾病应该和栝蒌薤白半夏汤对举而看，栝蒌薤白半夏汤所治偏于寒者，本方所治偏于热者。

4. 大柴胡汤

均主心下病，呕吐、便秘，大柴胡汤证心下满痛、腹胀明显，有反流，本方证以胸闷痛为主，有呼吸道感染。

[扩展应用]

（1）本方加枳实有很好的退黄作用，可用于黄疸性肝炎。

（2）肺炎发热或支气管扩张见痰黄黏稠可用大柴胡汤合小陷胸汤。

（3）小陷胸汤单方也用于胃痛、烧心等病证。

（4）心力衰竭见到右脉寸浮滑，心下有压痛，可用此方；中风失语的患者烦躁，右脉寸浮滑，这就是"痰火"之象，也可用本方。

（5）娄绍昆候胸胁苦满征的方法：令患者两手上举，医者用手敲打患者两侧柴胡带（身体侧面），如患者疼痛剧烈，则为胸胁苦满阳性，考虑用柴胡剂；如心下按之疼痛而胸胁苦满征为阴性，则用小陷胸汤加香苏散；而当心下按之疼痛而胸胁苦满征为阳性，每多结合患者整体体质状况选择用药，对于体型壮实者，选用大柴胡汤合用小陷胸汤；对于体型中等以及偏瘦弱者，选用柴陷汤。

（6）小陷胸汤治灯笼病（身外凉，心里热）。

瓜蒌薤白白酒汤（瓜蒌薤白半夏汤）

[组成]

瓜蒌薤白白酒汤：瓜蒌实一枚，薤白半斤，白酒七升。

瓜蒌薤白半夏汤：瓜蒌实一枚，薤白三两，半夏半斤，白酒一斗。

[原文]

胸痹之病，喘息咳唾，胸背痛，短气，寸口脉沉而迟，关上小紧数，瓜蒌薤白白酒汤主之。（金匮要略·胸痹心痛短气病脉证治3）

胸痹不得卧，心痛彻背者，瓜蒌薤白半夏汤主之。（金匮要略·胸痹心痛短气病脉证治4）

[原文分析]

痰饮闭阻心脉的治证。

[方解]

瓜蒌（瓜蒌实）——主治胸痹、痰饮。

薤白——通阳化痰，主治心胸痛而喘息、咳唾。

白酒——通行血脉，使药力畅行无阻。

半夏——加强温中下气逐饮之效。

全方共主痰饮闭阻之胸闷、胸背痛、短气或喘息者。

[用方标准]

痰饮闭阻心脉之胸痹证。

（1）胸闷、胸痛，甚至胸痛彻背。

（2）喘息咳唾、短气。

（3）舌苔白腻。

（4）脉沉弦或紧。

[体质要求]

肥胖，畏寒，舌淡苔腻。

[八纲辨析]

里证，实证，寒证。

[应用]

1. 心系疾病

急性心肌梗死、心绞痛。

2. 肋间及胸部疾病

肋间神经痛、非化脓性肋软骨炎、带状疱疹、乳腺增生症、急性支气管炎、胸膜炎、自发性气胸、慢性胆囊炎。

[用方说明]

（1）方中白酒用量当视患者平日酒量而定。如不善饮酒者，应减量；有医家认为用醋其效亦佳。

（2）瓜蒌薤白半夏汤适用于瓜蒌薤白白酒汤之重症。

[方剂鉴别]

1. 枳实薤白桂枝汤（瓜蒌薤白白酒汤加枳实厚朴桂枝）

同治胸痹，枳方更加胸腹逆满一症。

2. 大柴胡汤

均有心胸郁闷；大柴胡汤为实证，有胸胁苦满，反流，多为消化系统症状，本方为心系症状。

3. 大陷胸汤

均有心胸痛；大陷胸汤适用于胸痹之重症，胸满，心下石硬，肩背强急，多为胸腹腔炎症或胃穿孔引起。

[扩展应用]

（1）赵锡武治疗心绞痛善于采用瓜蒌薤白半夏汤为主方加减，以瓜蒌开胸，半夏和胃降逆，薤白通阳。在该方的基础上，见到不同的症候加用不同的方药，举例如下。① 胃气胀满噫气或干呕者，加橘枳姜汤。② 动则气短、心悸、胸闷气塞者，加茯苓杏仁甘草汤。③ 心动脉数者，加生脉散、炒枣仁、龙骨、牡蛎、当归等。④ 胸胀胁下逆满、肢凉者，加枳实薤白桂枝汤。⑤ 体弱、便溏、心下痞满者，加人参汤。⑥ 阳虚痛甚者，加乌头赤石脂丸。⑦ 脉结代、心动悸者，加炙甘草汤。⑧ 头昏脉弦，阴虚阳浮者，加天麻钩藤饮、杞菊地黄丸。⑨ 兼脏躁及百合病者，加百合知母类方及半夏厚朴汤、甘麦大枣汤、酸枣仁汤等。⑩ 虚象明显者，加黄芪、当归、党参等。⑪ 腹胀满，肠有积气者，加厚朴生姜半夏甘草人参汤。⑫ 血瘀水肿者，加当归芍药散。⑬ 肺部郁血或肝大充血者，加参苏饮。⑭ 脉结代，心动悸，阳虚水肿者，加真武汤及活血剂。（《经方应用》）

（2）本方与四逆散合用，加郁金、桃仁、香附，治疗肋间神经痛 50 例，有效率为 100%。胁痛甚者加川楝子、独活、白芷、青橘叶；痛剧者，加乳香、没药；瘀血停蓄者，加刘寄奴、红花；咳嗽者，加杏仁、紫苏子。（《浙江中医杂志》）

（3）潘澄濂用本方合麻杏石甘汤加减治疗百日咳，屡获良效。

[附方]

1. 枳实薤白桂枝汤

组成：枳实四枚，厚朴四两，薤白半斤，桂枝一两，瓜蒌实一枚。

原文：胸痹，心中痞气，留气结在胸，胸满胁下逆抢心，枳实薤白桂枝汤主之，人参

汤亦主之。（金匮要略·胸痹心痛短气病脉证治5）

用方标准：痰饮气滞之胸闷、心痛、短气喘息，又见胸腹逆满、心悸冲逆。

应用：同瓜蒌薤白白酒汤。

2. 橘枳姜汤

组成：橘皮一斤，枳实三两，生姜半斤。

原文：胸痹，胸中气塞，短气，茯苓杏仁甘草汤主之；橘枳姜汤亦主之。（金匮要略·胸痹心痛短气病脉证治6）

用方标准：胸痹、短气、堵闷，或见呕吐、上逆者。

应用：脾胃疾病、冠心病等。

方剂鉴别：若兼见气逆痞满，甚至呕吐者用橘枳姜汤；若兼见咳逆，或吐涎沫，小便不利等用茯苓杏仁甘草汤。

扩展应用：

（1）橘枳姜汤与茯苓杏仁甘草汤均为治疗胸痹轻证的主方，虽有偏于饮、偏于气滞之别，但事实上两者不能截然分开。因此，对于上述两方，可分可合，亦可与瓜蒌、薤白配伍运用。

（2）赵锡武对胸痹心痛的治疗重视相关脏腑，特别重视"心胃两治"，对于餐后剧痛或餐后规律性发作的各类心律失常，善用调理脾胃之橘枳姜汤等方，常有效验，不仅可以改善症状，部分心肌缺血所致心电图改变也有所好转。从现代医学观点来说，心绞痛严重发作时，可伴有恶心、呕吐、上腹部饱胀等消化道症状，合用这类方剂，心胃同治，对于胸痹心痛的治疗是有一定意义的。

第六节　芩连类方

芩连类方总论

以黄连、黄芩或以其中之一为主药的方剂，具有清热、除烦、止血、燥湿功能，其适用患者体质一般具有强健、面红而有油光、目睛充血等特点，其症状主要有烦躁、失眠、腹泻、心下痞等。

[类方概括]

学习芩连类方首先要熟悉黄芩、黄连的特性，尤其是在《伤寒论》和《金匮要略》里面芩连是如何被应用的。几乎所有含有芩连的方子都归在芩连类方里面，通过对所有含有芩连方剂的分析可以归纳出黄芩、黄连的特性。前面的药物解析章节有对黄芩、黄连的详细阐述，简单概括的话，就是芩连具有"清实热"的作用，掌握芩连类方要抓住芩连的特点——清实热。如半夏泻心汤、黄连汤能清胃中实热，黄芩汤、葛根芩连汤、白头翁汤清肠中实热，黄连阿胶汤清心火。

1. 黄芩的药证

烦热；热性下利；热性出血；金疮疽蚀；心下痞；胎动不安。

2. 黄连的药证

心中烦；心下痞；下利；腹痛；出血。

以芩连为主的芩连类方也能体现出上述芩连的特点。临床在应用芩连类方时，要判断出患者具有"实热"的病理因素，这个"实热"包括心火、胃热、肠热、肺热、血热等。应用芩连类方，就是要抓住"实热"，下面的体质和症状也主要是由于"实热"造成的。代表方剂有半夏泻心汤、黄连汤、葛根芩连汤、黄芩汤、黄连阿胶汤等。

[体质要求]

（1）体格较强健。

（2）面色潮红或红黑，有油光。

（3）目睛充血，多目眵。

（4）平时喜凉恶热，喜凉饮，易烦躁、焦虑、好动。

（5）易失眠多梦。

（6）皮肤常有疮疖。

（7）上腹部常痞闷不适。

（8）口干口苦，常有口舌溃疡，咽痛。

（9）小便黄短。

（10）口唇黯红或紫红。

（11）舌质红或黯红、坚敛苍老，舌苔薄黄或黄腻，舌面较干。

（12）腹部肌肉较紧张，按之有力或有不适感。

[主要症状]

（1）烦躁不安，或心悸，或失眠，或神志不清。

（2）心下痞、腹痛、腹泻、恶心呕吐等消化道症状。

半夏泻心汤

[组成]

半夏半升，黄芩、干姜、炙甘草、人参各三两，黄连一两，大枣十二枚。

[原文]

伤寒五六日，呕而发热者，柴胡汤证具，而以他药下之，柴胡证仍在者，复与柴胡汤。此虽已下之，不为逆，必蒸蒸而振，却发热汗出而解。若心下满而硬痛者，此为结胸也，大

陷胸汤主之；但满而不痛者，此为痞，柴胡不中与之，宜半夏泻心汤。（149）

呕而肠鸣，心下痞者，半夏泻心汤主之。（金匮要略·呕吐哕下利病脉证治10）

[原文分析]

1. 胸胁苦满

小柴胡汤方证。

2. 心下满而硬痛

大陷胸汤方证。

3. 满而不痛

半夏泻心汤方证。

4. 呕

胃气上逆，也包括呕吐、嗳气、打嗝、恶心等胃气上逆的症状。

5. 肠鸣

胃中水气下迫。

6. 心下痞

寒热邪气（里虚胃热）搏结于心下胃脘。诊断心下痞有以下 3 种依据：一为患者平素就有的自身感觉；二为医生按压患者心下胃脘部时，患者感觉不适；三为医生按压患者心下胃脘部时，医生感到有抵抗感。

[方解]

半夏、干姜——散胃中水气，治呕。

黄芩、黄连——解胃肠实热，治心下痞、呕吐、下利。

人参——补脾气，治心下痞。

炙甘草、大枣——补益脾胃。

全方共治邪在里的上热下寒（胃肠寒热错杂），症见呕而肠鸣、心下痞硬、或下利。

[用方标准]

胃肠寒热错杂证。

（1）心窝部的阻塞感，按压有抵抗感，但无痛感，或轻微压痛。

（2）肠鸣，胃肠充满气体，听诊时有咕噜咕噜的声音。

（3）嗳气，打嗝，恶心，呕吐（按压心窝时症状更加明显）。

（4）下利（不是水样便，一般是黏液便或泥状便）或软便，但没有腹痛，或轻微腹痛，或者下利和便秘交替出现。

（5）食欲不振，口臭，不眠。

（6）心窝部有阻塞感，压之不痛但有抵抗感；无胸胁苦满，可见胃中冷。

（7）舌苔白腻或黄腻，或黄白交替出现。

（8）脉象不定。

[体质要求]

营养状况较好，唇红，苔腻。

[八纲辨析]

里证，实证，寒热错杂证。

[应用]

1. 符合本方证的胃肠疾病

急慢性浅表性胃炎、胃十二指肠溃疡、肠易激综合征、药物的胃肠道反应、急性胃肠炎。

2. 其他

口腔溃疡、失眠、口臭症。

[用方说明]

（1）本方是治疗消化系统疾病的常用方，是经方中治疗"心下痞"的主要处方。

（2）本方的主要适用症是心窝部的痞塞感。心下痞硬，恶心、呕吐、嗳气，舌苔白腻或黄腻是应用本方的关键，无论何种病名，见此症状，均可应用。

（3）心下痞多为胃部炎症引起，本方证的实质是胃肠功能失调，其成因离不开感染和水电解质紊乱等因素。

（4）本方证有腹痛但不太严重。另外，本方不可用于水泻性的急性腹泻，或伴有发热、恶寒的急性腹泻，这种症状可以考虑五苓散或葛根汤；腹痛重时可选用柴胡桂枝汤、平胃散、小建中汤等。

（5）体质非常虚弱者不适合用本方，如有胃下垂、胃弛缓而虚弱者；寒证者，不适合用本方，可用六君子汤、理中汤。

（6）对于应用抗生素等西药引起的胃肠功能障碍有效。

[方药加减]

（1）程门雪指出："简言之，寒可加附子，热可重黄连，虚可加入人参，实可加大黄，兼表可参柴桂，其为用之广，举一例百，一以贯之，妙矣。"

（2）如患者痞满甚者，可加枳实；若夹杂水饮，或失眠心悸者，可加茯苓。

[方剂鉴别]

1. 甘草泻心汤

均有心下痞、呕吐、肠鸣，但甘草泻心汤证下利或精神不安较重。

2. 生姜泻心汤

均有心下痞、呕吐、肠鸣，但生姜泻心汤证嗳气、恶心、呕吐、肠鸣更加显著，甚至胃中饮食物随气反流、反酸，胃中不快感重。

3. 泻心汤

均有心下痞，但泻心汤证便秘、面红目赤、口臭等热象明显，舌红苔干燥，脉象有力，甚至出现精神不安，鼻、口出血症状。

4. 五苓散

均有腹泻，但五苓散证腹泻是激烈的水样性腹泻，同时有口渴和微热、头痛、头重等。

5. 平胃散

均有心下痞、下利，但平胃散证胃中水液停滞明显，甚至有振水音，胃胀显著，大便形状近似水样，大便后有爽快感。

6. 安中散

胃中冷痛，少见腹泻、肠鸣。

7. 半夏厚朴汤

均有恶心、呕吐，胃肠机能不佳，但半夏厚朴汤证没有腹鸣腹泻，而有精神不安。

8. 黄芩加半夏生姜汤

均有呕吐、下利，但黄芩加半夏生姜汤证伴有腹痛；本方证腹痛轻或无，心下痞硬显著。

9. 理中汤

均有心下痞、呕吐、下利，但理中汤证为脾虚胃寒，表现为四肢不温、胃部振水音或水肿、大便偏于清稀、吐清稀涎沫、腹部柔软、舌淡舌白润或白滑；本方证舌红苔黄腻或白腻，大便为黄色的黏液便或泥样便，无胃部振水音及水肿。

10. 黄连温胆汤

均有呕吐，但本方的胃肠症状比较明显，如心下部的痞痛不适，而黄连温胆汤证的精神心理症状比较突出，如失眠、心悸、易惊、多梦等。

11. 小柴胡汤

均有明显的胃肠症状。本方无柴胡证的胸胁苦满、寒热往来，而有心下痞。

12. 黄连汤

黄连汤证有桂枝证的汗出、动悸，而本方无此证。胃肠症状虽然大体相似，但黄连汤证以腹痛为多，本方证以心下痞为主。

[扩展应用]

（1）李发枝教授用半夏泻心汤治痤疮，下颌部痤疮较轻者加桂枝茯苓丸，重者合用引火汤。背部用葛根汤。

（2）黄煌教授临床治疗适合半夏泻心汤胃炎伴有胃痛或面色黧黄时常加肉桂。用本方要点为胃痛而腹软，并有烦悸。

（3）半夏泻心汤用于热多寒少之胃病效果较好，而对于寒多热少之证则效差。柴胡桂枝干姜汤更适用于寒多热少的胃病。枳术汤为笔者治疗痞满之主方和效方。

（4）对较半夏泻心汤证虚者，一般给予人参汤。如果使用人参汤也泻利者，当用真武汤，但真武汤需温热时服用，冷服无效。（大塚敬节）

[附方]

1. 生姜泻心汤

组成：生姜四两，炙甘草三两，人参三两，干姜一两，黄芩三两，半夏半升，黄连一两，大枣十二枚。

原文：伤寒汗出，解之后，胃中不和，心下痞硬，干噫食臭，胁下有水气，腹中雷鸣，下利者，生姜泻心汤主之。（157）

用方标准：在半夏泻心汤证的基础上见寒饮较重，呕逆下利较甚、腹中雷鸣、干噫食臭。

应用：同半夏泻心汤。

方剂鉴别：人参汤与生姜泻心汤同有烧心，但人参汤是空腹轻、食后重；生姜泻心汤是空腹重，进食缓解。

扩展应用：

（1）嗳气、肠鸣明显者，可用生姜泻心汤。

（2）胃肠病有下利或大便溏，同时有伤食、吞酸，用生姜泻心汤有良效。

（3）如果水气比较明显，还可在方中加入茯苓，以增强健脾利水的作用。

2. 甘草泻心汤《伤寒论》

组成：炙甘草四两，人参三两，黄芩三两，干姜三两，半夏半升，黄连一两，大枣十二枚。

原文：

伤寒中风，医反下之，其人下利，日数十行，谷不化，腹中雷鸣，心下痞硬而满，干呕，心烦不得安。医见心下痞，谓病不尽，复下之，其痞益甚。此非结热，但以胃中虚，客气上逆，故使硬也。甘草泻心汤主之。（158）

狐惑之为病，状如伤寒，默默欲眠，目不得闭，卧起不安，蚀于喉为惑，蚀于阴为狐，不欲饮食，恶闻食臭，其面目乍赤、乍黑、乍白，蚀于上部则声嘎，甘草泻心汤主之。（金匮要略·百合狐惑阴阳毒病脉证治10）

用方标准：在半夏泻心汤证的基础上中气更虚，见肠鸣腹泻更甚，心烦、精神不安，或见口舌糜烂、前后阴溃疡者。

应用：口腔溃疡、白塞综合征。

扩展应用：

（1）实践证明甘草泻心汤对于口腔溃疡确有明显疗效。遇久不愈的顽固重证，以本方加生石膏，或更加生地黄而多取捷效。（《经方传真》）

（2）扁平苔藓：甘草泻心汤、小柴胡汤、黄连解毒汤合大黄甘草汤。

（3）甘草泻心汤可治疗牙龈肿痛。

（4）地图舌提示需要用甘草泻心汤。

（5）黄煌教授常用中小剂量甘草的炙甘草汤加味方或大剂量甘草的甘草泻心汤治疗从口腔到肛门整个消化道的病变。

（6）对于慢性腹泻，或者是大便溏薄不成形的患者，出现口苦、尿黄，可用甘草泻心汤。

（7）甘草泻心汤以心下痞硬作为主症，可用于治疗失眠、神经症等，也用于梦游病。

黄连汤

[组成]

黄连三两，炙甘草三两，干姜三两，桂枝三两，人参二两，半夏半升，大枣十二枚。

[原文]

伤寒，胸中有热，胃中有邪气，腹中痛，欲呕吐者，黄连汤主之。（173）

[原文分析]

1. 胸中有热，胃中有邪气

病机为上热下寒。

2. 腹中痛

腹中有邪气，阻滞不通则痛。

3. 欲呕吐

胃热上逆。

[方解]

桂枝——降逆散风，治心悸，恶风汗出，关节疼痛。

半夏泻心汤去黄芩加黄连量——治半夏泻心汤见心烦、腹中痛等热象明显者。

全方共治半夏泻心汤证兼见心悸、心烦、心下痞满、腹痛或干呕下利者。

[用方标准]

胃肠上热下寒，气上冲证

（1）胃痛。

（2）恶心、呕吐、嗳气。

（3）胃脘部堵塞感。

（4）食欲不振。

（5）心悸、胸闷，恶风发热汗出，关节疼痛。

（6）或有头痛、口臭。

（7）心窝部有抵抗感，上腹部、肚脐旁有时有压痛。

（8）舌苔白腻或黄腻而湿润，或舌根苔厚，黄色或白色或黄白相兼。

（9）脉象不定，一般为脉沉。

[体质要求]

体型偏瘦或消瘦，面无光泽，唇口黯淡，舌暗苔白腻，腹部多扁平、缺少弹性，多有汗出、腹痛、呕吐、下利、心烦、心悸、失眠等症状。

[八纲辨析]

里证，虚实夹杂，寒热错杂。

[应用]

1. 符合本方证的胃肠疾病

急性胃炎，呕吐，肠炎，消化不良，胃酸过多；胆石症、蛔虫症；急性阑尾炎初期；宿醉；食物中毒；女性神经症引起的腹痛。

2. 其他

口腔炎症。

[用方说明]

（1）本方更常用于急性胃炎、食物中毒引起的胃痛、呕吐。

（2）本方的桂枝有降冲逆作用，故长于治心烦悸，如把桂枝加量则治心悸效更佳。原文虽未言下利，但就药物论，治疗呕而下利当亦有效验。（《经方传真》）

（3）呕吐者，宜少量频服。

[方药加减]

（1）不欲食而舌淡红者，肉桂用量大于黄连；心烦而脉滑者，黄连用量大于肉桂。（《黄煌经方使用手册》）

（2）便秘者加大黄，兼水性下利者加茯苓。

[方剂鉴别]

1. 安中散

均治疗胃酸过多，但安中散所治胃酸过多是由精神因素引起；本方的胃酸过多多见于伤食或消化不良，伴有胃部停滞感和胃痛等。

2. 半夏泻心汤

半夏泻心汤适合于胃肠炎症的慢性阶段，本方适合于急性期，并且呕吐、腹痛重，泻痢轻。

3. 大建中汤、附子粳米汤

均治腹痛，但为大建中汤、附子粳米汤适用于阳虚证。

4. 黄芩汤

均治腹痛、下利，但黄芩汤心证下痞不显著，无呕吐，无心烦、心悸、恶风汗出头痛等表证，腹痛部位多在左下腹；本方证的腹痛多在肚脐至心窝部。

5. 葛根芩连汤

均治腹泻、表证，葛根芩连汤证患者多壮实，面红唇红或有项背不舒，汗出而喘，无心下痞、呕吐；本方证患者多消瘦，唇黯淡，有心烦、心悸、腹痛、心下痞、呕吐。

[扩展应用]

桂枝汤证体质的患者有黄连汤证者适用黄连汤。

泻心汤

[组成]

大黄二两，黄连、黄芩各一两。

[原文]

心气不足，吐血，衄血，泻心汤主之。（金匮要略·惊悸吐衄下血胸满瘀血病脉证治17）

妇人吐涎沫，医反下之，心下即痞，当先治其吐涎沫，小青龙汤主之；涎沫止，乃治痞，泻心汤主之。（金匮要略·妇人杂病脉证并治7）

心下痞，按之濡，其脉关上浮者，大黄黄连泻心汤主之。（154）

伤寒大下后，复发汗，心下痞、恶寒者，表未解也。不可攻痞，当先解表，表解乃可攻痞。解表宜桂枝汤，攻痞宜大黄黄连泻心汤。（164）

[原文分析]

1. 心气不足

心主血脉，出血过多则心气不足。

2. 吐血，衄血

热性出血。

3. 心下痞，按之濡，其脉关上浮

胃中有热。

[方解]

大黄——主通利结毒，治大便不通、瘀血、出血。

黄连、黄芩——清热，治心中烦，出血。

全方共治阳明里热之吐衄、大便干、心烦者。

[用方指征]

里热亢盛证。

（1）体力充实，颜面红赤，精神不安，处于兴奋、易激、狂躁状态，嗜酒之人较多。

（2）便秘。

（3）心窝部有堵塞感。

（4）吐血、鼻出血。

（5）有高血压等上逆症状。

（6）头重，耳鸣，失眠，眩晕。

（7）可见足冷。

（8）心窝部有痞塞感，但是按压时却不是那么硬（也不软）。

（9）舌苔干燥，见白苔或黄苔，舌质一般为红色。

（10）脉象有力。

[体质要求]

体格壮实，面色红赤有油光，腹部充实，大便多干结，精神不安，处于兴奋、易激、狂躁状态，易见上部出血，嗜酒之人较多。高血压、高脂血症多见。

[八纲辨析]

里证，热证，实证。

[应用]

1. 热性出血

上消化道出血、肺结核咯血、鼻出血、眼底出血、齿衄、颅内出血、子宫出血、痔疮出血、血尿、皮下出血。

2. 炎性充血性疾病

急性结膜炎、扁桃体炎、疖肿、蜂窝织炎、毛囊炎、痤疮、牙周炎、口腔溃疡、烧烫伤后的兴奋状态。

3. 以心下痞为主要表现的热性胃肠疾病

胃炎、消化不良、便秘、宿醉。

4. 符合本方体质的全身性疾病

高血压、高脂血症、糖尿病、动脉硬化、脑卒中、失眠等。

[用方说明]

（1）本方是清热泻火止血剂，在有上冲倾向、颜面潮红、精神不安、出血、脉有力而容易便秘等时用之。

（2）本方能清泻三焦之热，临床只要辨证准确，掌握"实热"特点，应用极为广泛。

（3）用于鼻出血等热性出血，应该冷服，即使用提取剂，也应等溶化之后放凉再喝。

（4）出血过久，已有贫血状态及脉微弱者不可使用。

（5）《血证论》云："心为君火，化生血液，是血即火之魄，火即血之魂，火升故血升，火降即血降也。知血生于火，火主于心，则知泻心即是泻火，泻火即是止血。得力大黄一味，逆折而下，兼能破瘀逐陈，使不为患，此味今人多不敢用。不知气逆血升，得此猛降之药，以损阳和阴，真圣药也。且非徒下胃中之气而已；即外而经脉肌肤，凡属气逆于血分之中者，大黄之性，亦无不达，盖其气最盛，凡人身气血凝聚，彼皆能以其药气克而治之，使气之逆者，不敢不顺。今人不敢用，往往留邪为患，惜哉。方名泻心，乃仲景探源之治，能从此悟得血生于心，心即火之义，于血证思过半矣！"此段论述可做为临床中用此方治疗各种出血证的注脚。

[方药加减]

（1）合大柴胡汤：用于体格壮实、高血压、胆胰疾病、肥胖、上逆、便秘的患者。

（2）颈项强痛者，合葛根芩连汤。

（3）泻心汤合黄连阿胶汤：干燥综合征，血小板减少性紫癜（黄连6克、黄芩20克、制大黄10克、生地40克、白芍30克、阿胶20克）。

（4）用蜀漆和大黄黄连泻心汤及远志、石菖蒲合用，治疗属于痰热上扰、蒙闭清窍所致的精神分裂症，效果较好。

（5）泻心汤、柏叶汤、黄土汤合用：升血小板作用好，可治疗紫癜性皮下出血。

[方剂鉴别]

1. 大柴胡汤

脸红的卒中体质且血压高、胃部痞满甚、便秘诸点与大柴胡汤类似，但大柴胡汤的标志是肥满型，从心窝部到左右季肋有痞满和压迫感，本方证是不瘦不胖、脸红、心窝痞满和便秘，这是它们的鉴别点。（《中医经方在日本》）

2. 桂枝茯苓丸

神经症状、出血过多、脸红和充血、逆上、头痛诸点与桂枝茯苓丸相似，但桂枝茯苓丸证还有胃部不痞满，腹部压痛，腹直肌紧张等。（《中医经方在日本》）

3. 黄连解毒汤

用于体质与本方相似，但泻心汤在失眠、便秘时应用。

4. 黄土汤

均有出血、心烦，但黄土汤为虚证，贫血。

5. 栀子豉汤

均有心中烦热，不眠，但栀子豉汤为虚烦，无便秘、心下痞。

6. 炙甘草汤

均有心烦不眠，其阴虚明显，身体羸瘦。

7. 酸枣仁汤

均有胸中烦躁，不眠，但酸枣仁汤为虚证，疲劳感明显。

8. 黄连阿胶汤

均可治心烦、失眠，但黄连阿胶汤有阴虚症状，见手足心热，舌红少苔，脉细数。

[扩展应用]

倒经：多以四逆散与桂枝茯苓丸合方，再加牛膝；有热者可合用大黄黄连泻心汤。

［附方］

1. 大黄甘草汤

组成：大黄四两，甘草一两。

原文：食已即吐者，大黄甘草汤主之。（金匮要略·呕吐哕下利病脉证治17）

用方标准：胃热上逆之大便难见食后呕逆者。

应用：神经性呕吐、呃逆、习惯性便秘；儿科疾病如小儿夜啼、小儿厌食、新生儿不乳、新生儿胎粪不下等。

扩展应用：甘草泻心汤、小柴胡汤、黄连解毒汤合大黄甘草汤可治疗扁平苔藓。

2. 附子泻心汤

组成：大黄二两，黄连一两，黄芩一两，炮附子一枚。

原文：心下痞，而复恶寒汗出者，附子泻心汤主之。（155）

用方标准：寒热错杂之心下痞、心烦、出血、大便干，又见汗出恶寒、四肢厥冷者；又治老人饮食过多，猝然昏倒，心下满，拒按，额上汗出，手足厥冷，脉伏者，即食厥。

应用：急性胃炎、热病中后期。

扩展应用：

（1）有三黄泻心汤之证以恶寒为主症者用之。古人曰泻心汤证，只思眠，甚者在饮食或用药中能睡，手尖微冷，宜用附子泻心汤。

（2）尤在泾：“此证邪热有余，而正阳不足，设治邪遗正，则恶寒益甚，或补阳而遗热，则痞满愈增。此方寒热补泻，并投互治，诚不得已之苦心，然使无法以制之，鲜不混而无功矣。”

（3）本方的煎取方法颇为特殊，寓意甚深。三黄用开水浸泡取汁不必煎煮，其目的是取轻清宣泄之气，以消热痞；附子别煎，是取重浊之味，以补阳气。诚如陈蔚所说：“最妙在附子专煎，扶阳欲其熟而性重，三黄汤渍，开痞欲其生而性轻也。”尤在泾对此论述更详，他说：“方以麻沸汤浸寒药，别煎附子取汁，合和以服，则寒热异其气，生熟异其性，药虽同行，而功各奏。”足见仲景制方之精，用法之妙。

黄芩汤

［组成］

黄芩三两，芍药二两，炙甘草二两，大枣十二枚。

［原文］

太阳与少阳合病，自下利者，与黄芩汤；若呕者，黄芩加半夏生姜汤主之。（172）

［原文分析］

自下利：肠道有热，热性下利。

[方解]

黄芩——主肠澼下利。

芍药、炙甘草、大枣——缓急止痛。

全方共治里热下利之腹泻、腹痛，身热，肛门灼热，大便如泥状，或为糊状便或黏液便。

[用方标准]

里热下利证。

（1）腹泻，腹痛，发热，里急后重，肛门灼热，大便如泥状或黏液便。

（2）胃部痞塞感，没有食欲，口苦，无往来寒热。

（3）心下痞硬，右侧腹直肌僵硬。

（4）一般见舌红苔黄。

（5）脉象不定。

[体质要求]

体格壮实，唇红、面红、舌红，烦热。

[八纲辨析]

里证，热证，实证。

[应用]

1. 热性下利性疾病

急性结肠炎、急性细菌性痢疾、肠道菌群失调症、胃肠型感冒。

2. 以腹痛为表现的疾病

除上述热性下利性疾病外，还包括痛经、子宫内膜异位症、肠痉挛、腹型过敏性紫癜、肛裂、痔疮。

3. 出血性疾病

鼻衄、异常子宫出血、月经过多、先兆流产、盆腔炎。

[用方说明]

（1）发热腹泻，或痢疾而腹挛痛者，即可用本方，不必限于太阳与少阳合病。（胡希恕）

（2）后世治疗痢疾的著名方剂"芍药汤"，即是从本方演化而来，汪昂称黄芩汤为"万世治利之祖方"。

[方剂鉴别]

1. 葛根汤、葛根芩连汤、桂枝人参汤

下利，均有表证，但本方证无表证。

2. 大承气汤

均有下利，大承气汤证为热结旁流，自利清水，色纯清，本方大便黏腻。

3. 人参汤

人参汤证为虚寒下利，本方为热性下利。

[方药加减]

腹泻、烦热者，加黄连。

[扩展应用]

（1）黄芩汤治痛经：黄芩可清血热、清肠热、除热痹、除热痞，专清深伏血分及肠道之热，如配芍药、甘草，则热性痛经是其主治目标。

（2）伏热腰痛的识别：①多精神饱满，肤白、唇红、舌红；②其热多汗、易汗，其人大便干结或黏臭，肛门灼热，或有肛裂；③其关节处红肿发热；④脉多滑数。

[附方]

黄芩加半夏生姜汤

组成：黄芩三两，芍药二两，炙甘草二两，大枣十二枚，半夏半升，生姜三两。

原文：

太阳与少阳合病，自下利者，与黄芩汤；若呕者，黄芩加半夏生姜汤主之。（172）

干呕而利者，黄芩加半夏生姜汤主之。（金匮要略·呕吐哕下利病脉证治 11）

用方标准：黄芩汤又见恶心、呕吐者。

应用：同黄芩汤。

葛根黄芩黄连汤

[组成]

葛根半斤，炙甘草二两，黄芩三两，黄连三两。

[原文]

太阳病，桂枝证，医反下之，利遂不止。脉促者，表未解也；喘而汗出者，葛根黄芩黄连汤主之。（34）

[原文分析]

1. 利遂不止

表热内陷，肠道热盛。

2. 脉促

热象明显，非脉律不齐。

3. 喘而汗出

肠道之热上犯于肺。

4. 表未解也

可见表证，或不明显，也可见颈项部不适感。

[方解]

葛根——解肌热于外，升提下陷之气。

黄芩、黄连——清大肠之热。

炙甘草——缓下迫之急。

全方共治协热下利之腹泻、身热、粪便臭秽、肛门灼热、尿短赤、舌红苔黄、脉滑数者。

[用方标准]

表里俱热证。

（1）表证：发热，头痛，颈项不舒。

（2）里热：下利，粪便臭秽，肛门灼热，汗出而喘，心烦口渴。

（3）舌红苔黄。

（4）脉数。

[体质要求]

体格壮实，面红有油光，唇舌黯红，大便不成形或腹泻，项背不舒。

[八纲辨析]

表证，热证；里证，实证。

[应用]

1. 以湿热腹泻为表现的疾病

急性肠炎、细菌性痢疾、中毒型菌痢。

2. 符合本方体质的颈部病

颈椎病。

3. 符合本方体质的全身性疾病

高血压、糖尿病、高脂血症。

4. 其他

流行性感冒、带下病、盗汗、湿疹、更年期综合征、心律失常、口疮、牙痛。

[用方说明]

（1）如下利而不发热，粪便清稀，舌淡，脉沉迟，病属虚寒者当禁用。若有形实积下利，则非本方所宜。

（2）并非所有的高血压都能使用本方。形体肥胖、面色通红、结膜充血、舌质坚老的患者适合应用。葛根主"项背强"，因此，对于高血压伴有颈项不舒的患者，本方更为合适。（《经方100首》）

（3）更年期综合征患者出现感觉发热、面红耳赤等"上火证"，也有应用本方的机会。（《经方100首》）

[方剂鉴别]

1. 葛根汤

均有表证、下利，葛根汤证的下利热不明显，表证明显，无汗，也无喘；本方表证不甚明显，为热性下利。

2. 桂枝人参汤

均治下利，但桂枝人参汤证为里寒，表证为偏于桂枝证的表虚寒。

3. 麻杏石甘汤

均有汗出、喘、表热，但麻杏石甘汤证无下利，偏于肺热；本方有下利，偏于肠热。

4. 半夏泻心汤

均有下利，半夏泻心汤证尚有心下痞，上逆，本方无心下痞，上逆。

[方药加减]

糖尿病导致的腰腿无力、下肢皮肤发黯溃疡，或性功能障碍，加肉桂、怀牛膝。

[扩展应用]

葛根芩连汤治疗萎缩性鼻炎。

白头翁汤

[组成]

白头翁二两，黄柏三两，黄连三两，秦皮三两。

[原文]

热利下重者，白头翁汤主之。（371）

下利欲饮水者，以有热故也，白头翁汤主之。（373）

[原文分析]

热毒下利的证治。

[方解]

白头翁——主治热利下重。

黄柏——主治身黄，亦治热利。

黄连——清热燥湿，治烦悸、下利。

秦皮——除热，治利。

全方共治热毒下利之热痢下重、赤白脓血、腹痛、里急后重、肛门灼热、小便短赤、身热口渴，舌红苔黄，脉弦数或滑数。

[用方标准]

热毒下利证

（1）热痢下重、赤白脓血、腹痛、里急后重、肛门灼热。

（2）小便短赤、身热口渴。

（3）舌红苔黄。

（4）脉滑数。

[体质要求]

体质壮实，面红，唇红。

[八纲辨析]

里证，热证，实证。

[应用]

1. 大肠炎症

急性细菌性痢疾、阿米巴痢疾、溃疡性结肠炎。

2. 妇科及泌尿科炎症

急性膀胱炎、淋菌性尿道炎、黄带。

3. 其他

急性结膜炎、急性乳腺炎。

[用方说明]

（1）本方是治疗热毒痢的祖方。

（2）白头翁治疗阿米巴痢疾有特效。

[方药加减]

（1）本方加用 6 克大黄疗效更佳，便血者，可加阿胶；若所下皆是血水，可服白头翁加甘草阿胶汤。（胡希恕）

（2）若里急后重，渴欲饮水俱属其候，但后重滞下者，为阳明里实，宜更加大黄。

[方剂鉴别]

黄芩汤：一是热势不同，白头翁汤明确点出"热利"，其热势强劲，故所用苦寒之药也多于黄芩汤；二是白头翁汤证波及到直肠，有明显的里急后重表现，黄芩汤证则范围不及此证广泛；三是白头翁汤证大便多为脓血便，黄芩汤证则多为泥状便、黏液便。

[扩展应用]

本方尚可治疗湿热带下，且获效甚捷。如魏平孙指出：湿偏重者配以苍术、茯苓、生苡米、苦参；血热偏重者佐以赤芍、丹皮、银花、生地；气滞者，佐以解郁理气之品。阴痒甚者，加用外洗方。（《中医杂志》1978，03：52）

[附方]

白头翁加甘草阿胶汤

组成：白头翁、甘草、阿胶各二两，秦皮、黄连、柏皮各三两。

原文：产后下利虚极，白头翁加甘草阿胶汤主之。（金匮要略·妇人产后病脉证治 11）

用方标准：白头翁汤证又见血便、黏血便而虚乏少气者。

应用：同白头翁汤。

黄连阿胶汤

[组成]

黄连四两，黄芩二两，芍药二两，鸡子黄二枚，阿胶三两。

[原文]

少阴病，得之二三日以上，心中烦，不得卧，黄连阿胶汤主之。（303）

[原文分析]

心中烦、不得卧

阴虚火旺伤及心神，或见出血症。

[方解]

黄连、黄芩——清热，治心中烦、上热之症。

芍药——养阴缓急，治虚热之证。

鸡子黄——除热又兼滋阴。

阿胶——滋阴血、止血，治心烦、不得眠。

全方共治阴虚火旺之心烦、心悸、不得眠、手足心热，舌红绛少津，脉细数，或下利便脓血者。

[用方指征]

阴虚火旺证。

（1）心烦不得眠，或有心悸。

（2）手足心热。

（3）下血、崩漏等虚热性出血。

（4）心下痞、腹痛。

（5）舌红绛少津。

（6）脉细数。

[体质要求]

多为瘦长体型，面色潮红或苍白，唇红或黯淡，常有手足心热、失眠，容易躁动不安。

[八纲辨析]

里证，热证，虚证。

[应用]

1. 以烦躁、失眠为表现的疾病

老人或热病后失眠、神经官能症、焦虑症、抑郁症。

2. 以出血为表现的疾病

各种出血、下利脓血便、大肠炎、直肠溃疡、月经过多、血小板减少性紫癜。

3. 以皮肤发红、干燥为表现的皮肤病

湿疹、牛皮癣、红斑。

4. 以口干为表现的疾病

慢性咽炎、慢性口腔溃疡、糖尿病。

5. 其他

室性早搏、顽固性失音。

[用方说明]

（1）本方是清热泻火止血剂，适用于治疗诸出血性疾患伴"心中烦、不得卧"者。

（2）除用方标准的症状以外，本方还可见到皮肤粗糙，伴有脱屑。

（3）本方证患者的面色特点：对于热象明显的患者来说，其面色可潮红，但对于失血较多的贫血患者，自然是面无血色的。

[方药加减]

热势更重者可酌加大黄、栀子；阴虚更重者可酌加生地黄、麦冬、乌梅等；对腹痛下利急迫者可酌加甘草，取芍药甘草汤之意；对湿热伤阴之便血及久利阴亏阴损及阳，已用苦寒清热剂无效者，可视症情酌加姜、附子，此即仿王清任急救回阳之意。

[方剂鉴别]

1. 栀子豉汤

本证心烦不得卧，与栀子豉汤的虚烦不得眠不同。栀子豉汤证，为热扰胸膈，而肾水不虚，其舌苔多见黄白，并见有反复颠倒，心中懊憹，胸中窒，心中结痛等；黄连阿胶汤证，为阴虚阳亢而有热，其舌质必是红绛，而且干燥乏津，并无热扰胸膈的见症。所以，栀子豉汤重在宣郁清热，黄连阿胶汤重在滋阴降火。

2. 桃核承气汤

均有血热心烦，桃核承气汤证为实证，有瘀血症状。

3. 柴胡加龙骨牡蛎汤

均有心烦，但柴胡加龙骨牡蛎汤证有胸胁苦满，悸动。

4. 泻心汤

均有心烦，但泻心汤证为实证。

5. 附子泻心汤

附子泻心汤以阳虚为前提，所以往往见大便稀溏，形寒汗出，舌质淡嫩或黯红，舌体胖大，苔白或苔白润；而黄连阿胶汤证以阴虚为基础，所以往往可见口咽干燥，小便短赤，舌质红绛或光绛无苔，舌体瘦小等。

6. 大黄黄连泻心汤、黄连解毒汤

均可治疗出血，但大黄黄连泻心汤、黄连解毒汤为实热证的出血，可见烦躁易怒、面红口渴、便秘、口苦、腹胀腹痛、脉实有力、舌质坚老等，而虚热证的出血则面色苍白、面容憔悴、声低气短、精神萎靡、脉细数无力、舌质红瘦、无苔，黄连阿胶汤证的出血便是这种虚热证出血。

[扩展应用]

（1）热证崩漏，下部出血见精神亢奋者，可用黄连阿胶汤。

（2）桂枝茯苓丸合黄连阿胶汤治疗子宫腺肌症。

（3）黄连阿胶汤治疗月经淋漓、崩漏属阴虚火旺证者，疗效很好。

（4）黄煌教授治疗过敏性紫癜对于体质较好者，多使用《外台秘要》之黄连解毒汤；体弱伴心烦，或便血者多用黄连阿胶汤。

（5）黄连阿胶汤是止血方，其以下半身出血为主，而三黄泻心汤以上半身出血为主。

第七节　石膏类方

石膏类方总论

石膏类方是以石膏为主要药物的一类方剂，主要有清泻内热的作用，多于热病中应用，体质无特殊要求，主要症状有发热、汗出、不恶寒、反恶热等。

[类方概括]

学习石膏类方首先要熟悉石膏的特性，尤其是在《伤寒论》和《金匮要略》里面石膏是如何被应用的。几乎所有含有石膏的方子都归在石膏类方里面，通过对所有含有石膏方剂的分析可以归纳出石膏的特性。前面的药物解析章节有对石膏的详细阐述，简单概括，就是石膏具有"清无形热"的作用，所以掌握石膏类方要抓住石膏的特点——清无形热。石膏的药证：身热汗出，烦渴，脉大。

以石膏为主的石膏类方也能体现出上述石膏的特点。临床在应用石膏类方时，要判断患者具有"无形热"的病理因素，这个"热"包括心火、胃热、肠热、肺热、血热等。无论什么疾病，均可大胆应用。应用石膏类方，就是要抓住"无形热"，下面的主要症状也主要是由于"无形热"造成的。代表方剂有白虎汤、竹叶石膏汤、竹皮大丸等。

[主要症状]

（1）烦渴喜饮。

（2）恶热多汗。

（3）舌面干燥。

（4）脉洪大、浮滑。

白虎汤

[组成]

知母六两，石膏一斤，炙甘草二两，粳米六合。

[原文]

伤寒，脉浮滑，此表有热，里有寒，白虎汤主之。（176）

三阳合病，腹满、身重、难以转侧、口不仁、面垢、谵语、遗尿，发汗则谵语；下之则额上生汗、手足逆冷。若自汗出者，白虎汤主之。（219）

伤寒，脉滑而厥者，里有热，白虎汤主之。（350）

[原文分析]

1. 腹满

邪热炽盛，还未成实，即将成实之状。

2. 口不仁、面垢

热蒸湿郁。

3. 谵语

热扰神明。

4. 遗尿

热迫津液从小便而出。

5. 身重、难以转侧

表有湿郁，与热搏结。

6. 自汗出

热盛迫津外出。

7. 厥

热深厥亦深。

[方解]

石膏——清热除烦渴，治烦躁、口渴。

知母——除烦止渴，治同石膏。

炙甘草、粳米——补养安中生津。

全方共治阳明气分热盛之壮热烦渴，口干舌燥，面赤恶热，大汗出，脉洪大有力；或见手足厥冷，胸腹灼热，口渴，小便黄，舌苔黄燥，脉滑；或见腹满身重，难于转侧，口不仁，面垢，谵语，遗尿。

[用方标准]

无形里热炽盛证。

（1）壮热烦渴，面赤恶热。

（2）口干舌燥。

（3）大汗出。

（4）手足厥冷，胸腹灼热。

（5）腹满身重，难以转侧，口不仁，面垢，谵语，遗尿。

（6）舌红舌黄燥，或白燥。

（7）脉洪大。

[体质要求]

体型中等或消瘦，烦躁，皮肤白皙湿润，汗出，肌肤扪之如烙，口渴，喜冷饮。

[八纲辨析]

里证，热证，实证。

[应用]

1. 以高热为表现的疾病

流行性乙型脑炎、流行性脑脊髓膜炎等热性传染病的极期，热射病、小儿夏季热、大叶性肺炎、肿瘤发热。

2. 以代谢亢进为表现的疾病

甲状腺功能亢进症、糖尿病。

3. 其他

牙龈炎、急性结膜炎、湿疹、中风眩晕。

[用方说明]

（1）本方证的实质是机体处于高代谢状态，高代谢则产热增多，机体通过大量出汗以散热。

（2）本方证高热的特点是持续性，不因汗出而衰减。

（3）表不解而恶寒无汗者忌用。

（4）阳（气）虚发热，可出现类似白虎汤的证候，如身热汗出、气喘、脉大等，但舌质淡，脉虽大而重按无力，神疲肢倦，是其辨也，此证宜甘温除热，忌用白虎汤。

（5）阴虚潮热者用；真寒假热忌用。

（6）《温病条辨》四禁：若其人脉浮弦而细者，不可与也；脉沉者，不可与也；不渴者，不可与也；汗不出者，不可与也。

（7）用于热厥的手足厥冷，是手冷不过肘，足冷不过膝，临证中须注意。

（8）黄煌：舌苔要见干燥无津，如舌苔腻或滑润，恐是他证。

[方药加减]

（1）高热伴身体困重、苔腻者，本方加苍术，名白虎加苍术汤；内伤高热，用本方加浮萍、连翘，名曰二向汤。

（2）甲状腺功能亢进，合小柴胡汤。

[方剂鉴别]

1. 桂枝汤证

两方证均有汗，脉象均大而浮，但白虚汤证有身热或高热，且有严重的渴感，这些是桂枝汤证所不具备的。

2. 当归补血汤

樊天徒说血虚发热证可能出现和白虎汤证很相似的症候，其见症也是发热恶热，大渴不止，烦躁肌热，不欲近衣，脉搏洪大。所不同者，只是其人脉搏，在轻取时虽然显得洪大，可是在重按之下，便显得软而无力了。那是血虚发热，应予以当归补血汤，绝对不用白虎。

3. 大承气汤

均有发热，但大承气汤证有腹坚满，燥屎。

4. 大青龙汤

均有发热、烦躁，但大青龙汤证有无汗、身痛，脉浮紧，属表实内热证。

5. 五苓散

均有口渴，但五苓散证有为小便不利，脉浮，无身大热、汗大出，口渴得水不解。

6. 八味丸

均治渴，但八味丸证有小便不利，脐下不仁，身体沉衰。

[扩展应用]

（1）刘秀文报道用消渴白虎汤（方名自拟）配合验方治疗糖尿病，总有效率为95%。基本方：生石膏30～120克，知母15克，玄参30克，生山药30克，石斛15克，麦冬15克，天花粉15克，苇根30克，甘草3～6克。体质差者加党参或太子参15克以补气。一般用药3～6剂后，口渴饮水量可明显减轻或恢复正常。此时用验方金鸡汤（方名自拟）治疗，以免复发。处方：芡实、白扁豆、益智仁、薏苡仁各30克，公鸡1只（去净毛及内脏）。洗净后将上4味填于公鸡体腔内，用针线缝好体腔之切口，砂锅煮之，至鸡肉熟为度。依患者食量吃肉喝汤，药渣亦可饮之，不计量，可每天1剂或2天1剂。用三五剂后，可改为每周或10天1剂，以巩固疗效。（《河南中医学院学报》1976，3）

（2）雷声认为消渴症患者虽无大热、大汗等症状，也无典型的洪大脉象，但根据患者

异常的口干、强烈的口渴和大量饮水等症状，即可应用白虎汤或白虎加人参汤治疗。（《中医杂志》1964，11）

（3）用白虎汤治疗眼病，多见眼睛局部红肿较甚，刺激症状比较严重；舌赤少津，或舌赤苔黄而燥；脉滑数、洪数或洪大有力；身体壮实、面色红润、鼻干灼热、口唇干燥、烦渴、喜冷饮。

（4）治麻疹，症见大热谵语，烦渴引饮，唇舌燥烈，脉洪大。治邪疼痛，口舌干而渴者。治眼目热痛如灼，赤脉怒张，或头脑、眉棱内痛，烦渴者，俱加黄连良，兼用应钟散，时以紫圆攻之。治狂证，眼中如火，大声妄语，放歌高笑，登屋逾垣，狂走不已，大渴引饮，昼夜不眠者，亦加黄连，隔三五日，用紫圆自一钱至一钱五分，取峻泻数行，又日用灌水法，必有效。若难用下药者，唯可用灌水法。（《类聚方广义》）

（5）肌肉痉挛用石膏的机会也很多。

（6）夜尿症、湿疹、黑变病使用白虎汤。（参考：三阳合病，腹满身重，难以转侧，口不仁，面垢，谵语，遗尿，发汗则谵语甚，下之则额上生汗，手足逆冷，若自汗出者，白虎汤主之。）

（7）顽固的眩晕症：白虎汤加黄连。

（8）本方加黄连治疗湿疹，为慢性湿疹，重度瘙痒，体温未升高，口咽很渴而欲饮水，这表明有内热。

[附方]

白虎加桂枝汤

组成：知母六两，炙甘草二两，石膏一斤，粳米二合，桂枝三两。

原文：温疟者，其脉如平，身无寒但热，骨节疼烦，时呕，白虎加桂枝汤主之。（金匮要略·疟病脉证并治4）

用方标准：在白虎汤证的基础上又见骨节疼烦，气上冲或有表证汗出恶风者。

应用：疟疾；风湿热、风湿性关节炎（活动期）；变应性亚败血症；湿疹；丹毒；结节性红斑、系统性红斑狼疮。

扩展应用：

（1）本方临床多用于风湿热痹。治疗活动性关节炎，如热重加黄柏、黄芩、栀子、金银花、连翘、白茅根、防己；湿重加薏苡仁、茯苓、六一散、茵陈、蚕砂；阴虚加生地黄、石斛、麦冬；气虚加黄芪、党参；祛风镇痛加防己、桑枝、威灵仙、乳香、没药、延胡索；活血通络用当归尾、杭白芍、木瓜、橘络、络石藤等。

（2）热性体质见局部寒性关节病者，可用本方。

（3）霍乱吐泻后，身体灼热，头疼身痛，大渴烦躁，脉浮大者，宜此方。（《类聚方广义》）

（4）白虎汤证脉滑，白虎加人参汤证脉洪大，而脉象不滑、不洪大，则要考虑到本方证。

（5）本方为白虎汤中加一味桂枝，实为白虎汤与桂枝甘草汤合方，其中，以白虎汤清肃其热，桂枝甘草汤辛甘合用，解表降逆，是桂枝汤的简化方。方后有"汗出愈"可看出其有解表作用。若温疟不见表证时，可单用白虎汤治疗；渴者予白虎加人参汤；病形如本条所述，而又兼少阳病时，有应用柴胡桂枝汤加石膏的机会。（《胡希恕讲伤寒杂病论》）

（6）丹毒，见脉浮弱、头痛、发热、恶寒，用桂枝汤；另可用白虎加桂枝汤、十味败毒汤。

白虎加人参汤

[组成]

知母六两，石膏一斤，炙甘草二两，粳米六合，人参二两。

[原文]

服桂枝汤，大汗出后，大烦渴不解，脉洪大者，白虎加人参汤主之。（26）

伤寒若吐若下后，七八日不解，热结在里，表里俱热，时时恶风，大渴，舌上干燥而烦，欲饮水数升者，白虎加人参汤主之。（168）

伤寒，无大热、口燥渴、心烦、背微恶寒者，白虎加人参汤主之。（169）

伤寒，脉浮、发热、无汗，其表不解，不可与白虎汤。渴欲饮水，无表证者，白虎加人参汤主之。（170）

若渴欲饮水，口干舌燥者，白虎加人参汤主之。（222）

太阳中热者，暍是也，汗出恶寒，身热而渴，白虎加人参汤主之。（金匮要略·痉湿暍病脉证并治26）

[原文分析]

1. 大烦渴不解、渴欲饮水、口舌干燥、身热而渴

热盛伤津。

2. 心烦

热扰心神。

3. 背微恶寒、汗出恶寒

汗出腠理开，卫表不固，易受风邪。

[方解]

白虎汤——阳明气分热火盛。

人参——补津益气，治口燥渴，倦怠少气。

全方共治白虎汤证又见口燥渴，欲饮水数升者，又或见身热而渴、汗多、背微恶寒、倦怠少气，舌红少津苔黄，脉洪大无力者。

[用方标准]

里热炽盛，气津不足证。

（1）剧烈的口渴，渴欲冷饮。

（2）唇舌干燥。

（3）汗大出，体液大量丧失。

（4）倦怠少气。

（5）颜面潮红，后背冷感。

（6）手足冷。

（7）没有食欲。

（8）或有大便略干、眩晕、说梦话、磨牙。

（9）腹壁软弱，心窝部有堵塞感。

（10）舌红苔黄燥或白燥。

（11）脉浮洪，或浮滑。

[体质要求]

同白虎汤，更加倦怠少气，口渴，干枯。

[八纲辨析]

里证，热证，虚证。

[应用]

分类与白虎汤相同：急性热性病汗出过多伤阴者；糖尿病；中暑；口渴较甚的干性皮肤病；甲亢危象；严重饥饿症；小儿夏季热；多汗症。

[用方说明]

（1）本方可治白虎汤证兼有体液高度减少、口甚渴、脉洪大者；本方证是白虎汤证热伤气津的表现，若进一步发展可成为竹叶石膏汤证。

（2）本方具有镇静的作用。

（3）治霍乱吐泻后，大热烦躁，大渴引饮，心下痞硬，脉洪大者。治消渴，脉洪数，昼夜引饮不歇，心下痞硬，夜间肢体烦热更甚，肌肉日消铄者。治疟病，大热如毁，谵语烦躁，汗出淋漓，心下痞硬，渴饮无度者。（《类聚方广义》）

（4）"时时恶风，欲饮水数升者"，此乃加人参的重要指征，其"背微恶寒"乃里热熏蒸，大量汗出，气随津耗，以致气津两伤，表气不固使然。诚如陈修园在《长沙歌括》中指出："阳明白虎辨非难，难在阳明背恶寒"，因此尚须与太阳之恶寒，少阴背恶寒加以鉴别。汗出甚多、精神萎靡、脉虚无力时，以吉林人参为宜；如口干舌燥者，用西洋参为宜；如心下痞、食欲不振者，用党参为宜；如伴有干咳、便秘者，用北沙参为宜。（黄煌）

（5）中暑要注意体温：高热用白虎加人参汤，体温不高用生脉饮。

[方剂鉴别]

1. 五苓散

二者的鉴别一是在于热象，二是在于小便不利，五苓散证热是微热且有排尿障碍，或腹泻显著。至于口渴的程度，有时很难分轻重。

2. 栀子豉汤

均有烦燥，但栀子豉汤证以烦为主，突出的表现为心中懊恼而不渴。

3. 猪苓汤

均有渴欲饮水，但白虎加人参汤证的渴，是由于热盛津枯，故有口舌干燥，而猪苓汤证的渴，是由于水停不化，故有小便不利，不难区别。

4. 白虎汤

气津损伤不严重，无倦怠乏力、无心下痞硬、无背微恶寒。

[扩展应用]

（1）曾用于精神狂乱且伴有外阴瘙痒的妇人获得明显的效果。另外，用于湿疹，身体燥热如火烧一般，瘙痒严重又伴恶寒，也获得显著效果。

（2）白虎加人参汤加麦冬合瓜蒌牡蛎散治糖尿病，对于糖尿病属于有热，有多饮多尿，是有效的。

（3）本方最常用于治疗口渴较甚的糖尿病。

（4）口渴甚，热度高，脉也洪大，认为非白虎加人参汤证莫属，事实上这种情况非常多的却是真武汤证。特别是在流感和急性肺炎等疾病时较常见。此时的洪大脉为无底力的虚脉。

竹叶石膏汤

[组成]

竹叶二把，石膏一升，半夏半升，麦门冬一升，人参二两，炙甘草二两，粳米半升。

[原文]

伤寒解后，虚羸少气，气逆欲吐，竹叶石膏汤主之。（397）

[原文分析]

1. 伤寒解后

急性期已过，到了温热病后期。

2. 虚羸少气

气阴两伤。

3. 气逆欲吐

胃中有邪热，胃气上逆。

[方解]

竹叶——止渴生津、清热、除烦，治咳逆上气。

半夏——降逆止呕，治气逆欲吐。

石膏——清热生津，治烦躁。

麦冬（麦门冬）——主羸瘦气逆、咽喉不利，逆火，止咳，治气逆、咳逆。

人参、粳米、炙甘草——补气养液，治虚羸少气。

全方共治气阴两虚、阳明气分有热之形体羸瘦，气短音微，精神萎靡；气逆欲吐，或干咳，或气喘，或干呕，呃逆；口渴，多汗，或低热；脉数弱，舌苔少者。

[用方标准]

气阴两虚，虚热上逆证。

（1）形体羸瘦，气短音微，精神萎靡。

（2）身热多汗，烦渴喜饮。

（3）气逆欲吐。

（4）或有干咳、气喘、呃逆、干呕、低热等。

（5）舌红少苔而干。

（6）脉细数，或弱数。

[体质要求]

消瘦，面色不华，气短倦怠，精神萎靡，多汗，口渴，恶心、呕吐，食少，口干。

[八纲辨析]

里证，热证，虚证。

[应用]

以内热兼有气阴两虚为主的疾病外感热病的恢复期；热射病、小儿夏季热；术后感染发热；肿瘤患者放疗及化疗后的低热；糖尿病；肺炎、肺结核；口腔炎。

[用方说明]

凡于热病过程，见有气阴两伤，身热有汗不退，胃失和降等皆可使用本方。

[方药加减]

（1）咳嗽、呼吸困难严重者加杏仁。

（2）出血者，加阿胶、地黄。

[方剂鉴别]

1. 麦门冬汤

均治咳喘，麦门冬汤证为干性痉挛性咳嗽，咽喉不利，热象不及本方证，本方上逆症状不及麦门冬汤证。

2. 白虎加人参汤

均治热、口渴，但白虎加人参汤证脉洪大，口渴甚，热象更加明显，无上逆症状。

3. 麦门冬汤、白虎加人参汤

竹叶石膏汤证可以看作介于白虎加人参汤证与麦门冬汤证之间的方证。和白虎加人参汤证相比，本方证的热象明显要逊色许多，而伤津症状更为突出；和麦门冬汤证相比，热象显得突出，但上逆症状不及麦门冬汤证。另外，从热病与伤阴的发展轨迹来看，可以得出一条方证的衍变脉络，即白虎汤证——白虎加人参汤证——竹叶石膏汤证——麦门冬汤证——复脉汤证。（《经方100首》）

4.炙甘草汤

均治气津两伤，但炙甘草汤证患者更加枯瘦，主心动悸、脉结代，本方主要主热病后期气逆欲吐、咳逆上气。

[扩展应用]

（1）谢海洲经验如下。

1）流行性脑脊髓膜炎后期余热未清，热甚多汗而伤气阴，津液耗损而见脉数无力，苔薄腻，舌质绛，唇红，五心烦热，口渴欲饮，有汗，泛恶，瘀斑未全消，神疲。

2）小儿夏季热，常发热，日晡时为甚，或上午出现高热，口渴欲饮，食欲不振，大便时溏薄，时夹稀，小便清长而时数，脉濡数。

3）火咳，咳嗽气粗，口渴多饮，脉数有力，舌赤苔微腻，身热不已，咳嗽兼喘，痰少而稠黏，呼气烘热，面赤，小便赤涩，咽喉干痛。

（2）临床上用以治疗阳明经所主的乳腺病变如急性化脓性乳腺炎，或自行溃破，或手术排脓后，症见高热、心烦、神倦，不思饮食、恶心、欲吐、舌红、脉数等，常能取得良好效果。

（3）用于肺炎、麻疹恢复期的咳嗽不止患者。另外，也用于糖尿病、肺结核等疾病。白虎加人参汤证进一步陷于虚证、身体枯燥状态者也是本方的应用指征。

（4）本方可治疗余热未清的失眠以及药物引起的发热。

竹皮大丸

[组成]

生竹茹二分，石膏二分，桂枝一分，甘草七分，白薇一分，大枣。

[原文]

妇人乳中虚、烦乱、呕逆，安中益气，竹皮大丸主之。（金匮要略·妇人产后病10）

[原文分析]

1.乳中虚

产后哺乳期间，身体虚弱。

2.烦乱、呕逆

由于津气不足，虚热上扰，产生的症状。

[方解]

生竹茹——清心降逆止呕。

白薇——清热除烦。

石膏——清热除烦。

桂枝——降逆，合甘草治心悸。

甘草、大枣——益气缓急。

全方共治阳明里热上逆之呕逆、心烦者。

[用方标准]

虚热上扰证。

（1）虚弱少气。

（2）心烦、呕逆。

（3）或有心悸、头晕、汗出。

（4）舌略红，苔薄黄少津。

（5）脉弱、缓。

[体质要求]

体质虚弱，无气力，汗多，面色苍白。

[八纲辨析]

里证，虚证，热证。

[应用]

产后烦乱、呕逆等。

[用方说明]

（1）本方是治疗产后气津受伤、虚热上扰的方剂，但热未成实。

（2）产后血虚易生病，治疗要看具体证候表现。烦乱呕逆是阳明里热上逆，故用清降阳明里热的本方治疗。如是阳明里实热或有痉发生，则不能用本方。（《经方传真》）

[方剂鉴别]

栀子豉汤：均有烦热，栀子豉汤证面色红，寸脉滑大或不滑而大，烦躁，无呕逆；本方证寸脉并不滑大，面色不红，脉弱、缓，体质较栀汤虚弱，无胸腹疼痛。

[扩展应用]

灯笼病：胸中蕴热，感觉烦闷如有火灼，无外结胸与胃酸上泛用竹茹 40 克、石膏 30 克、黄连 15 克、栀子 15 克（竹皮大丸衍生方）。

第八节　大黄类方

大黄类方总论

大黄类方是以大黄为主要药物的一类方剂，体现了大黄泻下、泻热逐瘀的特点，其适用体质多具备充实、便秘口臭等实热的特点，其症状多有便秘、腹痛、高热、汗出、谵语等。

[类方概括]

学习大黄类方首先要熟悉大黄的特性，尤其是在《伤寒论》和《金匮要略》里面大黄是如何被应用的。几乎所有含有大黄的方子都归在大黄类方里面，通过对所有含有大黄方剂的分析可以归纳出大黄的特性。前面的药物解析章节有对大黄的详细阐述，简单概括，就是大黄具有"攻下"的作用，临床掌握大黄类方要抓住大黄"攻下"的特点。其祛瘀血、消肿散结等都是攻下里实热的延伸。大黄的药证：大便不通，腹满硬痛，胁下偏痛；胃肠积滞、积热、脓毒；黄疸；呕吐气逆；经水不利、瘀血；癥瘕结滞；心下痞满；小便不利；神昏谵语；出血性疾病，如吐血、咯血、衄血等。

以大黄为主的大黄类方也能体现出上述大黄的特点。临证在应用大黄类方时，要判断出患者具有"热闭"的病理因素。应用大黄类方，就是要抓住"热闭"，下面的主要症状也主要是由于"热闭"造成的。代表方剂有大承气汤、麻子仁丸、茵陈蒿汤、大黄牡丹皮汤、桃核承气汤等。

[体质要求]

（1）体格健壮或胖壮，肌肉丰满，面色红有油光。

（2）腹部充实饱满，按之硬或胀痛。

（3）唇厚黯红，舌质黯红坚老，舌苔黄厚而干糙，甚或焦黄。

（4）脉象滑大。

[主要症状]

（1）畏热喜凉。

（2）食欲旺盛。

（3）易烦躁易怒，易发眩晕，易头痛。

（4）易腹痛便秘。

（5）易胸闷。

（6）易口干口苦。

（7）易出血，易皮肤感染。

（8）血脂、血压偏高。

（9）女性多见月经不调或闭经，或经来不畅、漏下不止。

大承气汤

[组成]

大黄四两，厚朴半斤，枳实五枚，芒硝三合。

[原文]

阳明病，脉迟，虽汗出，不恶寒者，其身必重、短气、腹满而喘、有潮热者，此外欲解，可攻里也。手足濈然汗出者，此大便已硬也，大承气汤主之；若汗多，微发热恶寒者，外未解也，其热不潮，未可与承气汤；若腹大满不通者，可与小承气汤，微和胃气，勿令至大泻下。（208）

伤寒，若吐、若下后不解，不大便五六日，上至十余日，日晡所发潮热，不恶寒，独语如见鬼状。若剧者，发则不识人，循衣摸床，惕而不安，微喘直视，脉弦者生，涩者死。微者，但发热谵语者，大承气汤主之。若一服利，则止后服。（212）

阳明病，谵语、有潮热、反不能食者，胃中必有燥屎五六枚也；若能食者，但硬耳，宜大承气汤下之。（215）

汗出谵语者，以有燥屎在胃中，此为风也。须下者，过经乃可下之；下之若早，语言必乱，以表虚里实故也。下之愈，宜大承气汤。（217）

二阳并病，太阳证罢。但发潮热、手足漐漐汗出、大便难而谵语者，下之则愈，宜大承气汤。（220）

病人不大便五六日，绕脐痛、烦躁、发作有时者，此有燥屎，故使不大便也。（239）

病人烦热，汗出则解；又如疟状，日晡所发热者，属阳明也。脉实者，宜下之；脉浮虚者，宜发汗。下之与大承气汤，发汗宜桂枝汤。（240）

大下后，六七日不大便，烦不解，腹满痛者，此有燥屎也。所以然者，本有宿食故也，宜大承气汤。（241）

病人小便不利，大便乍难乍易，时有微热，喘冒不能卧者，有燥屎也，宜大承气汤。（242）

得病二三日，脉弱，无太阳、柴胡证，烦躁、心下硬；至四五日，虽能食，以小承气汤，少少与微和之，令小安；至六日，与承气汤一升。若不大便六七日，小便少者，虽不受食，但初头硬，后必溏，未定成硬，攻之必溏；须小便利，屎定硬，乃可攻之，宜大承气汤。（251）

伤寒六七日，目中不了了，睛不和，无表里证，大便难，身微热者，此为实也。急下之，宜大承气汤。（252）

阳明病，发热、汗多者，急下之，宜大承气汤。（253）

发汗不解，腹满痛者，急下之，宜大承气汤。（254）

腹满不减，减不足言，当下之，宜大承气汤。（255）

阳明少阳合病，必下利，其脉不负者，为顺也；负者，失也。互相克贼，名为负也。脉滑而数者，有宿食也，当下之，宜大承气汤。（256）

少阴者，得之二三日，口燥咽干者，急下之，宜大承气汤。（320）

少阴病，自利清水，色纯清，心下必痛，口干燥者，急下之，宜大承气汤。（321）

少阴病，六七日，腹胀、不大便者，急下之，宜大承气汤。（322）

痉为病，胸满口噤，卧不着席，脚挛急，必齘齿，可与大承气汤。（金匮要略·痉湿暍病脉证并治 13）

腹满不减，减不足言，当须下之，宜大承气汤。（金匮要略·腹满寒疝宿食病脉证并治 13）

问曰：人病有宿食，何以别之？师曰：寸口脉浮而大，按之反涩，尺中亦微而涩，故知有宿食，大承气汤主之。（金匮要略·腹满寒疝宿食病脉证并治 21）

脉数而滑者，实也，此有宿食，下之愈，宜大承气汤。（金匮要略·腹满寒疝宿食病脉证并治 22）

下利不欲食者，有宿食也，当下之，宜大承气汤。（金匮要略·腹满寒疝宿食病脉证并治 23）

下利，三部脉皆平，按之心下坚者，急下之，宜大承气汤。（金匮要略·呕吐哕下利病脉证并治 37）

下利，脉迟而滑者，实也，利未欲止，急下之，宜大承气汤。（金匮要略·呕吐哕下利病脉证并治 38）

下利，脉反滑者，当有所去，下乃愈，宜大承气汤。（金匮要略·呕吐哕下利病脉证并治 39）

下利已瘥，至其年月日时复发者，以病不尽故也，当下之，宜大承气汤。（金匮要略·呕吐哕下利病脉证并治 40）

病解能食，七八日更发热者，此为胃实，大承气汤主之。（金匮要略·妇人产后病脉证并治 3）

产后七八日，无太阳证，少腹坚痛，此恶露不尽；不大便，烦躁发热，切脉微实，再倍发热，日晡时烦躁者不食，食则谵语，至夜即愈，宜大承气汤主之。热在里，结在膀胱也。（金匮要略·妇人产后病脉证并治 7）

[原文分析]

1. 日晡所发潮热

里热结实炽盛，与时辰相合，故在日晡之时发潮热。

2. 谵语、独语如见鬼状、不识人、循衣摸床，惕而不安、直视

热扰心神的表现。

3. 喘、短气

胃、大肠之燥热上蒸于肺，肺气受损，升降升调。

4. 身重

胃肠燥热耗气。

5. 腹满、腹满痛、心下坚痛、不大便、大便难

腹中燥屎热结。

6. 直视、目中不了了、睛不和

热蒸眼目。

7. 发热汗多、濈然汗出、手足汗出

燥热迫津外泄。

8. 下利、自利清水、色纯青

热结旁流。

[方解]

大黄——主通利结毒，泻热，通腑，治腹满、大便不通、谵语、发热、汗出。

芒硝——主五脏积热，软坚，治腹满、腹实、大便硬、谵语、发热、汗出。

枳实——主结实之毒，治腹满。

厚朴——主胸腹胀满也。

全方共治阳明腑实之剧烈腹痛、腹胀、坚满拒按、便秘或黏液脓血便；潮热或发热、身热汗出；烦躁、谵语、神志失常；脉实有力，苔干焦黄起红刺者。

[用方标准]

里热腑实重证。

（1）便秘，或热结旁流。

（2）腹满，以肚脐为中心坚满、压痛。

（3）高热不恶寒，或发潮热、日晡发热。

（4）身热汗出，甚至为油汗，手足心出汗。

（5）口舌干燥。

（6）或见不眠、烦躁、谵语、神志失常、喘、目光呆滞。

（7）以肚脐为中心，坚满、压痛，无胸胁苦满。

（8）舌苔干燥，严重时出现黑苔，通常为黄厚苔或黄干苔，或起芒刺。

（9）脉象沉而有力。

[体质要求]

体力充实，便秘口臭，唇红面红，或有油光，汗出、身热，腹满、腹胀、腹痛，谵语烦躁，其病势多危重。

[八纲辨析]

里证，热证，实证。

[应用]

1. 以腹胀满、大便不通为表现的疾病

急性肠梗阻、急性胰腺炎、急性胆囊炎、胆石症、急性阑尾炎、急性菌痢。

2. 以精神障碍为表现的疾病

脑血管意外、精神分裂症、病毒性脑炎、肝昏迷。

3. 以实热性不通为表现的其他疾病

闭经、哮喘、大叶性肺炎、顽固性湿疹、牙龈炎、急性肾功能衰竭。

[用方说明]

（1）本方是阳明腑实证的代表方剂。常用于食物中毒，或急性热性病的初期，体温比较高，或有显著的热感，有时可出现胸闷症。

（2）无发热、谵语等症状，仅腹部充实便秘者，也可用之。

（3）在经方中用于救治危笃状态的方剂有两种：一种是四逆汤这样的阴证急救药，主要针对像休克这样的生命力衰弱的濒危状态；另一种是大承气汤这样的阳证急救药，用于高热状态的急救。

（4）由于现代医学的发展，本方治疗急性热病机会减少，多数情况下用于治疗便秘。

（5）对于腹软、舌润的状态是绝对不可以使用本方的。

（6）腹部虽膨满，脉细而频数者忌用。

（7）本方为泻下峻剂，应中病即止，不必尽剂，过用易耗正气。

（8）表证未解，忌过早用下，以防引邪入内。

（9）气分热盛而未结实，忌用攻下，误下徒伤津液。

（10）营血虚损或津亏而致肠燥便秘者，不可单纯用承气汤攻下，宜应养血滋阴，润肠通便。

（11）本方是虚弱者、衰弱者及孕妇的禁忌处方。

（12）只能服头煎，如再次煎煮，汤液会变得苦涩，不利排便。

（13）必须空腹服用，服后 1 小时内不宜进食，否则，影响泻下效果。

（14）应排除腹膜炎、腹水和空腔脏器的穿孔，这些疾病均应列为大承气汤的禁忌证。

（15）大承气汤虽属攻下剂，但不拘泥于大便干结，有的患者泻下稀水甚至黏液，但并不影响使用本方。关键是腹痛拒按，或腹部高度胀满。

（16）腹诊尚需注意，腹部硬满是在脐周围，而不在心下，假使硬满在心下，则可能是陷胸汤证或者大柴胡汤证，断不可使用大承气汤。

（17）药后不排气，不大便，脉反变为微涩者，这是里气虚，不可再用大承气汤。假使服大承气汤以后，不大便而腹反胀大，脉转微弱者，预后多不良。

（18）攻下后虽排出燥屎，但按其脐周尚有硬块拒按者，是积滞未尽除，仍可再进药，但宜小其剂。等到腹软无硬块，便不得再攻下。（《伤寒论方解》）

（19）在水、电解质紊乱和酸碱失衡时，要尽快通过补液措施给予纠正，不能把希望寄托在大承气汤的"急下存阴"上。大承气汤不能替代补液疗法。（《经方100首》）

（20）剂量要足。

（21）大承气汤证患者的精神状态并非都是亢奋的，有时表现为精神萎靡，手足也可以表现为厥冷，即所谓的"热深厥亦深"。

（22）慢性病使用大承气汤多注重形体肥壮，急性病不拘泥于此。（《经方100首》）

[方剂鉴别]

1. 小承气汤

腹胀疼痛俱盛，证情急迫较重，用大承气汤；以腹胀为主，用小承气汤，因方中少芒硝，其燥结程度较低，大便不似大承气汤的球状便，但干而不燥结，多数以长条干便为主。

2. 调胃承气汤

腹胀满、燥结症状均轻，以胃肠中热象为主，用调胃承气汤。

3. 大柴胡汤

本方证体现为腹部以脐为中心高度胀满，有抵抗感和弹性，心下及下腹部多无变化。大柴胡汤证主要以上腹部（心下）胀满疼痛，胸胁苦满为目标，且有剧烈呕吐。本方证的发热常为潮热、日晡发热，而大柴胡汤证的发热为往来寒热。对于既有胸胁苦满，并且两者均较重者，可将二方合方。

4. 大陷胸汤

本方证病变局限于肠腔之内，而大陷胸汤证则有反跳痛和板状腹之类的腹膜刺激征表现。

5. 泻心汤

顽固的便秘和热感，腹部痞塞、神经症状与本方相似，但泻心汤宜用于末稍血管明显充血，胃脘部痞硬而便秘者，亦用于热性出血，本方则宜用于下腹部膨满而便秘者。

6. 桃核承气汤

均有腹满、腹痛，但桃核承气汤证在左下腹压痛明显，有瘀血征，有上冲症状，下半身发凉。

7. 桂枝加芍药汤

用于偏于内实的便秘、腹痛，远不及本方症状，且有汗出、恶风等虚弱症状。

[扩展应用]

（1）妇产科腹部手术后大承气汤保留灌肠，具有防止术后肠功能紊乱，促进肠功能早期恢复的作用。

（2）大承气汤治疗痉病"破伤风"。

（3）大承气汤治疗中风（蛛网膜下腔出血）。

（4）大承气汤具有缓解肌肉紧张的作用，与厚朴的药效有较大关系。

[附方]

1. 小承气汤

组成：大黄四两，厚朴二两，枳实三枚。

用方标准：里热腑实轻证，症状较大承气汤轻，燥结不显著腹胀满较突出者。

应用：粘连性肠梗阻、麻痹性肠梗阻；小儿胆道蛔虫症；肥胖症；习惯性便秘；食物中毒；伤食；急性肺炎、哮喘性支气管炎；急性胃肠炎；病毒性肝炎。

方剂鉴别：厚朴三物汤治腹满"痛而闭者"，方中大黄、厚朴和枳实的用量和大承气汤相同，可以视为大承气汤去芒硝。厚朴、枳实用量多于小承气汤，因此，痞满的程度要重于小承气汤证。吉益东洞把厚朴三物汤定义为治小承气汤证而腹满剧者。《金匮要略》痰饮病篇的厚朴大黄汤治"支饮胸满者"，其方用厚朴一尺、大黄六两、枳实四枚。大黄用量超出以上诸方，但没有后下；枳实用量也多于小承气汤。此方虽主"胸满"，但必有支饮在心下，故以之去心下结实而胸满者自消。这两张方剂的行气攻逐之力均强于小承气汤。

扩展应用：

（1）禁忌证可参考大承气汤。

（2）尾台榕堂：毕竟大小承气汤二方，本同证也……夫方有大小者，以病有轻重缓急也。

（3）对于帕金森病，小承气汤合芍药甘草汤，有效。抑肝散加芍药、厚朴，对病程1～2年者有效，但对病程5年以上者难以起效。

2. 厚朴三物汤

组成：厚朴八两，大黄四两，枳实五枚。

原文：痛而闭者，厚朴三物汤主之。（金匮要略·腹满寒疝宿食病脉证并治11）

用方标准：胸腹胀满而痛、大便闭结者，即小承气汤证而胀满较剧者。

应用：同小承气汤。

3. 厚朴大黄汤

组成：厚朴一尺，大黄六两，枳实四枚。

原文：支饮胸满者，厚朴大黄汤主之。（金匮要略·痰饮咳嗽病脉证并治23）

用方标准：同厚朴三物汤。

扩展应用：非一般支饮胸满者所宜，惟酒客湿热素盛，而有支饮在胸中者，方可用之。（《金匮要略浅述》）

4. 厚朴七物汤

组成：厚朴半斤，枳实五枚，大黄三两，桂枝二两，生姜五两，大枣十枚，甘草三两。

原文：病腹满，发热十日，脉浮而数，饮食如故，厚朴七物汤主之。（金匮要略·腹满寒疝宿食病脉证并治9）

用方标准：表里同病而出现发热、脉浮、腹满、大便干者。

应用：同桂枝汤和小承气汤证。

扩展应用：外感热未尽而出现腹满，可考虑用本方。发热、脉浮数而不恶寒，已属可下证，有腹满，尤其上腹满时，可用本方。

5. 调胃承气汤

组成：大黄四两，炙甘草二两，芒硝半升。

用方标准：里热之腑实轻证，症状较大承气汤轻，腹胀满不显著但热结较突出者。

应用：牙周炎、牙周脓肿、牙髓炎、龋齿；结膜炎、麦粒肿；扁桃体炎；湿疹、荨麻疹；精神分裂症、癫痫、焦虑症；痔疮；哮喘；脑炎；不明原因的发热；失眠；蛛网膜下腔出血；糖尿病；老人便秘；小儿伤食；跌打损伤。

方剂鉴别：大承气汤既下热又除满，症状中"痞、满、燥、实"皆备；小承气汤长于治胀满，而"燥、实"不足，大便不像大承气汤那样干结如栗，即使是胀满，亦较大承气汤为轻；调胃承气汤长于下热，而治胀满不足，大便虽干结但腹中胀满轻，即使是热象，也较大承气汤轻。

扩展应用：

（1）本方为一般缓下剂，有调整胃肠功能之效。一般对于尚未达到用大承气汤、小承气汤的程度而腹部充实有便秘倾向的患者用之。

（2）治疗"实热"的烦，脉象有力，大便干。

（3）适用于本方的患者食欲多表现为良好。

（4）本方虽是泻下剂，但与大小承气汤的功用有些不同。用大小承气汤的对象，其人肠内必有宿食和积热；而使用本方的对象，则一定有积热但不一定有宿食，本方的主要作用是清热和胃。方中大黄先煎，配以甘草"少少温服之"，以及名叫"调胃"，便可知用意与一般泻下剂有所区别。前人有用以治胃热发斑者，有用以治胃热齿痛者，有用以治消中、渴而饮食多者，有用以治热发疮疡者，可见本方虽然有泻下作用，但其主要作用是泻热，与大小承气专于泻下宿食者究竟有轻重缓急的不同。（《伤寒论方解》）

6. 己椒苈黄丸

组成：防己，椒目，葶苈，大黄各一两。

原文：腹满，口舌干燥，此肠间有水气，己椒苈黄丸主之。（金匮要略·痰饮咳嗽病脉证并治29）

用方标准：里热水停之腹满、肠鸣、小便不利、便干者。

应用：胸腔积液，肝硬化腹水等。

方剂鉴别：十枣汤与葶苈大枣泻肺汤为峻逐之剂，其人实而不虚；己椒苈黄丸证当有口燥便结；牡蛎泽泻散证水气重点在腰以下；桂枝去芍加麻附辛汤证其水气重点在心下胃脘及皮表，无汗少尿而心下坚满；五苓散证尿少而有口渴、多汗、便稀；真武汤证神萎、尿少而常有头眩心悸、脉沉细无力；八味肾气丸证多为肾性水肿，常有腰酸且脚肿明显。

扩展应用：

（1）本方不但治疗腹水也治疗胸腔积液，凡见二便不利的胸腔积液或腹水，有用本方的机会。本方与大柴胡汤合方治肝硬化腹水有捷效。

（2）陆渊雷曰："凡全身性水肿，大概由三种原因发病而起，一是由心瓣膜病，其肿起于下肢，二由肾炎，其肿起于头面，三由肝硬变，其肿起于腹部，常先为腹水。此条证候有腹满，方药逐里水，则肝硬变之水肿也……门脉郁血而引起水肿，先作腹水，故曰肠间有水气。由是言之，此条乃肝硬变初期之证也。"

（3）扩张型心肌病，水肿：真武汤合己椒苈黄丸加党参、黄芪、车前子、桑白皮、细辛。

麻子仁丸

[组成]

麻子仁二升，芍药半斤，枳实半斤，大黄一斤，厚朴一尺，杏仁一升。

[原文]

趺阳脉浮而涩，浮则胃气强，涩则小便数；浮涩相搏，大便则硬，其脾为约，麻子仁丸主之。（247）

[原文分析]

1. 其脾为约

津液亏少之习惯性便秘的证治。

2. 胃气强

肠胃中有热。

3. 小便数

体液排出过多，肠道内水分过少。

[方解]

大黄、枳实、厚朴——治便秘而腹微满。

麻子仁、杏仁、芍药——润肠通便，治津枯便秘。

全方共治脾约为病之大便秘结、小便数，腹微满，舌苔微黄少津，脉涩者。

[用方标准]

津亏便秘证。

（1）体力低下。

（2）习惯性便秘。

（3）多尿。

（4）皮肤干燥。

（5）腹微满。

（6）除了便秘之外没有其他痛苦。

（7）舌苔微黄少津。

（8）脉涩。

[体质要求]

体力低下，干枯消瘦，皮肤干燥，大便干结，唇干，舌干少津。

[八纲辨析]

里证，偏热证，虚实夹杂证。

[应用]

1. 虚弱患者的便秘及相关疾病

习惯性便秘、产后便秘、老年性便秘、痔疮、痔疮术后便秘、术后肠麻痹；肛门术后防止便秘。

2. 其他

神经性尿频、夜尿多、肾萎缩。

[用方说明]

（1）本方乃缓和之泻剂，用于习惯性便秘者、老人体力衰弱者、病后便秘者。

（2）本方虽为缓下剂，但方中药味多破泄，故体虚、孕妇及营血亏乏引起的便秘，宜慎用。

（3）应注意以下4点。一是虽为津枯血燥之便秘，若无内热也要慎用。二是不能仅凭"十几日不大便"就使用本方，把它看作老年便秘的专方。三是不要轻易改变剂型而失去立方原意，把润下剂变为攻下剂。四是原方说"渐加，以知为度"，提示不要急功近利而加大剂量，以免药过病所。

[方剂鉴别]

1. 润肠汤

均可治便秘，但麻子仁丸证皮肤干燥明显。

2. 大承气汤

大承气汤治疗大热大实之便秘，腹坚满，脉沉实。

3. 半夏泻心汤

半夏泻心汤证有胃部痞硬、食欲减退、腹泻等胃肠道症状，经常便秘，但为软便，有时便秘和腹泻交替进行。

4. 大建中汤

内脏有下垂倾向的虚弱者，腹部贮留气体，自觉蠕动不安的便秘为大建中汤的治疗对象。

5. 四物汤

因营血方虚，血行不畅，而出现自觉冷，腹部软弱而膨满的便秘。

6. 炙甘草汤

因心脏衰弱而出现结、代脉，悸动，喘息甚的便秘。

[扩展应用]

习惯性的大便秘结，其粪块异常干硬，虽然数日不大便，但无腹满腹痛、潮热、谵语等症，不属于承气汤的治疗范围，应该用麻子仁丸润下通便。

茵陈蒿汤

[组成]

茵陈蒿六两，栀子十四枚，大黄二两。

[原文]

阳明病，发热、汗出者，此为热越，不能发黄也。但头汗出，身无汗，剂颈而还，小便不利，渴引水浆者，此为瘀热在里，身必发黄，茵陈蒿汤主之。（236）

伤寒七八日，身黄如橘子色，小便不利，腹微满者，茵陈蒿汤主之。（260）

谷疸之为病，寒热不食，食即头眩，心胸不安，久久发黄为谷疸，茵陈蒿汤主之。（金匮要略·黄疸病脉证并治 13）

[原文分析]

1. 但头汗出，身无汗，剂颈而还

湿热上越。

2. 小便不利

湿无出路。

3. 渴引水浆

热亦较重。

4. 腹微满

湿热蕴脾。

5. 谷疸

湿热蕴脾之黄疸。

6. 寒热不食

因内有湿热而不能食。

7. 食即头眩，心胸不安

饮食则助湿动热，故出现此症。

[方解]

茵陈（茵陈蒿）——利湿热，主治发黄、口渴。

栀子——清热除烦，治发黄。

大黄——泻热除满，通便。

全方共治湿热发黄见身黄如橘子色，大便干，小便不利，腹微满，烦躁，苔黄腻，脉沉实者。

[用方标准]

湿热郁结证。

（1）黄疸，身黄如橘子色。

（2）便秘。

（3）没有食欲，恶心、呕吐。

（4）尿量减少。

（5）口渴。

（6）食后头眩。

（7）或见但头汗出，心烦，失眠，皮肤瘙痒，水肿。

（8）从心窝部至两胁下胀满、压痛，胸胁苦满，上腹部胀满。

（9）舌红，苔黄腻。

（10）脉象紧张。

[体质要求]

身目黄染色鲜明，如橘皮；兼有身热便结，口干烦躁，舌红脉数等热象。

[八纲辨析]

里证，实证，热证。

[应用]

1. 湿热内蕴的肝胆疾病

黄疸性肝炎、新生儿高胆红素血症、胆汁性肝硬化。

2. 其他

急性荨麻疹、肾病综合征、脚气、口腔炎、功能性子宫出血。

[用方说明]

（1）虽然茵陈蒿汤一般被用来治疗黄疸，但该方实际上是应用于"瘀热在里"状态的方剂，以口渴、小便不利、尿色赤褐、便秘、胸内苦闷和腹部膨满为指征，并不以黄疸为必须的症状。

（2）阳黄重症可用茵陈栀子金花汤（即茵陈蒿汤加黄连、黄柏、黄芩）合五味消毒饮加蚤休，有较好的疗效。（《经方应用》）

（3）临证中若腹胀满而大便实者，可重用大黄，此即吴又可所言："胃实为本，是以大黄为专攻……设去大黄而服山栀、茵陈，是忘本治标，鲜有效矣。"可谓颇有见地，也可用陶节庵的茵陈将军汤（即本方加枳、朴、芩、甘四味）。有医家指出，治疗病毒性肝炎时大黄用量大者（30克）疗效较好，茵陈后下者疗效好。

（4）用大黄的目的不在于通大便，而在于泻热活血。

（5）经验证明，凡治湿热黄疸，其病多缠绵难愈，这与湿邪黏腻难去有关，所以不可操之过急，治疗时务必使湿热邪去方能罢手，否则病情反复，将更加难于治疗。

（6）对于一些表现为"小便不利"的肾脏疾病，即使没有黄疸也可以使用本方。

[方药加减]

（1）本方与小柴胡汤合方几乎可以用于所有的荨麻疹。（《中医经方在日本》）

（2）肾病具有自觉胸部痞满和苦闷感、口渴、尿量减少、便秘、微热、恶寒等综合症候时，可以用本方与五苓散的合方。

（3）若兼胁肋胀满或疼痛者，加柴胡、黄芩；恶心呕吐者，加半夏、生姜；湿毒盛且症状剧者，加土茯苓、草河车、凤尾草；两足发热者，加知母、黄柏。

（4）大柴胡汤与茵陈蒿汤合方治大柴胡汤证并发黄疸者，传染性肝炎多见本方证，宜注意。

[方剂鉴别]

1. 麻黄连翘赤小豆汤、栀子柏皮汤

三者鉴别使用诚如《医宗金鉴》所说："伤寒身黄发热者，设有无汗之表，宜用麻黄连翘赤小豆汤汗之可也；若有成实之里，宜用茵陈蒿汤下之可也。今外无可汗之表证，内无可下之里证，故惟宜栀子柏皮汤清之也。"

2. 茵陈五苓散

茵陈五苓散证大便多溏泄，而茵陈蒿汤证多有便秘；其热象和充实的程度远不及本方证，病势也不如本方证急迫。

3. 小柴胡汤、大柴胡汤

均有胸胁苦满，但柴胡方无黄疸。

[扩展应用]

（1）应用于因肝脏功能障碍产生的口腔炎，以本方应用标准作为应用目标，特别是本方的适用者多出现便秘，严重的口腔黏膜或舌部炎症，发生溃疡、口臭和热感的急性症状。

（2）茵陈蒿汤有利尿、止血之功效，无黄疸症状也可以使用。曾用于肾病综合征、痔疮出血、子宫出血等。

（3）茵陈可用至 1000 克，小儿可用 300 克。

[附方]

茵陈五苓散

组成：茵陈蒿末十分，五苓散五分。

原文：黄疸病，茵陈五苓散主之。《金匮要略·黄疸病脉证并治 18》

用方标准：严重口渴；无便秘，下利或便软；黄疸（相对茵陈蒿汤轻）；无但头汗出；腹水；呕吐，上逆；或有疲劳感、微热、食欲不振；与茵陈蒿汤不同，未必见到季肋部的压痛感；舌苔干燥；脉沉。

应用：肝炎；肾炎水肿、糖尿病肾病；宿醉；黄疸；腹水；荨麻疹。

扩展应用：肝硬化腹水，用茵陈五苓散加人参汤。

大黄牡丹汤

[组成]

大黄四两，桃仁五十个，牡丹皮一两，瓜子半升，芒硝三合。

[原文]

肠痈者，少腹肿痞，按之即痛如淋，小便自调，时时发热，自汗出，复恶寒，其脉迟紧者，脓未成，可下之，当有血；脉洪数者，脓已成，不可下也。大黄牡丹汤主之。（金匮要略·疮痈肠痈浸淫病脉证并治 4）

[原文分析]

肠痈脓未完全形成的表现，是脓和瘀相互搏结的表现。

[方解]

大黄——主通利结毒，故能治腹满、腹痛、便闭、瘀血、脓肿。

桃仁——主治瘀血，兼治肠痈。

牡丹皮——祛瘀血、散凝滞。

芒硝——主软坚，能治小腹急结、大便硬、宿食腹满、小腹肿痞等。

冬瓜子（瓜子）——治痈肿。

全方共治里实有瘀血或痈肿之右腹疼痛拒按，或见大便秘结，小便如常，发热，恶寒，汗出，舌苔黄腻，脉弦紧或滑数者。

[用方指征]

脓瘀互结证。

（1）下腹部化脓性的肿疡，或有肿块，压痛剧烈者。

（2）便秘。

（3）或伴有发热、汗出、便血、出血等。

（4）腹壁有力充实，右侧或有压痛。

（5）舌干燥，苔黄。

（6）脉沉紧，实脉。

[体质要求]

有体力的，下腹部充实有力疼痛，有秘便倾向的患者。

[八纲辨析]

里证，实证，热证。

[应用]

1. 下部实热性化脓性疾病

急性阑尾炎、急性盆腔炎、痔疮、精索炎、附睾炎、附件炎、前庭大腺炎、尿路结石伴发炎症者、盆腔腹膜炎。

2. 其他

月经不调、痛经、子宫炎、痤疮、湿疹、肛周炎。

[用方说明]

（1）本方有消退下半身各种炎症之效。

（2）后世的临床经验证实，对于肠痈的治疗，不论是脓未成还是脓已成，只要是属于湿热瘀血的都可以用本方，但脓已成的要时刻注意其病变。若有脓，可以加排脓的药物，如薏苡仁或者桔梗、败酱草等。

（3）痛无定处的初期症状是本方禁忌证。

（4）老人、孕妇、体质虚弱者，均应慎用或加减应用。

[方剂鉴别]

1. 桃核承气汤

均用于化脓症或阑尾炎，但桃核承气汤证有上冲症状。

2. 桂枝茯苓丸

桂枝茯苓丸不用于急性症状者，用于轻症和慢性症。

3. 排脓散

病灶硬而充血倾向少，排脓困难且不吸收时，可用排脓散。大黄牡丹汤证病灶充血性更强，炎症症状更显著。

4. 薏苡附子败酱散

均可治疗肠痈，但薏苡附子败酱散为虚证，脉弱且伴有皮肤干燥，脓稀薄或脓已成，充血性炎症症状较微。其病理解剖学变化的程度，却以薏苡附子败酱散证者为强，多呈现更为破坏性的病像。

5. 桂枝加芍药汤

有时腹痛与硬结的程度相同，但桂枝加芍药汤为虚证，脉弱。

6. 大建中汤

均有下腹痛，大建中汤为虚寒证，蠕动不安，脉弱。

［方药加减］

去大黄、芒硝，加薏苡仁，用于炎症和化脓较轻，症状不甚严重者。

［扩展应用］

（1）胡希恕认为，对于急性阑尾炎，以本方合大柴胡汤的机会为多，而单用本方的机会较少。又据方后语"有脓，当下；如无脓，当下血"观之，则本条所谓脓未成，当指脓未成熟，不定是无脓。脓已成，即脓已成熟，即全部化脓之意，此时宜与薏苡附子败酱散、排脓汤或散等以排脓，而不可与本方以下之。

（2）龙野一雄认为肠痈出现这些表现要禁用大黄牡丹汤。如虽然脉紧但腹痛范围广泛，表示局部有破坏性的、进行性的变化；体温计测有高热但病人没有热感者是虚寒证，禁用本方；体温高至40℃者，有并发腹膜炎的危险，禁用本方；有腹膜刺激症状，以及有恶心、呕吐症状也不可使用本方。

（3）脉紧是绝对的必要条件，弱和数者禁忌使用本方。（《经方使用标准》）

（4）移动性盲肠或阑尾炎而无恶心、呕吐和局部有抵抗感和压痛，或有自觉痛而不适合大黄配合剂者或已成为慢性者应考虑用肠痈汤。（肠痈汤是日本福井枫亭方：薏芯仁、桃仁、牡丹皮、冬瓜子）

（5）有阑尾炎，或阑尾炎样症状，显著恶心、呕吐，腹痛部位移动无局限者，用柴胡桂枝汤可取得很好的效果。

（6）根据各地治疗阑尾炎的经验，凡属于下列情况者，一般不宜使用本方：①急性化脓性阑尾炎或坏疽性阑尾炎；②合并腹膜炎，有中毒性休克或腹腔脓液较多；③妊娠期阑尾炎合并弥漫性腹膜炎；④婴儿急性阑尾炎；⑤慢性及复发性阑尾炎；⑥阑尾寄生虫病。

（7）大黄牡丹汤与薏苡附子败酱散合方，用于女性的盆腔炎、卵巢囊肿、尿路感染，也可适当配伍温肾活血清利的药。

（8）大柴胡汤与大黄牡丹汤合方因有冬瓜子而长于治痈肿、阑尾炎、胆囊炎、胰腺炎等；若口干舌燥者，宜加石膏。

桃核承气汤

［组成］

桃仁五十个，大黄四两，桂枝二两，炙甘草二两，芒硝二两。

[原文]

太阳病不解，热结膀胱，其人如狂，血自下，下者愈。其外不解者，尚未可攻，当先解外。外解已，但少腹急结者，乃可攻之，宜桃核承气汤。（106）

[原文分析]

1. 热结膀胱

瘀热结于下焦。

2. 其人如狂

狂躁的程度没有达到最大化，是瘀热结于下焦，气上冲的表现。

3. 血自下，下者愈

瘀血如果能排出，是疾病向愈的表现。

4. 少腹急结

下焦瘀血的表现。

[方解]

大黄、芒硝、炙甘草——治腹实证，心烦或谵语、腹硬满、发热等。

桃仁——主治瘀血、少腹满痛。

桂枝——治上逆，通血脉。

故全方共治瘀热互结，有调胃承气汤证，又见腹痛有定处、气上冲者。

[用方指征]

瘀热互结证。

（1）腑实热证：调胃承气汤证，见腑实，大便干结、心烦或谵语、发热。

（2）瘀血症状：腹痛有定处。

（3）上冲症状：气上冲者，或可见到头痛、眩晕、耳鸣、肩凝、面赤、烦热。

（4）下腹膨满，下腹或左下腹有压痛或抵抗感，左下腹或有包块、或有条索状物。

（5）舌质黯红或青紫，有瘀点瘀斑，舌下脉络迂曲或粗紫。

（6）脉沉涩或沉实有力。

（7）其他：出血紫黑，下肢冷。

[体质要求]

体格健壮，容易发生便秘、面红、上冲，腰和下肢易冷的人。

[八纲辨析]

里证、实证、热证。

[应用]

1. 实证、瘀血性体质有神经症状的疾病

精神分裂症、抑郁症、外伤性头痛、脑挫伤、脑震荡后遗症、高血压。

2. 实证之下部循环障碍的疾病

流行性出血热的少尿期、输尿管结石的肾绞痛、淋病性尿道狭窄之尿潴留、产后恶露不尽、胎盘残留、痛经、闭经、难产、盆腔炎、异位妊娠、前列腺增生、前列腺炎、睾丸炎、阴道血肿、产后会阴疼痛、外伤性血尿、腰痛。

3. 实证之皮肤瘀血

荨麻疹、脂溢性皮炎、湿疹。

4. 以头面部充血为表现的疾病

牙龈出血、龋齿疼痛、蛛网膜下腔出血、三叉神经痛、急性结膜炎、麦粒肿、睑缘炎、翼状胬肉、面部痤疮、面部毛囊炎、酒渣鼻、月经期鼻衄、代偿性月经、脱发、肩周炎。

5. 以面红、大小便不通为表现的疾病

糖尿病、流行性出血热、急性肾功能衰竭、肾病综合征。

[用方说明]

（1）出现少腹急结的腹部症状，又出现气上冲的症状，均可以用本方治疗。

（2）瘀血体质：面色赤黑，唇或牙龈色紫，面部、后背、腰部等部位有毛细血管浮现。

（3）服用后如出现水肿，可用五苓散或猪苓汤治疗。有不少患者服本方后腹泻或腹痛是不适用本方，改用桂枝茯苓丸或当归芍药散则见好。

（4）临证中若具有桃核承气汤的使用标准而无便秘者，可用桂枝茯苓丸。

（5）体质虚弱者慎用。

[方剂鉴别]

1. 桂枝茯苓丸、血府逐瘀汤

三方均可治疗瘀血腹痛，但在腹痛的部位上，血府逐瘀汤证在胸胁，桂枝茯苓丸证与本方证之痛在少腹。但本方证有明显的大黄证，精神症状与便秘以本方为重。

2. 当归芍药散

当归芍药散适用于虚性体质的瘀血并有水毒。

3. 大黄牡丹汤

均有瘀血，大黄牡丹汤证为右下腹有抵抗，有化脓迹象。

4. 抵当汤、抵当丸

均有瘀血，表现为狂证或闭经，抵当汤或抵当丸证的循环障碍更为固定、陈旧，达到要用水蛭和虻虫的程度，健忘或下腹膨满显著。

[方药加减]

失眠、抑郁，合柴胡加龙骨牡蛎汤。

[扩展应用]

（1）若具备桃核承气汤的使用标准兼见夜热昼凉者可将该方中桂枝、甘草去之，加以当归 9 克、芍药 9 克、牡丹皮 9 克以凉血祛瘀，此即《瘟疫论》中桃仁承气汤。

（2）可用于闭经妇女的狂躁症。

（3）桃核承气汤可与桂枝茯苓丸交替使用，治疗妇女癥瘕痼结；若与大柴胡汤合用，则应用范围更广。凡是胸腹胁肋疼痛，以两侧为主，每遇阴雨寒冷而痛势加剧，或有跌仆损伤病史者，为瘀血久停于内，无论其部位在上在下，皆能获效。

（4）桃核承气汤治疗输尿管结石：加白芍 60 克、乌药 18 克，症现桃核承气汤证；又可原方加金钱草 60 克、海金砂 18 克、鸡内金 8 克、车前子 10 克、怀牛膝 10 克、滑石 24 克。

（5）五苓散合桃核承气汤治疗急性肾小球肾炎。

（6）肾（膀胱）结核而尿闭：肾气丸合桃核承气。

（7）桃核承气汤治疗急性肩周炎。

（8）桃核承气汤可治疗瘀热性过敏性紫癜，虚寒性者可用黄土汤治疗。

（9）凡下焦蓄血而热大于瘀，其人大便秘结、干燥难下的，则用桃核承气汤；如果瘀大于热，大便虽硬，但排解反而容易，大便色黑如煤，患者善忘或发狂的，则用抵当汤。此外，如果用抵当汤已经取效，恐多服伤及正气，也可改用桃核承气汤治疗。

（10）大柴胡汤与桃核承气汤合方，有桂枝则偏治于上，应用于头脑心肺诸病的机会为多；若疯狂、癫痫、脑震荡、脑血管病、心血管病及瘀血性哮喘等多为前二方证，适证选用之，无不应手取效；若口干舌燥者，宜加石膏。

[附方]

1. 抵当汤

组成：水蛭（熬）三十个，虻虫（去翅足，熬）三十个，桃仁二十个，大黄三两。

原文：

太阳病，六七日，表证乃在，脉微而沉，反不结胸，其人发狂者，以热在下焦，少腹当硬满，小便自利者，下血乃愈。所以然者，以太阳随经，瘀热在里故也。抵当汤主之。（124）

太阳病，身黄，脉沉结，少腹满，小便不利者，为无血也；小便自利，其人如狂者，血证谛也，抵当汤主之。（125）

阳明证，其人喜忘者，必有蓄血。所以然者，本有久瘀血，故令喜忘。屎虽硬，大便反易，其色必黑者，宜抵当汤下之。（237）

病人无表里证，发热七八日，虽脉浮数者，可下之。假令已下，脉数不解，合热则消谷善饥，至六七日不大便者，有瘀血，宜抵当汤。（257）

妇人经水不利下，抵当汤主之。（金匮要略·妇人杂病脉并证治 14）

原文分析：瘀热内结的证治。瘀热上冲，清阳被郁；故发狂、喜忘。瘀热在下焦，故少腹硬满。瘀热结于阳明大肠，故屎虽硬，大便反易，其色必黑。瘀热结于胞宫，故妇人经水不利。

用方标准：瘀热内结证。症见少腹硬满；发狂，烦躁不安；善忘；大便易解，色黑，或干结，小便正常；舌红苔黄燥；脉沉微或沉结。

应用：月经不调、闭经；胎盘滞留、子宫肌瘤、子宫内膜异位症；栓塞性静脉炎；精神分裂症、脑外伤；狂犬病；支气管哮喘；半身不遂；肝硬化。

方剂鉴别：有便秘者可用桃核承气汤，大便色黑硬而易解，可用本方。（《经方使用标准》）

扩展应用：

（1）抵当汤与抵当丸二方药味完全相同，功用亦同，前人认为汤的药力峻而丸的药力缓，重症可用汤，轻症可用丸。其实汤是去滓服，丸是连滓服，服丸1周时也能下血，可见丸剂的作用未必逊于汤剂。（《经方使用标准》）

（2）顽固性的月经不至，可下者以抵当汤，不可下者以抵当丸。

（3）瘀血性黄疸可用抵当汤。

（4）抵当汤调治健忘。

2. 抵当丸

组成：水蛭二十个（熬），虻虫二十个（去翅足，熬），桃仁二十五个，大黄三两。

原文：伤寒有热，少腹满，应小便不利，今反利者，为有血也，当下之，不可余药，宜抵当丸。（126）

用方标准：用于抵当汤轻证。

应用：同抵当汤。

3. 下瘀血汤

组成：大黄二两，桃仁二十枚，䗪虫二十个（熬，去足）。

原文：师曰：产后腹痛，法当以枳实芍药散，假令不愈者，此为腹中有干血着脐下，宜下瘀血汤主之（亦主经水不利）。（金匮要略·妇人产后病脉证并治6）

用方标准：下焦瘀血。症见小腹疼痛如刺，按之硬满、有块或有发热；经水不利；舌紫黯或有瘀斑；脉沉涩或脉沉实。

应用：胎盘残留、产后恶露不下；宫外孕；痛经、闭经；肝硬化；中风后遗症、脑震荡后遗症；跌打损伤；肠粘连。

方剂鉴别：本方有䗪虫而无桂枝、芒硝、甘草，大黄、桃仁的用量也比较小，仅桃核承气汤的半量。显然，本方的泻下作用不如桃核承气汤强烈，但配伍了䗪虫，便能治疗"干血"。干血在脐下，当有少量腹痛，结块，按之痛更剧，此外，腹满腹胀、精神不安、发热等瘀血证也能见到。

扩展应用：

（1）本方泻下逐瘀之力较峻，凡体虚、孕妇或有出血病倾向者忌用或慎用。

（2）本方需酒煎。

（3）姜春华介绍本方治疗肝硬化等病的经验更值得重视。

4. 大黄䗪虫丸

组成：大黄十分，黄芩二两，甘草三两，桃仁一升，杏仁一升，芍药四两，干地黄十两，干漆一两，虻虫一升，水蛭一百枚，蛴螬一升，䗪虫半升。

原文：五劳虚极羸瘦，腹满不能饮食。食伤、忧伤、饮伤、房室伤、饥伤、劳伤、经络荣卫气伤，内有干血，肌肤甲错，两目黯黑，缓中补虚，大黄䗪虫丸主之。（金匮要略·血痹虚劳病脉并治18）

用方标准：正虚血瘀见少腹部疼痛或有硬块、腹满感、腹胀感；形体消瘦、面色晦黯、肌肤干燥如鳞甲、两目黯黑；舌质黯紫、或舌见瘀斑，脉细数。

应用：慢性肝炎、肝硬化腹水、脂肪肝；结核病；慢性粒细胞白血病；术后肠粘连；子宫肌瘤；中风后遗症；下肢血栓性静脉炎；脑动脉硬化症；银屑病、鱼鳞病；闭经。

方剂鉴别如下。

（1）下瘀血汤：均内有"干血"，但下瘀血汤证的"干血"是可以排出体外的，且没有本方证病变层次深。本方证的"干血"是深入经络营卫之中，且病程较久，需要缓消才行。

（2）桃核承气汤：桃核承气汤证是新瘀血，患者的体力充实，病程也比较短，瘀热内结，故见腹痛便秘、发狂、舌红等症。用药剂型上，桃核承气汤为汤剂，泻下作用比较强烈；而大黄䗪虫丸为丸剂，大黄的用量比较小，且已经蒸制，其泻下作用已趋缓和。故患者服用此丸后，剧烈泻下是比较少见的。大黄䗪虫丸用大黄，主要取其活血化瘀的作用。

扩展应用：

（1）本方是补虚活血化瘀的方剂，在临床中多用于久病正虚血瘀结成积之证。目前对于肝脾肿大、肝硬化，或妇人经闭及腹部手术后肠粘连疼痛等，可适当应用，但须久服方能有效。（《经方使用标准》）

（2）治妇人经行不利，渐为心腹胀满，烦热，咳嗽，面色煤黄，肌肤干皮细起，状如麸片，目中昏暗，或赤涩羞明怕日；治小儿疳眼生去翳，睑烂羞明，不能视物，并治雀目。（《类聚方广义》）

第九节　栀子类方

栀子类方总论

栀子类方是以栀子为主要药物的一类方剂，主要有清热、除烦的作用，其适用患者体质偏热，无特殊要求，常见身热、心烦、嘈杂、黄疸等。

[类方概括]

学习栀子类方首先要熟悉栀子的特性，尤其是在《伤寒论》和《金匮要略》里面栀子是如何被应用的。几乎所有含有栀子的方子都归在栀子类方里面，通过对所有含有栀子方剂的分析可以归纳出栀子的特性。前面的药物解析章节有对栀子的详细阐述，简单概括，就是栀子具有"清郁热"的作用，所以临证掌握栀子类方要抓住栀子"清郁热"的特点。栀子的药证：黄疸；心中懊憹，心烦，烦热；心中结痛，腹痛，胃痛，胸骨后疼痛。

以栀子为主的栀子类方也能体现出上述栀子的特点。临证在应用栀子类方时，要判断患者具有"郁热"的病理因素。应用栀子类方，就是要抓住"郁热"，下面的体质和症状也主要是由于"郁热"造成的。代表方剂是栀子豉汤、栀子柏皮汤。

[体质要求]

（1）营养状况良好。

（2）面有油光。

（3）烦躁不安。

（4）身热、咽喉充血。

（5）舌红苔黄，脉数。

[主要症状]

（1）心中烦。

（2）胸中窒。

（3）黄疸。

（4）身热。

（5）但头汗出。

（6）小便短黄。

（7）鼻衄。

（8）舌红苔黄。

栀子豉汤

[组成]

栀子十四个，香豉四合。

[原文]

发汗后，水药不得入口，为逆，若更发汗，必吐下不止。发汗、吐下后，虚烦不得眠，若剧者，必反覆颠倒，心中懊憹，栀子豉汤主之；若少气者，栀子甘草豉汤主之；若呕者，栀子生姜豉汤主之。（76）

发汗，若下之，而烦热胸中窒者，栀子豉汤主之。（77）

伤寒五六日，大下之后，身热不去，心中结胸痛者，未欲解也，栀子豉汤主之。（78）

凡用栀子豉汤，病人旧微溏者，不可与服之。（81）

阳明病，脉浮而紧、咽燥、口苦、腹满而喘、发热汗出、不恶寒反恶热、身重。若发汗则躁，心愦愦反谵语；若加温针，必怵惕烦躁不得眠；若下之，则胃中空虚，客气动膈，心中懊憹，舌上胎者，栀子豉汤主之。（221）

阳明病，下之，其外有热，手足温，不结胸，心中懊憹，饥不能食，但头汗出者，栀子豉汤主之。（228）

下利后，更烦，按之心下濡者，为虚烦也，宜栀子豉汤。（375）

[原文分析]

1. 虚烦不得眠，必反覆颠倒，心中懊憹

虚热扰心。

2. 胸中窒

胸中有热，窒塞不通。

3. 身热不去，心中结胸痛

不是真正的结胸，类似结胸，是无形之热上扰心胸。

4. 但头汗出

虚热上扰。

5. 饥不能食

胃中虚热。

6. 按之心下濡

无形之热，未与痰、水相结。

[方解]

栀子——主治心烦、胃中热气、心中懊恼、结痛。

香豉——主治心中懊恼，亦治心中结痛及心中满而烦。

故二药共治无形之热证见心烦、心中懊恼，甚则反覆颠倒，卧起不安；又见嘈杂似饥，胸腹按之软而不痛；舌红、苔黄、脉数者。

[用方标准]

无形之热扰心证。

（1）身热。

（2）心胸烦闷懊悔，不得眠，甚则反覆颠倒，卧起不安。

（3）胸脘痞满窒塞，嘈杂似饥，但饥不能食。

（4）或见吐衄，脘中烦热，或小便不利，身黄。

（5）胸腹按压之软而不痛。

（6）舌红，苔黄。

（7）脉数。

[体质要求]

营养状况较好，烦躁不安，身热，咽喉充血，或小便短黄、鼻衄、舌红等。

[八纲辨析]

里证，虚证，实证。

[应用]

1. 胃及食管疾病

胃脘痛、呃逆、食管炎、食管狭窄、食管憩室。

2. 精神神经疾病

焦虑症、抑郁症、神经症、睡眠障碍、精神分裂症、老年痴呆。

3. 其他

支气管哮喘、胆道感染、小儿夜啼、鼻出血。

[用方说明]

（1）本方以心中懊恼及身热为适应证。

（2）栀子豉汤作为镇静剂的使用是有严格条件的。其一，要排除一些"里实"性疾病，诸如结胸、阳明腑实证等引起的精神兴奋。其二，栀子豉汤是寒性镇静剂，适合热证的兴奋状态，如条文中"烦热""身热不去""手足温"等外热表现。其三，即经文所述"旧微溏者，不可与服之"，暗示不可用于虚寒体质者。（《经方100首》）

（3）栀子也用于治软组织挫伤及出血，但在经方里未表现出来。

[方剂鉴别]

1. 竹皮大丸

均治烦乱。栀子豉汤证见面色红润，寸脉滑大或不滑而大，烦躁；竹皮大丸证见寸脉并不滑大，面色亦不红，脉弱，缓。

2. 小陷胸汤

均有心下痛。本方为心下按之软，疼痛程度不及小陷胸汤，脉数；小陷胸汤为心下按之硬满而痛，脉浮滑。

[扩展应用]

（1）本方临床应用较广，有医家认为治疗精神病必须抓住"心经郁热""神明被蒙"这一病机关键，清透郁热以治其本。故常以栀子豉汤为基础，或合三承气汤，或合涤痰汤，或合柴胡加龙骨牡蛎汤，随证化裁，治疗多种精神病，每获良效。

（2）半夏厚朴汤合栀子豉汤：用于食管炎。

（3）对于食管息肉，有栀子单味煎汁治愈的病例。

（4）食管痛，有热者则多为栀子豉汤证。

[**附方**]

1. 栀子甘草豉汤

组成：栀子十四个，炙甘草二两，香豉四合。

原文：发汗后，水药不得入口，为逆，若更发汗，必吐下不止。发汗、吐下后，虚烦不得眠，若剧者，必反覆颠倒，心中懊恼，栀子豉汤主之；若少气者，栀子甘草豉汤主之；若呕者，栀子生姜豉汤主之。（76）

用方标准：栀子豉汤证兼见少气、食管下咽困难或急迫症状者。

2. 栀子生姜豉汤

组成：栀子十四个，生姜五两，香豉四合。

用方标准：栀子豉汤证又兼呕者。

3. 枳实栀子豉汤

组成：枳实三枚，栀子十四个，香豉一升。

原文：大病差后，劳复者，枳实栀子豉汤主之，若有宿食者，内大黄如博棋子大五六枚，服之愈。（393）

用方标准：栀子豉汤证又兼心下胀满者。

4. 栀子大黄汤

组成：栀子十四枚，大黄一两，枳实五枚，香豉一升。

原文：大病差后，劳复者，枳实栀子豉汤主之，若有宿食者，内大黄如博棋子大五六枚，服之愈。（393）

酒黄疸，心中懊恼，或热痛，栀子大黄汤主之。（金匮要略·黄疸病脉证并治15）

用方标准：栀子豉汤证又见腹胀满、有宿食、大便不通，或见黄疸者。

5. 栀子干姜汤

组成：栀子十四个，干姜二两。

原文：伤寒，医以丸药大下之，身热不去，微烦者，栀子干姜汤主之。（80）

用方标准：上热下寒之身热、微烦，又见四肢不温、呕吐或下利者。

6. 栀子厚朴汤

组成：栀子十四个，厚朴四两，枳实四枚。

原文：伤寒下后，心烦、腹满、卧起不安者，栀子厚朴汤主之。（79）

用方标准：虚热之心烦、失眠、腹胀满者。

应用：胃肠疾患、神经症状。

扩展应用：

（1）凡用到厚朴的患者，其舌多呈厚腻苔。假使舌质红而心烦，就必须配栀子或黄连，

如不配以苦寒药，其烦非但不除，且可能转剧。假使心烦舌红而苔不厚腻，纵有胀满症，也不可轻易用厚朴。（《经方使用标准》）

（2）伴有心烦、焦虑不安，胸腹胀满者，可用栀子厚朴汤。

（3）老年性痴呆：柴胡加龙骨牡蛎汤合桂枝茯苓丸与栀子厚朴汤。

（4）脑血管痴呆可用柴胡加龙骨牡蛎汤合桂枝茯苓丸，如果阿尔茨海默病就加用栀子厚朴汤。

栀子柏皮汤

[组成]

肥栀子十五个，炙甘草一两，黄柏二两。

[原文]

伤寒身黄，发热，栀子柏皮汤主之。（261）

[原文分析]

黄疸热重于湿的证治。

[方解]

栀子——清热除烦，治心烦、发黄。

黄柏——清热退黄，治身黄、发热。

炙甘草——缓急迫，益气津。

全方共治黄疸热重于湿见发热、心烦、小便不利，舌红苔黄、脉数者。

[用方标准]

黄疸热重于湿证。

（1）轻度黄疸。

（2）皮肤瘙痒、充血。

（3）发热、心烦、恶心、呕吐、口渴、小便减少。

（4）肝脏部位轻度压迫感，但是不能确认有腹部膨满和心窝及季肋部的抵抗压痛。

（5）舌红苔黄。

（6）脉数。

[体质要求]

体格壮实，面有油光，身热，烦躁，黄疸，黄汗，尿黄，分泌物发黄，皮肤瘙痒或流黄水，或有黄带、脚气。

[八纲辨析]

里证，热证，实证。

[应用]

1. 肝胆疾病

黄疸、肝炎、胆道感染。

2. 皮肤病

皮肤瘙痒、荨麻疹、湿疹、脓疱疮、毛囊炎、皮肤真菌感染、疖、丹毒。

3. 眼科及五官科疾病

结膜炎、角膜炎、麦粒肿、虹膜炎、鼻窦炎、慢性鼻炎、中耳炎。

4. 妇科及泌尿科疾病

盆腔炎、阴道炎、膀胱炎、尿路感染。

5. 其他

宿醉、类风湿关节炎、痛风性关节炎、跌打损伤（外用）。

[用方说明]

（1）适用于轻度黄疸，症状缓和而又不适合大黄剂的虚弱者，或症轻者。

（2）本方功在清热利湿，适用于热重于湿而里未成实的阳黄，临床大多配合茵陈五苓散之类，以增强清热利湿之效。

（3）一般来说，凡湿热黄疸不是表里之证，或用茵陈蒿汤等清热利湿之后，黄疸未尽，而人体正气已损，阴分尚有伏热，如见五心烦热等，用本方效果较好。

[方剂鉴别]

1. 麻黄连翘赤小豆汤

麻黄连翘赤小豆汤临床多用于治疗急性黄疸性肝炎初期兼有表证者，或黄疸轻症。若表邪已解，但湿热内蕴者，则非麻方所宜。又，麻方清热利湿作用较弱，对于湿热较甚的黄疸应择用茵陈蒿汤、栀子柏皮汤之类，所以临床需注意此三方的鉴别。尤在泾云："茵陈蒿汤是下热之剂，栀子柏皮汤是清热之剂，麻黄连轺赤小豆汤是散热之剂。"可谓得其要领。

2. 茵陈蒿汤

均可治疗黄疸，但茵陈蒿汤症状更加显著，黄疸重，有口渴、胸胁苦满、头汗出、便秘等症状。

3. 黄连解毒汤

与本方的构成及应用相似，但黄连解毒汤证伴有逆上、充血、出血及其他神经症状，本方证则少见这些症状。

[方药加减]

（1）皮肤瘙痒流水者，加麻黄、杏仁、薏苡仁、生石膏、连翘。

（2）黄带淋漓或尿频、尿急、尿痛者，合猪苓汤。

（3）肝病发黄或胆道感染发黄者，合大柴胡汤、茵陈蒿汤。

[扩展应用]

（1）洗眼球黄赤热痛甚，有效。又，胞睑糜烂痒痛，及痘疮落痂以后，眼犹不开者，加枯矾少许洗之，皆妙。（《类聚方广义》）

（2）慢性鼻窦炎：热性，体质强壮，鼻流黄涕者，用麻杏石甘汤＋栀子柏皮汤＋桔梗甘草汤。

（3）栀子柏皮汤：适用于黑变病、颜面出现黑褐色斑点，有热感和痒感者；还用于肛门瘙痒者。

第十节　当归类方

当归类方总论

当归类方是以当归为重要药物的一类方剂，方剂体现了当归补血活血的特点，其治疗的患者体质多见体弱瘀血的特性，症状主要有月经不调、肌肤甲错、唇黯、舌紫等。

[类方概括]

学习当归类方首先要熟悉当归的特性，尤其是在《伤寒论》和《金匮要略》里面当归是如何被应用的。几乎所有含有当归的方子都归在当归类方里面，通过对所有含有当归方剂的分析可以归纳出当归的特性。前面的药物解析章节有对当归的详细阐述，简单概括，就是当归具有"补血、活血"的作用，因此临证掌握当归类方要抓住当归"补血、活血"的特点。当归的药证：妇人腹痛；其他腹痛；妇科诸症；外伤及皮肤病；血燥便秘。

以当归为主的当归类方也能体现出上述当归的特点。临证在应用当归类方时，要判断患者具有"血虚血瘀"的病理因素。应用当归类方，就是要抓住"血虚血瘀"，下面的体质和症状也主要是由于"血虚血瘀"造成的。代表方剂有当归芍药散、温经汤。

[体质要求]

（1）羸瘦。

（2）皮肤多干枯，或如鱼鳞状，即肌肤甲错，甚至有脱屑。

（3）四肢冰冷。

（4）唇黯红或黯紫。

（5）舌淡紫或紫，舌下静脉迂曲或粗紫。

（6）脉细涩。

[主要症状]

（1）血虚诸症。

（2）血虚、血瘀之月经不调、经闭、痛经等。

（3）虚寒性腹痛、跌打损伤、痈疽疮疡、风寒痹痛等。

当归芍药散

[组成]

当归三两，芍药一斤，川芎半斤，茯苓四两，白术四两，泽泻半斤。

[原文]

妇人怀妊，腹中绞痛，当归芍药散主之。（金匮要略·妇人妊娠病脉证并治5）

妇人腹中诸疾痛，当归芍药散主之。（金匮要略·妇人杂病脉证并治17）

[原文分析]

腹中绞痛：血虚血瘀水停的表现。

[方解]

当归——补血活血止痛。

川芎——行气止痛。

芍药——缓急止痛，治腹痛。

以上三者合用具有止腹痛之力。

茯苓、白术、泽泻——利水，治头眩、心悸、小便不利。

全方共治血虚血瘀水停之腹痛，或见心悸、头眩、小便不利者。

[用方标准]

血虚血瘀水停证。

（1）血虚血瘀：腹痛，或见手足冷，痛经（月经中后期的痛经）。

（2）水停：心悸、头眩、小便不利、心下有振水音。

（3）整体：怕冷，四肢冷，倦怠感，快速站立时容易头晕，贫血，容易流产、带下。

（4）腹部肌肉较软，下腹部可能会有压痛感，或包块；用手指深压时疼痛有时可向心窝部、腰部放散；胃部或有振水音。

（5）舌淡紫，苔水滑或白腻。

（6）脉沉弱。

[注]关键是血虚、血瘀、水停相关症状。

[体质要求]

面色黄黯或苍白，带有贫血、水肿貌的虚弱体质。

[八纲辨析]

里证，虚实夹杂证。

[应用]

1. 以血虚、血瘀、水停为表现的妇科疾病

月经不调、不孕症、习惯性流产、子宫出血、子宫痉挛、子宫脱垂、闭经、带下、子宫及附件炎等妇科疾病。

2. 以面黄、水肿为表现的免疫性疾病

免疫性肝病、慢性肝炎、肝硬化、桥本病。

3. 全身倦怠、乏力、贫血、形寒、水肿者

一般表现为眩晕、头重、肩酸痛、耳鸣、心悸亢进、不眠、腰痛、腰足冷、水肿、胃内停水等。

4. 下腹痛

不论男女，妇科、内科腹痛，符合方证者均可应用。

5. 皮肤病

面疱、疣、肝斑、湿疹、过敏性荨麻疹、过敏性紫癜。

6. 肾脏疾病

水肿、肾小球肾炎、肾萎缩。

7. 其他

胃弛缓、胃下垂、胃痉挛、腹水、高血压、低血压、梅尼埃病、心脏瓣膜病、神经痛、风湿病、半身不遂、痔核、脱肛、牙痛、鼻炎、蓄脓症等。

[用方说明]

（1）原文中只用于妇女的腹痛，但在现实中本方不但用于女性，也用于男性，男女老幼皆可。其特征是有贫血倾向，腹部肌肉较软，下腹部可能会有压痛感，或有包块。

（2）应用本方的关键一是水液潴留，二是虚性的血瘀证，即血虚血瘀。水液潴留的表现可以是水肿、小便不利、冒眩、心悸、耳鸣、肌肉瞤动、分泌物过多、舌胖大、苔水滑等；血瘀可以见到下腹部包块、压痛，小腿前面皮肤粗糙或肌肤甲错，舌淡紫、有瘀点、舌下脉络迂曲等；血虚可以见到面色苍白萎黄，乏力、失眠、多梦等。

（3）用于女子妊娠中的各种症状，如水肿、习惯性流产、痔疮、腹痛、咳嗽等，如果在妊娠中常服，可以防止上述现象发生，并使产妇早日恢复体力。但恶心、呕吐者不可用。

（4）日本汤本求真认为"妇人胃及子宫痉挛，用本方，多有奇效。"龙野一雄论述则更为详细，他认为本方"是一种体质改善药，因此可用于预防疾病。"他曾用于"虚证、贫血性、寒性述有神经症状者。呈疲劳倦怠性，有眩晕、耳鸣、肩酸痛、头痛、头重、心悸亢进，失眠等症状，男女皆可用。"还用于"女子月经过多或过少，经闭、带下，子宫出血，痔疮，脱肛，冻伤，神经痛，风湿病，习惯性流产，分娩早期破水，子宫脱出，不孕症，半身不遂，肾脏疾病，妊娠水肿，腹痛，心脏瓣膜病……"岳美中指出本方的适应症是：男女老幼脐

旁至胸下挛急痛，妇人子宫痉痛，头目眩晕，心悸，心下惊，肉瞤筋惕（都是水气为患），目赤痛（目赤是水气并血上凌，目中粉赤色，不似暴发火眼之深红色并肿，当细辨），面色萎黄，有贫血倾向，腰膝易冷，小便频数或不利，水肿，习惯性流产，月经痛，慢性肾炎，脚挛等。

（5）妊娠2～3月以后，常服本方与小柴胡汤合方，可预防流产、早产、妊娠肾病。另外，虚弱的妇女连用有利于畅血行、温身体，改善皮肤组织，因此有人称它为内服的美容药。

（6）可用于湿疹等湿性的皮肤病，虚证的荨麻疹也可用之。

（7）根据心悸亢进、水肿或眩，可用于心脏瓣膜病；或根据胃部振水音可用于伴有胃弛缓的胃症状；本方加薏苡仁用于虚证的疣；根据腹痛，可用于慢性腹膜炎和胃痉挛。

（8）用于安胎时，可用小剂量。

（9）服用本方后胃部不适可用六君子汤改善症状。

[方剂鉴别]

1. 肾着汤

本方证寒象要轻，尿频但尿量少于肾着汤证，疼痛一证则是肾着汤证所不及的。

2. 真武汤

整体代谢衰弱的程度不及真武汤证，然血分郁滞为真武汤证所不及。

3. 当归四逆汤

本方证循环障碍更侧重于微循环，且侧重于血液成分异常；当归四逆汤证的循环障碍则侧重于血管因素，水液潴留方面远不及本方证。

4. 小建中汤

均有腹痛和虚弱症状，小建中汤无停水和寒征，而有手足发热感；腹诊小建中汤腹直肌偏紧张。

5. 当归建中汤

鉴别与小建中汤相似。

6. 半夏厚朴汤

均可见神经症状，半夏厚朴汤证有咽喉不利，无循环障碍，患者不虚弱，形体较充实，不定诉愁较多，躯体感觉障碍明显。

7. 桂枝茯苓丸

均有下腹痛，但桂枝茯苓丸是实证，无水证。

8. 当归四逆汤

均可有冷痛，但当归四逆汤证手足寒冷严重。

9. 八味丸

均有贫血、疲劳感，八味丸证少腹不仁或拘急，循环障碍不明显，有手足烦热。

10. 温经汤

均有下腹痛、不孕等，但温经汤证手心烦热，口唇干燥。

11. 四物汤

同为血虚血瘀，皮肤枯燥者用四物汤，有水毒者用本方。

[方药加减]

（1）本方加薏苡仁：消除面疱、肝斑、疣。

（2）合苓桂术甘汤：寒证且起立眼前发黑、眩晕，尿意频数者。

（3）自身免疫性疾病、过敏性疾病反复不愈、怕风冷者，合小柴胡汤。

（4）月经延期、困倦、面黄、头项强痛者，合葛根汤。

[扩展应用]

（1）当归芍药散：用于白带质稀为主症的妇科病（据证可加薏苡仁、芡实、椿根皮、鱼腥草）

（2）当归芍药散经验：合吴茱萸汤治疗胃痛；合薏苡附子败酱散治疗妇科病；合柴胡桂枝干姜汤治疗慢性前列腺炎。

（3）当归芍药散能缓解妊娠中多种疾病，如脚气病，关节炎等。

（4）尿路结石：大建中汤、当归芍药散加蜀椒，可止痛、排石。

（5）慢性阑尾炎，热象较轻，也有柴胡证，可以用四逆散与当归芍药散合方。不过当归、川芎两味温性药用量不宜太大，6克就行，最好再加薏苡仁。薏苡仁有排脓的作用，因为慢性阑尾炎有化脓的迹象，但不是太明显。而腹痛经常见到，这种症状用四逆散合当归芍药散。

（6）臁疮：真武汤合当归芍药散，生肌长肉用黄芪。

（7）当归芍药散：治疗特发性水肿，症见体质偏弱，月经周期不准，有偏头痛，带下像水一样，手脚有发麻的感觉。

（8）柴胡桂枝龙骨牡蛎汤合当归芍药散治疗周身游走性疼痛。

[附方]

1. 当归散

组成：当归、黄芩、芍药、川芎各一斤，白术半斤。

原文：妇人妊娠，宜常服当归散主之。（金匮要略·妇人妊娠病脉证并治9）

用方标准：血虚血瘀水停有热之腹痛较轻，无水饮或少有水饮而较烦热。

应用：同当归芍药散。

2. 赤小豆当归散

组成：赤小豆三升，当归。

原文：

病者脉数，无热，微烦，默默但欲卧，汗出，初得之三四日，目赤如鸠眼，七八日目四眦黑，若能食者，脓已成也，赤小豆当归散主之。（金匮要略·百合狐惑阴阳毒病脉证并治 13）

下血，先血后便，此近血也，赤小豆当归散主之。（金匮要略·惊悸吐衄下血胸满瘀血病脉证并治 16）

用方标准：诸疮有痈脓恶血。

应用：外科痈疮、痔疮诸疾。

3. 当归贝母苦参丸

组成：当归、贝母、苦参各四两。

原文：妊娠，小便难，饮食如故，当归贝母苦参丸主之。（金匮要略·妇人妊娠病脉证并治 7）

方解：

苦参——治溺有余沥，逐水。

贝母——治淋沥、邪气。

当归——补血止痛。

用方标准：血虚湿热下注之小便灼痛、淋沥。

应用：泌尿系感染；急慢性前列腺炎；急慢性支气管炎；湿疹、皮炎、脚癣等；带下。

温经汤

[组成]

吴茱萸三两，当归二两，川芎二两，芍药二两，人参二两，桂枝二两，阿胶二两，生姜二两，牡丹皮二两，甘草二两，半夏半升，麦门冬一升。

[原文]

问曰：妇人年五十所，病下利，数十日不止，暮即发热，少腹里急，腹满，手掌烦热，唇口干燥，何也？师曰：此病属带下。何以故？曾经半产，瘀血在少腹不去。何以知之？其证唇口干燥，故知之。当以温经汤主之。（金匮要略·妇人杂病脉证并治 9）

[原文分析]

1. 下利（血）数十日不止，暮即发热，少腹里急，腹满

下焦有瘀血，虚热上冲的表现。

2. 手掌烦热，唇口干燥

血瘀、阴虚、水液不足的表现。

[方解]

桂枝——温通经脉，治虚寒性的经闭血瘀，或有气上冲、恶风、自汗。

当归、川芎——补血活血行气，治血虚血瘀，腹痛、少腹里急。

芍药——缓急止痛，治腹中痛。

牡丹皮——去下腹部瘀血，清血热祛血瘀。

阿胶——补血止血润燥，治血虚出血。

麦冬（麦门冬）——滋阴清热止逆，治口唇干燥、手掌烦热。

人参、甘草——益气滋液缓急，治羸弱、腹中痛。

吴茱萸、生姜——散寒温中止呕，治四肢厥冷、呕逆。

半夏——治呕逆。

全方共主里虚寒兼血虚血瘀之腹痛、下腹膨满、下血（血色黯淡）、唇口干燥、手掌烦热、下半身寒冷、腹中无包块，舌暗淡者，或见上冲、恶风、自汗、呕吐。

[用方标准]

上热下寒，血虚血瘀证。

（1）上热下寒证：手掌烦热、下半身寒冷（腰腹下肢）。

（2）血虚血瘀：腹痛、下腹膨满、下血（血色黯淡）、贫血、唇口干燥。

（3）其他：上逆、心悸、恶风、自汗等。

（4）腹肌软弱无力，小腹膨满，腹中无包块。

（5）舌黯淡。

[注]关键是要找到虚寒（有时虚寒伴有虚热）、血虚、血瘀的指征，或见阴液不足。

[体质要求]

其人多消瘦枯黄，口唇干枯，毛发不荣，手掌脚掌干燥，甚至手脚皮肤开裂、起毛刺。

[八纲辨析]

里证，虚证（本虚标实），寒证（寒热错杂）；阳虚证（或见阴虚）。

[应用]

1. 符合本方证的妇科疾病

更年期综合征、子宫肌瘤、功能性子宫出血、子宫发育不全、痛经、月经过多、闭经、阴吹、不孕症、习惯性流产、子宫内膜异位症、慢性盆腔炎。

2. 皮肤病

湿疹、冻疮、进行性指掌角化症。

3. 男科疾病

睾丸冷痛、慢性前列腺炎、前列腺增生症。

[用方说明]

（1）女性冲任虚寒的基础上，出现下半身冷（下利、下血、带下），上半身热（口唇干燥）时的治疗处方。

（2）使用温经汤最重要的指征是手掌灼热感，也可见足心发热，当见到上症怀疑温经汤证时，应当积极寻找其他证据，如口唇干燥。大塚敬节先生曾用本方治愈发于手指端的湿疹（类似手掌角皮病）。

（3）温经汤的"手证"，包括手掌烦热，手掌干而粗糙，擦之沙沙作响以及指甲边缘的肉刺等。

（4）本方对于手掌角皮病有良效，多数患者服用本方2～3月可治愈，对有类似湿疹症状者也有好的效果，临床可见手掌部位皮肤干燥粗糙，有热感，严重时可蔓延至手背。

（5）经色鲜红、紫红，月经质黏稠者不可用，此为内热之证，可用丹栀逍遥散或荆芥连翘汤。

（6）本方在经方里作为虚证的瘀血剂，和桂枝茯苓丸、桃核承气汤相比，在少腹部无紧张、压痛、抵抗为其特征。

（7）治疗功能性子宫出血时会有一过性出血加重的现象，要有足够的认识。

（8）温经汤可作用于下丘脑，促进促性腺素释放激素的分泌，具有调节性激素、改善子宫及周围组织的生理效应，促进新陈代谢等药理作用。

（9）慢性感染多有局部血瘀寒凝，而本方有散寒和活血作用，因此常被用于慢性盆腔炎等疾病。门纯德先生还把本方创造性地用于治疗慢性前列腺炎，收到良好效果。

（10）本方所治的不孕症常伴有手指端粗糙、有裂口且疼痛，或手掌、手背等出现湿疹。而且往往是手部症状先得到改善，其后才得以妊娠。

（11）温经汤具有促排卵作用。如果以促排卵为目的使用，当于月经结束后服用为佳，避免本方对月经的影响。

（12）体形肥满壮实，营养状况好，面色红润者慎用。

（13）不孕症患者服用本方至妊娠后应停服。（黄煌）

[方剂鉴别]

1. 加味逍遥散

手足烦热、口唇干燥、暮即发热等瘀血症状，不可误认作"逍遥热"。就虚实而论，本方证使用者较虚弱，体力和精力相对要差，精神状态偏于抑郁，而加味逍遥散证则偏于兴奋。本方证是深入血分，而加味逍遥散证侧于气分。因为含有人参、麦冬和阿胶，因此，本方的濡润作用是加味逍遥散不能比拟的。相反，因为含有茯苓、白术这2味燥湿药，加味逍遥散对于有水湿内停者更为适宜。

2. 当归建中汤

均有烦热、腹中痛，当归建中汤足温，而温经汤足冷、腰腹冷，下出不止。

3. 三物黄芩汤

均有烦热，三物黄芩汤属热证，四肢均烦热。

4. 当归芍药散

均可见腹中痛、月经不调，当归芍药散有水饮见证，无明显寒证。

5. 八味丸

均有烦热，八味丸可见足心烦热，渴，脐下不仁；温经汤证上热下寒，下肢是冷的。

6. 地黄剂

和地黄剂的四肢烦热相比，温经汤证是上燥热而下寒冷。面目烘热，口唇干燥乃至起皮，手掌烦热乃至皲裂，但下腹部和腰部却是冷的，双脚也是冰冷的。

[方药加减]

（1）出血者，加生地黄。

（2）大便干结，皮肤如鳞甲者，加桃仁。

（3）闭经，基础体温低，加鹿角胶、炮附子。

（4）闭经而形体不消瘦者，加生麻黄。

（5）腹泻，加葛根。

[扩展应用]

（1）温经汤的加味药物多为香附、艾叶、熟地黄、桃仁。

（2）月经前 4 ～ 5 天服用当归四逆汤，月经来时服用温经汤，可以重加麦冬、阿胶。

（3）不孕症。肾阳虚：附子汤——当归四逆加吴茱萸生姜汤——白术附子汤——小温经汤，常服中成药"艾附暖宫丸"，用此法治疗男性亦可。男性肾阳虚，精子稀少，精子成活率低等，用"白术附子汤"加川椒 3 克，服 10 ～ 15 剂。

第十一节　黄芪类方

黄芪类方总论

黄芪类方是以黄芪为主药的一类方剂，主要有补气、敛汗、消水肿的作用，其活用体质多肥胖而虚弱，症状主要有汗出、水肿、气短等。

[类方概括]

学习黄芪类方首先要熟悉黄芪的特性，尤其是在《伤寒论》和《金匮要略》里面黄芪是如何被应用的。几乎所有含有黄芪的方子都归在黄芪类方里面，通过对所有含有黄芪方剂的分析可以归纳出黄芪的特性。前面的药物解析章节有对黄芪的详细阐述，简单概括，就是黄芪具有"补气"的作用，所以临证掌握黄芪类方要抓住黄芪"补气"的特点。黄芪的药证：肌表之水，故能治黄汗、盗汗、皮水；身体肿或不仁；自汗；恶风易感；疮疡不敛；虚劳；黄疸。

以黄芪为主的黄芪类方也能体现出上述黄芪的特点。临证在应用黄芪类方时，要判断患者具有"气虚"的病理因素。应用黄芪类方，就是要抓住"气虚"，下面的体质和症状也主要是由于"气虚"造成的。代表方剂有黄芪桂枝五物汤、防己黄芪汤。

[体质要求]

（1）体型偏胖，精神疲惫，面色黄黯或黯红，缺乏光泽。

（2）肌肉松弛，皮肤缺乏弹性，湿润。

（3）腹部松软，腹肌萎缩而脂肪堆积，按之无抵抗感以及痛胀感。

（4）面部及下肢多有水肿。

（5）舌质多淡红或淡胖，或紫黯。

（6）中老年人较多见。

[主要症状]

（1）易疲乏，易出汗，易头晕，胸闷气短，运动后尤为明显。

（2）能大量进食而不耐饥饿。

（3）大便不成形，或先干后溏。

（4）易于水肿，特别是下肢水肿。

（5）畏风，易于鼻塞、气喘。

（6）手足易麻木，骨关节疼痛。

（7）溃疡难以愈合。

黄芪桂枝五物汤

[组成]

黄芪三两，芍药三两，桂枝三两，生姜六两，大枣十二枚。

[原文]

血痹,阴阳俱微,寸口关上微,尺中小紧,外证身体不仁,如风痹状,黄芪桂枝五物汤主之。（金匮要略·血痹虚劳2）

[原文分析]

1. 血痹

荣卫气血俱虚的病证。

2. 阴阳俱微，寸口关上微，尺中小紧

血痹证的脉象。

3. 外证身体不仁，如风痹状

身体麻木、感觉障碍，与风痹相似。但风痹有肢体运动障碍，血痹则无。

[方解]

桂枝汤去炙甘草——治桂枝汤见症的恶风、汗出等营卫虚弱。

增生姜用量——加强发越在表之水气的功能。

黄芪——主表之水，通脉，治身体肿或不仁。

全方共主肢体无力、活动不灵、肌肤麻木不仁，脉微而涩，或伴恶风、汗出等桂枝汤见证。

[用方标准]

气血营卫俱虚证。

（1）乏力，沉重，自汗，恶风、水肿，四肢冷感。

（2）肢体麻痹、不仁或疼痛。

（3）腹大而软。

（4）舌胖大，色淡紫或紫黯。

（5）脉微弱。

[体质要求]

面无光泽，虚胖，肌肉松弛，皮肤缺乏弹性，汗多，湿润；腹大松软；食欲旺盛；唇黯，舌胖大紫黯。

[八纲辨析]

表证，虚证，偏寒；里证，虚证，偏寒。

[应用]

1.以肢体麻木为表现的疾病

末梢神经炎、肩周炎、中风后遗症、颈椎病、骨质增生症、产后指掌麻胀或足痿不用。

2.肾脏疾病

慢性肾炎、肾病综合征、肾功能不全、尿毒症。

3.其他符合体质类型的疾病

产后身痛、产后盗汗、不安腿综合征、肥胖症、高脂血症、贫血、关节疼痛。

[用方说明]

（1）本方是治疗中老年人心脑血管疾病及骨关节退行性病变的常用方。（《中医十大类方》）

（2）本方是桂枝汤去甘草，加黄芪，重用生姜而成。本方去甘草，想必不仅无腹痛里急的症状，还有腹满、身肿等症。（《中医十大类方》）

（3）身体不仁是指肢体的麻木感、感觉迟钝或皮肤有增厚的感觉、瘙痒、酸麻、困胀、沉紧、虫爬感、烧灼感等，可以限于肢体末梢，也可以是全身性的。

（4）本方加白术、附子，治产后累月，血气不复，盗汗不食，肢体麻痹或微肿者。又，有产后已经岁月，而每浴汤，肌肤觉不快者，亦宜此方。（《类聚方广义》）

（5）血痹的症状，主要是以局部肌肉麻木为特征，如受邪较重的，也可有酸痛感，所以说"如风痹状"，但血痹与风痹症状有一定的区别，前者以麻为主，而后者则以疼痛为主。

（6）汤本求真认为知觉麻痹真正病因是瘀血或瘀血兼水毒，而选用桂枝茯苓丸或当归芍药散。可以作为临床用药参考。

[方药加减]

（1）舌质黯或紫，加川芎、葛根、丹参、红花。

（2）治疗下肢血管病变，常配伍怀牛膝、石斛、葛根、丹参等。

（3）治疗多发性神经炎，感觉障碍甚者加当归，运动障碍甚者加附子、白术。

（4）高血压、冠心病、脑梗死、头昏头痛、胸闷痛者，加葛根、川芎。

（5）糖尿病肾病见脸红、小腹压痛、小腿皮肤干燥等瘀血证候者，合桂枝茯苓丸。

[方剂鉴别]

1. 桂枝加黄芪汤

本方可看作桂枝汤去甘草，重用生姜再加黄芪。去甘草则方剂的作用走里减弱，重用生姜则方剂趋向于走表；黄芪也走表。两方有很大重复之处，虚胖、身体不仁为主者用本方，体虚偏胖、汗出恶风、黄汗为主者用桂枝加黄芪汤。

2. 桂枝新加汤

桂枝新加汤是治疗发汗过多以身疼痛、脉沉迟为主症，乃营分不足，濡润不及所致，其人多瘦弱；本方治疗以身体不仁、脉微为主症，其人虚胖者多，既是营分不足，又有血痹不通的病机。见瘦人而麻木者，加人参亦可。

3. 当归四逆汤

当归四逆汤以四肢末端冷痛为主，脉细欲绝，为寒凝经脉；黄芪桂枝五物汤以身体不仁为主，脉微，为血痹不通。

4. 黄芪建中汤

黄芪建中汤以治疗患者虚劳腹痛、手足烦热、汗出恶风为主，患者腹直肌紧张，腹壁薄；本方以治疗身体不仁为主，脉微，腹大而软。

[扩展应用]

（1）本方用于脚气病（维生素 B_1 缺乏病），也用于颜面神经麻痹。

（2）本方能治疗创口不愈，手脚掌皮肤皲裂。

（3）也可治疗雷诺病。

（4）肾病尿蛋白阳性：黄芪桂枝五物汤加白术、山药、茯苓。尿隐血阳性，加旱莲草10克、紫草10克、茜草10克。尿蛋白不易消除，加芡实10克、金樱子10克。

（5）皮肤只有瘙痒但无皮疹——黄芪桂枝五物汤，也可治疗皮肤感觉迟钝

（6）黄芪桂枝五物汤合真武汤：充血性心力衰竭，症见黄芪体质，精神萎靡，畏寒肢冷，

心悸气短，小便不利，头晕水肿，附子必须重用。

（7）眩晕（脑动脉硬化）：其人面黄体胖，腹大而软——黄芪体质——黄芪 60 克、肉桂 10 克、赤芍 20 克、川芎 15 克、葛根 80 克、干姜 5 克、大枣 20 克（黄芪桂枝五物汤）。

（8）不安腿综合征：黄芪桂枝五物汤加鸡血藤 30 ～ 50 克。

[附方]

乌头汤

组成：麻黄，芍药，黄芪各三两，炙甘草三两，川乌五枚，蜜。

原文：

病历节，不可屈伸，疼痛，乌头汤主之。乌头汤方，治脚气疼痛，不可屈伸。（金匮要略·中风历节病脉证并治 10）

《外台》乌头汤，治寒疝腹中绞痛，贼风入攻五脏，拘急不得转侧，发作有时，使人阴缩，手足厥逆。（金匮要略·腹满寒疝宿食病脉证治附方）

方解：

乌头——除寒湿痹，治关节痹痛、腹中疝痛。

麻黄——主表之水气，治恶寒、身疼痛骨节痛。

芍药——除血痹，止疼痛。

黄芪——主表之水，治身体肿或不仁。

炙甘草、蜜——缓急止痛，调和诸药。

用方指征：寒湿痹之关节疼甚、屈伸不利、四肢厥冷，或见腹中寒疝痛。

应用：风湿、类风湿关节炎。

防己黄芪汤

[组成]

防己一两，甘草半两，白术七钱半，黄芪一两一分，生姜四片，大枣一枚。

[原文]

风水，脉浮，身重，汗出恶风者，防己黄芪汤主之。腹痛者加芍药。（金匮要略·水气病 22）

风湿，脉浮，身重，汗出恶风者，防己黄芪汤主之。（金匮要略·痉湿暍病脉证 22）

《外台》防己黄芪汤：治风水，脉浮为在表，其人或头汗出，表无他病，病者但下重，从腰以上为和，腰以下当肿及阴，难以屈伸。（金匮要略·水气病脉证并治附方）

[原文分析]

1. 脉浮，身重，汗出恶风

表虚水毒盛的表现，所以上 2 条冠以风水、风湿。

2. 头汗出

气虚气上冲的表现。

3. 腰以下当肿及阴

水湿聚集于人体下部。

[方解]

防己、白术——利水邪，故治身重腰以下肿为重。

黄芪——益表之气，主表之水，治汗出恶风、皮水、身体肿或不仁。

大枣、生姜——治胃虚于里，生姜又散水邪。

故全方主要用于表里俱虚见脉浮、汗出、恶风、身重、身下肿为重，或见肢体麻木、难以屈伸者。

[用方标准]

表虚水毒证。

（1）表虚：面色苍白、黯黄而浮虚，虚胖，肌肉松软，容易疲劳、多汗、恶风，下肢冷。

（2）水毒：身体沉重感，下肢关节痛、关节水肿，尿量减少，或有下腹部水肿。

（3）其他：或有肩凝，轻度口渴，肢体麻木。

（4）腹壁膨满、色白而软弱，没有特别的压痛、硬结、抵抗感。

（5）舌象不定，但不会是干燥的白苔、黄苔。

（6）脉象不会是紧脉，可能出现浮缓脉。

[体质要求]

面色苍白、黯黄而浮虚，虚胖，肌肉松软，容易疲劳、汗出，身体困重，皮肤湿润，下肢冷感。

[八纲辨析]

表证，虚证；寒热属性不明显，偏寒。

[应用]

1. 以水肿为表现的疾病

慢性肾炎、肾病综合征、糖尿病肾病、阴囊水肿。

2. 以下肢关节肿痛为表现的疾病

老年变形性膝关节炎、风湿病、类风湿关节炎。

3. 其他

多汗症、狐臭、夏季伤风感冒、湿疹，改善虚胖体质。

[用方说明]

（1）本方能治疗表虚有水毒。

（2）也可治疗湿疹。对于皮肤色白而肥胖的妇人，夏天汗出如流，大腿内侧出满汗疹且瘙痒或糜烂者有显著疗效。

（3）对于 50 岁以上肥胖妇人的膝关节疼痛有效，其多为变形性膝关节病。对于膝关节积液者也有效，即使非水湿型肥胖。（大塚敬节）

（4）运动不足、虚胖的中老年女性可以应用本方。

（5）本方用于减肥至少需要连服 6～7 个月以上。

（6）伴有虚胖、多汗、下肢水肿女性的月经不调，可用本方治疗。

（7）水肿实证者，禁用。

（8）黄芪和防己的用量都较大，均在 60 克以上，可参考使用。

（9）防己有汉防己、广防己之分，本方宜用汉防己，即防己科多年生植物粉防己的根，又名粉防己。广防己含有导致肾功能不全的马兜铃酸，不宜使用。

（10）水肿者，甘草的用量不宜超过 10 克。

[方药加减]

（1）若恶寒，或下利、盗汗者，加附子。

（2）用于减肥时，可以和防风通圣散合方。

（3）腹痛者，加芍药。

（4）下肢疼痛者，加怀牛膝。

（5）口渴、汗多者，合五苓散。

[方剂鉴别]

1. 越婢加术汤

两方皆以水肿、关节痛、多汗、尿量减少为指征，临床也常用两方治疗关节炎、水肿等。区别在于：①体质的不同。"麻黄体质"的体力比较充实，而"黄芪体质"的体力比较低下，"麻黄体质"的皮肤比较粗厚，看上去偏黯，平素少汗；而"黄芪体质"的皮肤比较细嫩，平素易汗；②症状程度不同，越婢加术汤证病程比较短，并有口渴、身热等热象，其水肿往往是全身性的，绷紧光亮，而本方的病程比较长，往往是反复发作，多伴畏风、疲劳感，水肿多见于下肢，呈凹陷性。

2. 防己茯苓汤

防己茯苓汤无白术而有茯苓、桂枝，且不用生姜、大枣，所主为"皮水为病，四肢肿，水气在皮肤中，四肢聂聂动者"；方用茯苓桂枝意在平冲。本方主治风水，其证有汗出恶风，防己茯苓汤证则没有；本方以发汗祛风邪为治，故用生姜；其病变层次要浅于防己茯苓汤证。

3. 五苓散、柴胡桂枝干姜汤、桂枝加龙骨牡蛎汤

均可用于发汗过多症，五苓散症见咽干、小便不利，柴胡桂枝干姜汤症见衰弱而盗汗、口干、食欲减退、大便多溏，桂枝加龙骨牡蛎汤用于有衰弱倾向者的多汗、气上冲等。

4. 防风通圣散

均可用于减肥，对于看似虚胖的患者，用了防己黄芪汤以后，出现便秘、口渴、面红，但此类患者腹部坚硬，脂肪厚实，不易出汗，可以用防风通圣散。

5. 大柴胡汤

均可用于减肥，骨格壮实、肌肉丰满、季肋部及心窝部有抵抗压痛、且有便秘倾向者，用大柴胡汤。

6. 麻杏薏甘汤

均可用于关节肿痛，但关节冷痛、肌肉沉重、不容易出汗、有体力、脉紧者，用麻杏薏甘汤。

7. 桂枝汤

均有汗出、恶风、脉浮缓，但桂枝汤证无下肢水肿，关节不利。

8. 苓姜术甘汤

均有腰以下冷、身体沉重、虚胖，但苓姜术甘汤证冷感更加突出，本方冷感较不明显，多下肢水肿。

9. 苓桂术甘汤

均治水毒，但苓桂术甘汤证头眩、心悸亢进、脉沉。

10. 当归芍药散、鸡鸣散

对于病机属水湿停滞而兼有血瘀、气虚、气滞之病症，均可酌情用之。但当归芍药散偏重于血之瘀，防己黄芪汤偏重于气之虚，而鸡鸣散则偏重于气之滞。

11. 越婢加术汤、小青龙汤

均可治疗水肿。麻黄剂用于上半身为主的水肿，含麻黄的越婢加术汤、小青龙汤等对上半身的水肿有效，而防己黄芪汤主要用于治疗腰以下、下半身特别是脚水肿。

[扩展应用]

（1）慢性肾炎，水肿显著，蛋白尿亦重：茯苓 18 克、泽泻 12 克、猪苓 12 克、白芍 9 克、法夏 9 克、厚朴 7.5 克、陈皮 1.5 克、甘草 1 克，可消尿蛋白，退肿；后期尿蛋白持续：防己黄芪汤，但黄芪不应小于 30 克。

（2）防己黄芪汤：可用于变形性关节炎，特别是关节水肿。

（3）三箭汤治湿痹：麻黄加术汤 + 麻杏薏甘汤 + 防己黄芪汤。

（4）背痛酸沉，面黄虚浮，肌腠松软：防己黄芪汤。

（5）痹证，关节痛特别是恶风者（疼不重），以桂枝加黄芪；或以桂枝汤合防己茯苓汤、防己黄芪汤。

[附方]

防己茯苓汤

组成：防己三两，黄芪三两，桂枝三两，茯苓六两，甘草二两。

原文: 皮水为病,四肢重,水气在皮肤中,四肢聂聂动者,防己茯苓汤主之。(金匮要略·水气病脉证并治 25)

用方标准: 表虚气冲,四肢水肿、聂聂动,或有麻痹麻木不仁、汗出恶风之症。

应用: 肾炎、妊娠期肾病、尿毒症、子痫、震颤麻痹、黑内障、慢性腹泻等。

方剂鉴别: 防己茯苓汤证与真武汤证均有震颤、小便不利,但真武汤证畏寒、头眩、阳虚明显,脉沉微。

第十二节　干姜类方

干姜类方总论

干姜类方是以干姜为主要药物的一类方剂,具有温里散寒的功能,其所治之人的体质呈虚寒性,其症状多以胃中虚寒的腹胀、腹泻、纳差、咳吐清稀物为主。

[类方概括]

学习干姜类方首先要熟悉干姜的特性,尤其是在《伤寒论》和《金匮要略》里面干姜是如何被应用的。几乎所有含有干姜的方子都归在干姜类方里面,通过对所有含有干姜方剂的分析可以归纳出干姜的特性。前面的药物解析章节有对干姜的详细阐述,简单概括,就是干姜具有"温化寒饮"的作用,所以临证掌握干姜类方要抓住干姜"温化寒饮"的特点。干姜的药证: 肺中寒饮,咳吐清稀痰液,流清涕等;胃中寒饮,吐涎沫,呕吐物清稀,唾液清稀,下利清稀;下焦寒饮,小便清长,带下清稀,寒湿腰痛;亡阳证;出血症,精神萎靡,口不干渴。

以干姜为主的干姜类方也能体现出上述干姜的特点。临证在应用干姜类方时,要判断患者具有"寒饮"的病理因素。无论什么疾病,均可大胆应用。应用干姜类方,就是要抓住"寒饮",下面的体质和症状也主要是由于"寒饮"造成的。代表方剂有苓甘五味姜辛汤、甘草干姜汤、理中汤、甘草干姜茯苓白术汤、大建中汤等。

[体质要求]

(1)与附子所代表的体质相似。

(2)舌质淡或淡红,舌上有腻苔,苔多白腻,或灰腻,或白滑,有时好像罩着一层黏液。

[主要症状]

(1)恶寒喜热。

(2)口不干渴。

(3)精神萎靡。

（4）呕吐物、唾液、痰液、尿液等分泌物、排泄物清稀。

（5）下利溏稀大便。

（6）腹胀、腹痛、恶心、呕吐，或咳喘。

苓甘五味加姜辛半夏杏仁汤

[组成]

茯苓四两，甘草三两，干姜三两，细辛三两，五味子半升，半夏半升，杏仁半升。

[原文]

冲气即低，而反更咳、胸满者，用桂苓五味甘草汤去桂，加干姜、细辛，以治其咳满。（金匮要略·痰饮咳嗽病脉证并治37）

咳满即止，而更复渴，冲气复发者，以细辛、干姜为热药也，服之当遂渴，而渴反止者，为支饮也。支饮者，法当冒，冒者必呕。呕者，复内半夏，以去其水。（金匮要略·痰饮咳嗽病脉证并治38）

水去呕止，其人形肿者，加杏仁主之。其证应内麻黄，以其人遂痹，故不内之。若逆而内之者，必厥。所以然者，以其人血虚，麻黄发其阳故也。（金匮要略·痰饮咳嗽病脉证并治39）

若面热如醉，此为胃热上冲熏其面，加大黄以利之。（金匮要略·痰饮咳嗽病脉证并治40）

[原文分析]

1. 去桂

冲逆之气平。

2. 咳、胸满

胸中寒饮。

3. 其人形肿

肺气壅寒不通所致。

[方解]

茯苓——主胸胁逆气，咳逆。

干姜——温中逐饮，主胸满咳逆上气。

细辛——主宿饮、停水、咳逆上气。

五味子——主咳逆上气。

甘草——缓急，治咳逆之急迫症状。

半夏——主治痰饮、呕吐。

杏仁——主治胸间停水，治咳逆上气、形体水肿。

全方共主里虚寒无表证，咳而胸满、口不渴，或有水肿、咳逆、呕吐者。有面热如醉或大便干结者加大黄，痰液量多时，无水肿去杏仁，有无呕吐均可有半夏。

[用方标准]

里寒水饮证。

（1）痰液清稀。

（2）手足冷感。

（3）没有发热。

（4）颜面水肿。

（5）呼吸困难。

（6）胃部有振水音（胃内停水）。

（7）脉沉。

（8）舌苔湿润。

[体质要求]

体力低下，胃肠虚弱，脸色不佳，有轻度水肿，贫血，怕冷。

[八纲辨析]

里证，寒证，虚实夹杂证。

[应用]

1. 虚寒性肺系疾病

慢性支气管炎、支气管哮喘、肺气肿、肺心病、过敏性鼻炎。

2. 其他

慢性肾炎、心脏衰弱。

[用方说明]

（1）本方用于伴随心脏疾病或胃肠疾病的水肿，但都是虚弱体质而有心脏衰弱倾向者。有体力和抵抗反应旺盛而具有本方证类似的症候群者宜考虑小青龙汤。本方应用于虚弱者的支气管炎、支气管哮喘、肾炎、心脏病等，但几乎都是以进入慢性者为对象。（《中医经方在日本》）

（2）肺源性心脏病伴有心力衰竭时可以见到本方证。有时可见到小便不利一症。水肿与小便不利都是心功能不全的表现；有时也可见到口干、口渴。

[方剂鉴别]

1. 甘姜苓术汤

甘姜苓术汤证主水蓄于下焦，而本方所主为水聚于上焦。

2. 小青龙汤

小青龙汤证有表证，而本方证为里证。

3. 麻杏甘石汤

均有喘症，麻杏甘石汤方为热喘，汗出、口干、舌红，体力充实。

[扩展应用]

（1）老年人之痰喘，指以吐白色泡沫痰为主（多寒多饮），虽不一定由风寒诱发，但也是遇冷而发者，在外感期，则宜小青龙汤；非外感期，用苓甘五味姜辛汤法，有颜面潮红者可加大黄，有热者可加石膏。但肺热盛者不可用苓甘五味姜辛汤法，否则有咯血之变。

（2）苓甘五味姜辛夏杏大黄汤也可治疗皮肤病。患者面部灼热、干燥、瘙痒，舌体胖大、苔白厚或白滑。

（3）对于半夏体质的患者，用苓桂味甘汤合苓甘五味姜辛汤治疗心肌病，很大程度上可改善心慌、胸闷、乏力等不适。

（4）葶苈大枣泻肺汤合苓甘五味姜辛汤可治疗冠心病引起的左侧心力衰。

（5）桂枝体质出现停水当选用苓桂剂。脱发、耳鸣、气喘为苓桂术甘汤合苓桂味甘汤证；咳嗽、清稀痰、量多色白，动则气喘等为苓甘五味姜辛汤证合苓桂味甘汤证。用苓桂术甘汤、苓桂味甘汤及苓甘五味姜辛汤合方是黄煌临床常用的水桂枝体质调理方。

甘草干姜汤

[组成]

干姜二两，炙甘草四两。

[原文]

伤寒，脉浮、自汗出、小便数、心烦、微恶寒、脚挛急，反与桂枝汤欲攻其表，此误也。得之便厥、咽中干、烦躁吐逆者，作甘草干姜汤与之，以复其阳。若厥愈足温者，更作芍药甘草汤与之，其脚即伸；若胃气不和、谵语者，少与调胃承气汤；若重发汗，复加烧针者，四逆汤主之。（29）

肺痿，吐涎沫而不咳者，其人不渴，必遗尿，小便数。所以然者，以上虚不能制下故也，此为肺中冷。必眩、多涎唾，甘草干姜汤以温之。若服汤已，渴者，属消渴。（金匮要略·肺痿肺痈咳嗽上气病 5）

[原文分析]

1. 伤寒，脉浮、自汗出、小便数、心烦、微恶寒、脚挛急

表里皆虚，阴阳不足，不能但攻其表。

2. 厥、咽中干、烦躁吐逆

攻表后加重了机体之虚（阳虚，津液不足）。

3. 吐涎沫而不咳、不渴、眩、多涎唾

肺中寒冷，水毒不化。

4. 必遗尿，小便数

肾亦虚，肾不治水。

[方解]

炙甘草——补中而缓急，治咽干、烦躁。

干姜——治水毒盛而呕吐、涎唾多。

两药共主虚寒性呕吐、涎唾多、痰稀，有时见咽干、烦躁。

[用方标准]

脾肺虚寒证。

（1）涎唾多，吐涎沫，肠鸣，腹泻。

（2）四肢不温，冷感。

（3）小便数或失禁，头晕。

（4）吐血，下血。

（5）或见烦躁、咽干。

（6）舌淡苔白。

（7）脉迟。

[体质要求]

虚寒体质，怕冷，面色苍白或黯黄，有水肿，分泌物（唾液、痰液、小便等）、呕吐物清稀，易腹胀，胃部易受寒，易咳喘，口不干渴，舌淡，苔白滑或白腻。

[八纲辨析]

里证，虚证，寒证。

[应用]

1. 清稀分泌物增多

小儿流涎症、遗尿、夜尿症、慢性支气管炎、支气管扩张。

2. 虚寒性出血

鼻衄、吐血、崩漏、咯血等。

3. 其他

口疮，由于里虚寒而出现咽干、吐涎沫者。

[用方说明]

（1）本方是"温摄法"的代表方剂，手足有厥冷倾向，唾液等分泌物量多且稀薄者用此方。

（2）在不应用发汗剂时如误用之，因发汗过多而出现手足厥冷、烦躁、吐逆、口内干燥时，本方可用以顿服。

（3）老人、虚弱者有小便频数、唾液稀薄、眩晕等症状时，宜用此方。

（4）可用于寒性出血。

（5）治疗血证，在服法上将温服改成冷服，盖血得温则行，得寒则凝，故应冷服。

（6）甘草干姜汤加附子则为四逆汤，加人参、白术则为人参汤。无论四逆汤，还是人参汤，均可考虑用于多尿和足冷状态。

[方剂鉴别]

1. 四逆汤

均有烦躁吐逆，四逆汤证可见下利清谷，身疼痛。仲景用甘草干姜汤"以复其阳"是指脾胃之阳而不是心肾之阳，这种厥逆、烦躁是由于脾阳不运，而不是由于亡阳，是太阳病而不是少阴病，所以只需干姜而不用附子。尾台榕堂认为，甘草干姜汤证见厥者，是因误治，一时激动急迫之厥耳，非四逆汤"下利清谷，四肢拘急，脉数，大汗，厥冷"之比也。

2. 麻黄细辛附子汤

均可治疗喘息的虚寒证，甘草干姜汤和麻黄细辛附子汤相比轻度冷感，咳少而痰量多，喘鸣呼吸困难轻，尿量多，脉沉弱。即甘草干姜汤证患者主诉轻且少，症状较为和缓。

3. 苓姜术甘汤

均可治小便频数，苓姜术甘汤证有腰中冷症。

4. 人参汤

均治吐涎沫，但人参汤证心下痞硬，小便正常。

5. 小青龙汤

均治吐涎沫，但小青龙汤证有表证，咳喘症状更加显著。

6. 吴茱萸汤

均治吐涎沫、烦躁，但吴茱萸汤证有头痛、心下痞。

[扩展应用]

（1）甘草干姜汤可治肺痿出血，脉博细弱，略数，但不能治肺痈咯血，也可治虚寒胃痛。

（2）利膈汤（栀子、半夏、附子）用于吞咽困难屡屡奏效。不仅用于食管疾病，也用于治疗涎石病，可将利膈汤合方甘草干姜汤来使用。

[附方]

1. 柏叶汤

组成：柏叶、干姜各三两，艾三把、马通汁一杯。

原文：吐血不止血者，柏叶汤主之。（金匮要略·惊悸吐衄下血胸满瘀血病脉证治 14）

方解：

柏叶——微温，主吐血、衄血、痢血。

干姜——温中，止血。

艾——温经止血。

马通汁——善治吐衄，性偏温，宜于寒证。

全方共主虚寒性的吐衄下血。

用方标准：虚寒性的吐衄下血，吐血不止，面色萎黄或苍白，舌淡，脉虚无力。

应用：出血。

扩展应用：

（1）柏叶汤加阿胶，用于肺结核严重咳血。

（2）本方对失血较多，或持久失血而病情偏于虚寒性者较为恰当。"止血者，以阳虚阴必走，得暖自归经也"，即是指此类方剂的作用。若气虚较甚者，可以加人参以补虚固摄，如见肢厥，脉微，有亡阳之势者，又应配合参附汤以回阳固脱；若气阴两亏，当加阿胶之类以顾护营阴。（《经方使用标准》）

2. 桃花汤

组成：赤石脂一斤，干姜一两，粳米一升。

原文：

少阴病，下利，便脓血者，桃花汤主之。（306）

少阴病，二三日至四五日，腹痛、小便不利、下利不止、便脓血者，桃花汤主之。（307）

用方标准：虚寒之久痢、便血，脓血暗淡不鲜，大便滑脱不禁，腹痛喜按喜温，舌淡苔白，脉沉迟或微细。

应用：直肠溃疡、结肠炎、直肠癌等。

方剂鉴别如下。

（1）白头翁汤：均有便脓血，但白头翁汤为热证，血色鲜红，排便时肛门有灼热感。

（2）四逆汤：均治下利，无脓血便。

（3）黄土汤：均治便血，但桃花汤主要治疗下痢脓血属虚寒证者，黄土汤适用于脾不统血所致的便血，多先便后血，血色黯淡。

扩展应用：

本方去粳米，改干姜 60 克，再加石榴皮 15 克、阿胶 9 克、黄柏 6 克，名安石榴汤，主以干姜为君，不但可温脾阳，也可暖肾阳，黄柏佐干姜之燥，阿胶滋养阴血，赤石脂、石榴皮固涩止泻，用于治疗脾肾阳虚的五更泄效佳。

理中汤

[组成]

人参、炙甘草、白术、干姜各三两。

[原文]

伤寒，服汤药，下利不止，心下痞硬，服泻心汤已，复以他药下之，利不止。医以理中与之，利益甚。理中者，理中焦，此利在下焦，赤石脂禹余粮汤主之。复不止者，当利其小便。（159）

霍乱，头痛、发热、身疼痛、热多欲饮水者，五苓散主之；寒多不用水者，理中丸主之。（386）

大病差后，喜唾，久不了了，胸上有寒，当以丸药温之，宜理中丸。（396）

胸痹，心中痞，留气结在胸，胸满，胁下逆抢心，枳实薤白桂枝汤主之，人参汤亦主之。（金匮要略·胸痹心痛短气病脉证治5）

[原文分析]

1. 利益甚

理中汤对于急性的滑脱下利作用不佳，虽是胃中虚寒，此时应用固涩止泻的赤石脂禹余粮汤主之，还可利小便以实大便。

2. 霍乱

对于上吐下泻的霍乱，表证兼有里热者，用五苓散，中焦有寒者用理中丸。

3. 喜唾

中焦胃中有寒饮的表现。

4. 胸痹

理中汤（人参汤）可以治疗因中虚寒饮上乘引起的胸痹证。

[方解]

人参——益中气，治心下痞硬、喜唾。

干姜——温中，治结滞水毒、呕吐、下利、厥冷、腹痛、涎唾多。

白术——主利水，治小便不利，痰饮、下利、喜唾。

炙甘草——补中缓急而降逆。

故全方共治里虚寒之太阴证见畏寒肢冷，大便溏泄，小便清长或少，病后喜唾涎沫，或见心下痞塞，胸满，胁下逆抢心者；又或见咳血，吐血，衄血，便血者。

[用方标准]

脾胃虚寒证。

（1）手足冷感，血色不佳甚至贫血，身体虚弱。

（2）心下痞，胃部不适感，食后胃满感。

（3）胃部喜温怕凉。

（4）喜唾涎沫，呕吐，口不渴。

（5）下利，大便不成形，小便清长。

（6）喜食甘温的食物。

（7）食量小。

（8）或有咳血、吐血、衄血、便血。

（9）或有头痛、胸痛、水肿、眩晕。

（10）腹壁软弱无力，胃部有振水音，有时腹壁薄而呈板状腹。

（11）舌湿润无苔，或舌质淡白，口腔内充满泡沫状唾液。

（12）脉弱而迟。

[体质要求]

体瘦、虚弱，面色不佳，或有水肿，畏寒，手足冷，唾液分泌清稀且多，舌体胖大，舌苔白或水滑。

[八纲辨析]

里证，虚证，寒证。

[应用]

1. 胃肠部疾病

胃肠炎、胃肠功能紊乱、胃下垂、胃扩张、胃溃疡、化疗后腹泻、抗生素相关性肠炎、肠易激综合征、溃疡性结肠炎。

2. 虚寒性的胸痛胸痹

心脏瓣膜疾病、肋间神经痛、心绞痛、风湿性心脏病、冠心病。

3. 虚寒性的出血

上消化道出血、过敏性紫癜、血小板减少性紫癜、失血性休克、异常子宫出血。

4. 其他

慢性肝炎、妊娠恶阻、糖尿病、过敏性鼻炎等。

[用方说明]

（1）本方用于弛缓性、没有血色、寒冷的慢性胃肠功能紊乱。

（2）胃胀、消化不良、贫血、怕冷、腹部软弱、胃部振水音、舌质淡白而苔白滑者，适用本方。

（3）理中丸除主治水泻外，分泌物量多清稀者可考虑运用。

（4）阳虚失血，可将干姜改为炮姜，加黄芪30克、当归6克、阿胶12克，疗效更好，此即理中补血汤。《近代中医流派经验选集》记载范文虎先生治吐血，不论呕血、咳血常用以下两方：一为"附子理中汤"，药用淡附子3～6克、炒冬术9克、姜黄3～9克、炙甘草3～9克；一为"生熟地方"，药用大生地15～30克、大熟地30～60克、参三七4.5～9克、丹皮9克、荆芥炭4.5克。凡吐血不止，面色苍白，脉迟而弱者，用附子理中汤温中止血；如暴吐血，色鲜红，脉见虚数者，用生熟地方滋阴止血，通过辨证，屡获奇效。（《经方使用标准》）

（5）理中丸服用方法：日三四，夜二服，腹中未热，益至三四丸。

（6）服用本方三四日，可能出现水肿，这表示药已中病，可继续服用本方，水肿可自然消失。（《现代日本汉方处方》手册）

[方药加减]

（1）呕吐加半夏，黄疸加茵陈，脐下动气加桂枝，心悸眩晕加茯苓，腹痛加木香；肺寒咳嗽，加阿胶、五味子；痰饮明显或呕吐清水，加半夏、茯苓；上热下寒，呕吐酸苦，下利清稀，加黄连、茯苓；寒证不能食，理中汤建中汤各半，谓之二中汤；小儿下利，变为亚急性，肉脱，四肢微冷，脱汗，脉微弱，吐乳，下利不止，濒死者，以本方与归芪建中汤合用，有速效；治宿食不消加麦芽；霍乱转筋加高良姜、肉桂；少腹虚冷加吴茱萸；口疮加肉桂、黄连；兼见蛔虫，加茯苓、乌梅、蜀椒，名理中安蛔汤。

（2）兼见胃寒气逆、恶心呕吐者，加丁香、吴茱萸，名为丁萸理中汤；兼见胃寒吐蛔者，去炙甘草，加乌梅、蜀椒，名为椒梅理中汤；兼见寒湿下注而腰痛肢重者，加苍术、附子，名为苍附理中汤；兼见湿邪蕴郁，小便不利者，加茯苓、泽泻，名为苍泽理中汤。

（3）连理汤：本方加黄连，治疗理中汤证兼见烦躁、心下痞硬、舌红苔黄腻、唇黯红者或虽下利但黏滞不爽者。

（4）枳实理中丸：本方加枳实、茯苓，治理中汤证伴见腹胀满拒按。

（5）治中汤：本方加青皮、陈皮，治疗理中汤证伴见胃脘胀气者。

（6）四君子汤：本方去干姜，加茯苓，适用于脾胃虚弱的食欲不振、面色萎黄、大便溏薄等，因没有干姜，故方证中无明显的恶寒、吐清水、腹泻、苔白腻等表现。

（7）附子理中汤：本方加附子，治疗理中汤证兼见四肢厥冷，精神萎靡，脉微弱。

[方剂鉴别]

1. 四逆汤

均以下利清谷为主要目标。四逆汤证没有心下痞硬，也没有振水音；四逆汤多用于急症，少用于慢性病。

2. 真武汤

均有腹痛，但本方证腹痛较轻。真武汤证多为小便不利，本方证则尿多自利；真武汤证有眩晕、震颤，本方证无。

3. 小建中汤

均有腹痛，小建中汤证更侧重于虚弱患者的痉挛性腹痛，腹直肌紧张，胃部无振水音，手足烦热；本方更侧重于吐、利，腹壁软弱，胃部有振水音，喜唾涎沫，有寒冷感。

4. 大建中汤

均可治疗腹痛，但中焦虚寒，升降失调者，下泻或吐，腹痛绕脐，理中汤为主；中阳式微，阴寒内盛者，脘腹剧痛，有包块者，大建中汤为主。

5. 茯苓饮

有吐水和不能食。以心下停水为主，腹证上心下振水音突出。寒象也不及本方证明显，腹胀更突出。

6. 六君子汤

均可用于胃弛缓、胃下垂的虚弱体质，但腺体分泌亢进没有本方证明显，全身衰弱表现也不及本方证，但振水音较本方证是显著。

7. 升陷汤

升陷汤治胸中大气下陷，气短息促，脉沉迟微弱，或三五不调，多见于心脏疾患。本方所治的"胸痹"多见劳累后心悸、胸闷、气短、神疲、乏力、嗜卧、恶寒、脉迟弱，常有结代。二者易混淆。升陷汤证以神疲、懒言、短气症状突出，没有明显恶寒、怕冷等阳虚表现，且有过劳史。

8. 半夏泻心汤

均有心下痞、下利、肠鸣，下利为泥状便，下利之后感到轻快，一般使用半夏泻心汤，大便更稀；下利之后感觉无力不适则用理中汤。

[扩展应用]

（1）理中汤治疗小儿慢脾风：小儿日泻下 10 余次，滑脱不止，四肢清冷，睡时露睛，手足蠕动，可用大剂理中汤加附子、肉桂、伏龙肝（红参 30 克、炒白术 15 克、干姜 15 克、附子 15 克、肉桂 10 克、炙甘草 10 克、灶中黄土 100 克）

（2）痔疮：使用赤豆当归散、理中汤。

（3）心动过速：使用理中汤。

[附方]

桂枝人参汤

组成：桂枝四两，炙甘草四两，白术三两，人参三两，干姜三两。

原文：太阳病，外证未除，而数下之，遂协热而利，利下不止，心下痞硬，表里不解者，桂枝人参汤主之。（163）

用方标准：外邪内寒之头痛、发热、汗出、恶风，又见人参汤证者（心下痞硬、下利，或见心腹疼痛、四肢冷）。

应用：胃肠型感冒；慢性胃肠炎、消化性溃疡；疹后利；习惯性头痛；病毒性心肌炎。

方剂鉴别：

（1）葛根汤：均有表证、下利，葛根汤为表实证，体格也壮实，本方为表虚证，体格虚弱。

（2）葛根黄芩黄连汤：均有下利、表证，葛根黄芩黄连汤的表证偏于表热证，下利也为热证，体格壮实，脉促。

（3）五苓散：均有下利、表证，但其口渴，小便不利，或有呕吐。

扩展应用：用于胃肠虚弱者的习惯性头痛、心悸亢进等病证。

甘草干姜茯苓白术汤

[组成]

甘草、白术各二两，干姜、茯苓各四两。

[原文]

肾著之病，其人身体重，腰中冷，如坐水中，形如水状，反不渴，小便自利，饮食如故，病属下焦。身劳汗出，衣里冷湿，久久得之，腰以下冷痛，腹重如带五千钱，甘姜苓术汤主之。（金匮要略·五脏风寒积聚病脉证并治16）

[原文分析]

1.腹重如带五千钱

"腹"应为"腰"，均是指腰腹间的意思，这里是说因下焦腰腹间寒饮聚集，导致的一种自觉症状。

2.小便自利

大塚敬节认为这是一种尿失禁的状态，笔者认为不至于到尿失禁的程度，应是尿频的症状。

[方解]

白术、茯苓——利湿祛水，治湿痹、身体重，小便自利。

干姜——温化寒饮，治腰间寒湿、腰冷。

甘草——补下焦之虚。

全方共治湿痹在腰，症见腰冷沉重、小便自利或见腰痛者。

[用方指征]

下焦寒湿证。

（1）腰部冷感。

（2）身体重感。

（3）腰痛、腰重。

（4）尿频而清长。

（5）带下稀薄。

（6）全身倦怠感。

（7）分泌物清稀的湿疹、溃疡等。

[体质要求]

虚寒性体质，形体肥胖，身体困重，腰间赘肉松软、冷重；全身关节肌肉易沉重感，易水肿、便溏、汗出，分泌物多而清稀。

[八纲辨析]

里证，寒证。

[应用]

1. 以腰腹部位冷、痛、重为表现的疾病

坐骨神经痛、睾丸鞘膜积液、腰肌劳损、腰椎间盘突出症、泌尿系结石。

2. 以清稀分泌物增多为表现的疾病

带下病（慢性盆腔炎）、湿疹。

3. 以大小便不固为表现的疾病

尿失禁、前列腺增生、小儿遗尿、老人夜尿症、脱肛、肛瘘、慢性结肠炎。

4. 其他

自汗、盗汗。

[用方说明]

（1）腰不仅发冷，而且有重感或冷痛，这是本方的特征。如仅为痛或仅为重感和麻痹，他方也能治之。

（2）因是下焦寒饮，故无渴，此小便自利或指小便频数之意。

（3）治老人平日小便失禁，腰腿沉重、冷重。

（4）妇人带下清稀量多，小腹松坠无力者可用本方。

（5）本方证多见于体型肥胖及久居阴冷潮湿环境的患者，平素身困体重，关节肌肉易于酸重，易水肿便溏，舌苔白。这种体质，多属于“麻黄体质”“黄芪体质”等湿性体质。一旦发病，多有眩晕、腰痛体痛、腹泻腹满、水肿、动悸等症。故本方临床除用于治疗寒湿腰痛以外，还治疗水肿、关节痛、腹泻等症，并多与麻黄类方、黄芪类方、附子类方等合用。（《中医十大类方》）

[方药加减]

（1）配黄芪防己汤治疗水肿多汗，配麻黄加术汤治疗恶寒无汗、关节痛，配四逆汤治疗恶寒、腹泻、四肢厥冷。

（2）遗尿，可加附子。

（3）乏力、颈项腰痛背酸痛，合葛根汤。

（4）腰背关节疼痛严重，并有恶寒、腹泻、四肢厥冷、脉沉者，加附子。

[方剂鉴别]

1. 肾气丸

均以下焦表现为主，也有小便自利或多尿、夜尿，但肾气丸证多有口渴，本方证绝无口渴；还可见手足烦热等地黄证，本方证手足冷，为干姜证。一热一冷不难分辨。

2. 苓桂术甘汤

均可见内有水气，但苓桂术甘汤证以上冲目眩为主证，且心下有振水音，是水气蓄于上半身。本方证没有上冲与胃内停水，水气停于下半身。

3. 理中汤

二方都是干姜类方，理中汤用人参，其证见心下痞硬，胃降浊功能下降而不能食，本方证则饮食如故。本方用茯苓，其证有水液停留。

4. 防己黄芪汤

均有汗出身重乃至水肿，但防己黄芪汤证脉象浮，恶风、水肿显著，本方证脉象多沉弱，恶风、水肿不明显。

5. 当归芍药散

均见腰部与下肢有冷感与倦怠感，当归芍药散证排尿次数虽多，但排尿量较少，有腹中痛等瘀血症状。本方证排尿次数和排尿量均多，无瘀血症状。

6. 当归四逆汤

均可治腰痛，当归四逆汤证有手足厥冷，脉细，无沉重感。

7. 桂枝茯苓丸

均可治腰痛，桂枝茯苓丸证有瘀血症状。

8. 大黄附子汤

均可治腰痛，大黄附子汤证为单侧痛，脉弦紧。

9. 五积散

寒象、易乏力、腰痛、坐骨神经痛与本方相似，但五积散证伴有消化系统症状，或有其倾向者。

[扩展应用]

（1）以腰冷重为本方的主症，用于腰痛水肿以及遗尿等症均有验。本方尤善治遗尿。

（2）四逆散加肾著汤治疗双下肢发冷。

大建中汤

[组成]

蜀椒二合，干姜四两，人参二两，胶饴一升。

[原文]

心胸中大寒痛，呕不能饮食，腹中寒，上冲皮起，出见有头足，上下痛而不可触近，大建中汤主之。（金匮要略·腹满寒疝宿食病脉证治 14）

[原文分析]

体虚，腹中寒冷出现的症状及方剂。

[方解]

干姜——温中散寒止呕，治呕、腹中寒。

蜀椒——温中散寒止逆、止痛，治腹中寒痛。

人参——补中气。

胶饴——补中缓急止痛，治腹中痛。

全方共治脾胃虚寒之心腹剧痛、呕逆不能食、腹中寒冷、腹壁胃肠多驰缓纵胀，有时外观有蠕动感，常兼有胃及子宫下垂，舌淡苔滑，或见手足逆冷。

[用方标准]

脾胃虚寒证。

（1）发作性的剧烈腹痛。

（2）腹冷。

（3）恶心、呕吐。

（4）便秘或者下利。

（5）易疲劳，手足冷。

（6）肠鸣。

（7）腹壁软弱，充满气体，有时能看到肠管蠕动，或见胃下垂。

（8）舌淡。

（9）脉微弱。

[体质要求]

体质虚弱，消瘦，腹壁薄而软，无力，易疲劳，腹胀有气体，有胃下垂、子宫下垂、心脏下垂等倾向。

[八纲辨析]

里证，寒证，虚证。

[应用]

1. 剧烈的肠蠕动不安，伴有腹痛或腹痛呕吐

慢性胃炎、胃溃疡、胃肠功能紊乱、胃扩张、胃下垂、胆道蛔虫、肠黏连、肠梗阻、尿路结石、胆结石、肠疝痛。

2. 腹壁软如棉

局限性腹膜炎、慢性腹泻。

[用方说明]

（1）本方有"痛而不可触近"的描述，从表面上看，似乎是实证，其实是严重的虚寒证。因为虽有"痛而不可触近"之状，但其痛上下走动而无定处，且其满时增时减，非若实证之满痛，着而不移，其满不减，以腹诊为辨，则虚实自明。（《经方使用标准》）

（2）本方可用于便秘，往往伴有腹痛、腹冷，或胃下垂等。

（3）本方对肠狭窄、腹腔内的粘连痛多有奇效，但对肠粘连无效。

（4）本方用量过多，可能会发生咳嗽、水肿等不良反应。

（5）符合本方腹证的耳鸣耳聋亦可应用本方。

[方剂鉴别]

（1）小建中汤

本方和小建中汤均有温中补虚、缓急止痛之效，但本方温热之性较小建中汤强，故多用于阳虚阴盛之大寒痛，且方中蜀椒有制蛔之功，所以对虚寒型的蛔虫性腹痛亦有效验，但不宜用饴糖，因蛔得甘则动，以免窜入内脏而难出矣。而小建中汤以芍药与甘草相配，缓解痉挛尤有专长，诚如《类聚方广义》云："小建中汤治里急拘挛急痛；此方治寒饮升降，心腹剧痛而呕，故治疝瘕腹中痛者，又治挟蛕者。"两方应用之不同点，由此可见。总之，小建中汤侧重于腹肌拘挛，大建中汤则重在温里驱寒凝。凡心腹痛剧、呕逆不能食，确知其里之虚寒者，即可用之。

（2）附子粳米汤

均见腹痛、肠鸣，但附子粳米汤证引及胸胁，很难见到蠕动不安。

（3）四逆汤

均见腹痛、下利、厥冷，但四逆汤证腹痛程度不及本方，下利更加明显，无肠管蠕动。

（4）桂枝加芍药汤

均见腹痛、腹部膨满而软弱，但桂枝加芍药汤证腹痛多呈痉挛性，下利可见里急后重，右侧腹直肌痉挛。

（5）真武汤

均见腹部冷痛，便秘或腹泻，但真武汤证身体冷感极显著，自觉四肢末端或腰部凉，小便不利，多有腹泻，感到显著倦怠，头晕。

（6）半夏泻心汤

乃寒热错杂证，均见肠鸣、腹泻或便秘，但半夏泻心汤证为寒热错杂，又见心下痞塞，腹泻是消化不良性的软便，宜用于吃脂肪性食品后或气温、室温低下则立刻肠鸣、腹泻者，舌苔多黄腻。

（7）大黄牡丹皮汤

实热证腹痛。

[扩展应用]

（1）矢数道明用小建中汤和大建中汤合方称中建中汤，用于中间型虚寒证之急腹痛。

（2）对于尿路结石，可应用大建中汤，有时于当归芍药散加蜀椒，不仅能够止痛，结石也常可排出。

[附方]

乌头赤石脂丸

组成：蜀椒一两，乌头一分，炮附子半两，干姜一两，赤石脂一两。

原文：心痛彻背，背痛彻心，乌头赤石脂丸主之。（金匮要略·胸痹心痛短气病脉证治9）

用方标准：寒凝甚之心口痛甚，心痛彻背、背痛彻心者。

应用：急性心肌梗死。

第十三节　附子类方

附子类方总论

附子类方是以附子为主药的一类方剂，具有补火助阳的作用，其适用体质多为阳虚，主要症状有畏寒、四肢厥冷、下利清谷等。

[类方概括]

学习附子类方首先要熟悉附子的特性，尤其是在《伤寒论》和《金匮要略》里面附子是如何被应用的。几乎所有含有附子的方子都归在附子类方里面，通过对所有含有附子方剂的分析可以归纳出附子的特性。前面的药物解析章节有对附子的详细阐述，附子的作用相对复杂，具有"救逆、散寒"的作用，所以临证掌握附子类方要抓住附子"救逆、散寒"的特点。附子的药证：表寒证，寒湿证，阳虚证，痛证，亡阳症。

以附子为主的附子类方也能体现出上述附子的特点。临症在应用附子类方时，要判断患者具有"阴寒"的病理因素。应用附子类方，就是要抓住"阴寒"，下面的体质和症状也主要是由于"阴寒"造成的。代表方剂有四逆汤、真武汤、大黄附子汤、薏苡附子败酱散等。

[体质要求]

（1）形体偏胖，肌肉松软，皮肤干燥。

（2）面色晦黯或黯黄、缺乏光泽，或有水肿貌。

（3）目睛无神，精神萎靡，面带倦容。

（4）唇色黯淡干枯。

（5）腹肌无力松软。

（6）舌质胖淡而暗，苔白腻。

（7）脉弱无力。

[主要症状]

（1）畏寒喜暖，四肢凉冷，尤其是下半身怕冷。

（2）易疲劳，喜静恶动。

（3）大便常溏稀不成形。

（4）口不干渴或渴不多饮而喜热饮。

（5）小便清长。

四逆汤

[组成]

炙甘草二两，干姜一两半，生附子一枚。

[原文]

伤寒，脉浮，自汗出，小便数，心烦，微恶寒，脚挛急，反与桂枝欲攻其表，此误也。得之便厥、咽中干、烦躁吐逆者，作甘草干姜汤与之，以复其阳。若厥愈足温者，更作芍药甘草汤与之，其脚即伸；若胃气不和、谵语者，少与调胃承气汤；若重发汗、复加烧针者，四逆汤主之。（29）

病发热、头痛、脉反沉，若不差，身体疼痛，当救其里，四逆汤方。（92）

脉浮而迟，表热里寒，下利清谷者，四逆汤主之。（225）

少阴病，脉沉者，急温之，宜四逆汤。（323）

少阴病，饮食入口则吐，心中温温欲吐，复不能吐，始得之，手足寒、脉弦迟者，此胸中实，不可下也，当吐之；若膈上有寒饮，干呕者，不可吐也，当温之，宜四逆汤。（324）

大汗出，热不去，内拘急，四肢疼，又下利厥逆而恶寒者，四逆汤主之。（353）

大汗，若大下利而厥冷者，四逆汤主之。（354）

下利腹胀满，身体疼痛者，先温其里，乃攻其表。温里宜四逆汤，攻表宜桂枝汤。（372）

呕而脉弱，小便复利，身有微热，见厥者难治，四逆汤主之。（377）

吐利、汗出、发热恶寒、四肢拘急、手足厥冷者，四逆汤主之。（388）

既吐且利，小便复利而大汗出，下利清谷，内寒外热，脉微欲绝者，四逆汤主之。（389）

[原文分析]

1. 下利清谷不止

脾虚寒。

2. 身疼痛

阳虚不得濡养肌肤。

3. 脉浮而迟、脉沉、脉微欲绝

表里俱虚。

4. 干呕

膈上有寒，肠胃也有寒。

5. 大汗出

表虚。

6. 大下利而厥冷、手足厥冷

心脾肾阳虚。

[方解]

炙甘草——缓急止痛，治急痛、挛急、烦躁等。

干姜——温中，治结滞水毒、呕吐、下利、烦躁、厥冷、腹痛、涎唾多。

生附子——温里、逐水，治畏寒、厥冷、身冷、微沉微。

故全方共治津液虚、里虚寒之四肢厥逆、神疲欲寐、舌淡苔白滑、脉沉迟细弱，或见下利清谷、身疼、呕逆、大汗出等。

[用方标准]

表里虚寒证。

（1）神疲欲寐，精神不佳。

（2）四肢厥冷，畏寒。

（3）下利清谷，汗出，身疼痛，四肢拘急。

（4）或见呕吐、腹胀满。

（5）舌淡苔白滑。

（6）脉沉微弱。

[体质要求]

面色晦黯，精神萎靡，或有眼睑水肿，怕冷，四肢不温。

[八纲辨析]

虚证，寒证。

[应用]

1. 衰弱性疾病

休克、低血压、感冒、慢性前列腺炎、缩阴症。

2. 脏腑功能衰弱性疾病

心力衰竭、慢性肝炎、肝硬化腹水、慢性肾炎、尿毒症。

3. 下利清谷的疾病

急性胃肠炎、慢性腹泻、霍乱。

4. 滑脱性疾病

异常子宫出血、鼻衄、遗尿、遗精。

5. 其他

风湿性心脏病、复发性口疮、慢性咽炎。

[用方说明]

（1）本方用于新陈代谢极度低下时，有振奋新陈代谢之效。

（2）四逆汤证在热性病中，经常可见，临证遇之，便可考虑使用。纵然还有一些热性症状未消失，不妨略加反佐药治之。服回阳剂以后，如微有烦渴，给以小剂生脉饮便行。若真正化热，一贴清凉剂也就收功。但阳回以后，寒凉药总不宜轻易使用，须防阴气复盛，阳又消沉，可使前功尽弃，这是生死之关键所在，临床务必注意。另外阳虚阴极的患者，服热药有的会发生格拒现象，可以采取热药凉服的办法。（《经方使用标准》）

（3）四逆汤并非只可用于非常严重的病情，对于普通的伤风或肠炎初期，使用者颇多。

（4）本方证的四肢厥冷、脉微欲绝可以见于各种休克。

（5）吐利，消化系统疾病多见本方证。

（6）吴佩衡阴阳辨证如下。阴证：身重恶寒、目瞑嗜卧、声低息短、少气懒言，兼见口润不渴或喜热饮而不多、口气不蒸手；阳证：身轻恶热、张目不眠、声音洪亮、口臭气粗，又兼有烦渴喜冷饮、口气蒸手。

[方药加减]

（1）凡四逆汤证且见心下痞硬、脉微欲绝，审其症是得于呕吐、下利、大汗、亡血、亡津液者，可给予本方加人参，此即四逆加人参汤。若用以抢救心源性休克、中毒性休克、失血性休克以及其他疾病出现的循环衰竭，中医辨证属阳气虚脱，尤其是阳亡阴竭者，可于上方中加白术、桃仁、红花，此即急救回阳汤（《医林改错》），疗效较好。诚如王清任在其方歌中所说："见真胆雄能夺命，虽有桃红气无伤。"

（2）吴佩衡经验：四逆汤合麻黄、细辛、二陈汤治疗咳喘；合麻黄、细辛、桂枝治疗阳虚齿痛；合桂枝、细辛、苍术、薏苡仁等治风湿性关节炎疼痛；合甘姜苓术汤治疗寒湿腰痛；合茵陈、肉桂、五苓散等治疗肝硬化腹水；合瓜蒌薤白白酒汤治疗心痛；合肉桂、木香、吴茱萸、丁香、茯苓等治疗胃痛；合黄芪、当归、天麻治疗低血压；加肉桂、阳起石等治疗阳痿、早泄；合麻黄、细辛、桂枝、生姜治疗乳腺炎初期；加艾叶、黄芪、阿胶治疗子宫出血等。

（3）心功能不全、心悸、舌黯者，加肉桂。

（4）呕吐、腹泻、食欲不振、脱水者，加人参。

（5）吐血、便血、皮下出血，或心下痞者，合泻心汤。

[方剂鉴别]

1. 通脉四逆汤

虽为四逆汤之证，但更为虚寒，脉已极微，反有动摇性假热症状时，可用通脉四逆汤。

2. 白通汤

下利甚剧。

3. 四逆加人参汤

均有四逆汤证，但四逆加人参汤证多见气血津液大伤。

4. 茯苓四逆汤

均可用于少阳病，四逆汤证重在阳虚，无水饮内停；茯苓四逆汤为阳虚水饮内停，又可见烦燥。

5. 四逆散

本方与四逆散的不同之处如下：①精神状态不同，四逆散证全身状态比较好，精神较饱满，思维清楚，本方证则精神萎靡，或状态朦胧；②脉象不同，四逆散证的脉虽然细，但弦实有力，本方证则全属虚脉；③舌象不同，四逆散的舌质红或黯红，多坚老，苔干黄，而本方证的舌质淡或淡红、黯淡、舌体多胖嫩、苔多白滑或白腻。

6. 大承气汤

大承气汤有时可见四肢厥冷、脉微弱，与本方证易混淆。但大承气汤证的腹部症状比较明显，且舌质干红，舌面焦黄。再者，大承气汤证便秘，本方多腹胀便溏，泻下物多清稀无臭。

7. 白虎汤

有时可出现真热假寒证，表现为热深厥亦深，虽四末寒冷，但白虎汤证脉洪大有力，腹部也热。

8. 人参汤

均有下利，属寒证，但人参汤证可见心下痞硬，心下振水音。

9. 吴茱萸汤

均有手足厥冷，吴茱萸汤证还有头痛、吐涎沫，以呕吐为主，下利为次。同样具有吐利、厥逆的症状，四逆汤证较吴茱萸汤证重。

10. 当归四逆加吴茱萸生姜汤

均有四肢末端厥冷，但当归四逆加吴茱萸生姜汤证不下利。

11. 真武汤

均有下利，但真武汤证心下有振水音，小便不利，眩晕，身身体动摇；真武汤侧重于寒湿，四逆汤侧重于寒邪。

12. 木防己汤

同样用于心力衰竭，但四逆汤证是纯阳气败亡，而木防己汤则是阳虚但有夹热证。木防己汤的特点是"心下痞坚，面色黧黑"。

[扩展应用]

（1）治疗慢性肾功能衰竭，降低肌酐、尿素氮，减少蛋白尿，延缓肾小球硬化，给予四逆汤加味，附子 10 克、大黄 10 克、人参 6 克、干姜 6 克、甘草 6 克。

（2）寒热夹杂的胃病：四逆汤合三黄泻心汤。

（3）阳气不够，下元不足，下焦有寒，可以用四逆汤合桂枝甘草龙骨牡蛎汤或桂枝加龙骨牡蛎汤作为主药进行加减。假如患者有化热的表现，这时可用芍药配桂枝，以降胆火，减轻桂枝升散之性，如果患者中焦脾胃不好、肾元不好，也可以加上山茱萸与乌梅这个药对。

[附方]

1. 四逆加人参汤

组成：炙甘草二两，生附子一枚，干姜一两半，人参一两。

原文：恶寒、脉微而复利，利止，亡血也，四逆加人参汤主之。（385）

方解：人参——养阴益气，治心下痞坚。

用方标准：四逆汤证（四肢厥逆、神疲欲寐、舌淡苔白滑、脉沉迟细弱，或见下利清谷、身疼、呕逆、大汗出等）伤津较重而现亡津利止，或心下痞硬者。

应用：同四逆汤。

扩展应用：可用于分娩时严重出血的患者，也可用于突然急剧失血而陷于虚脱状态者。

2. 茯苓四逆汤

组成：茯苓四两，人参一两，生附子一枚，炙甘草二两，干姜一两半。

原文：发汗，若下之，病仍不解，烦躁者，茯苓四逆汤主之。（69）

方解：茯苓——利水，治悸、烦躁。

用方标准：四逆加人参汤证（四肢厥逆、神疲欲寐、舌淡苔白滑、脉沉迟细弱，或见下利清谷、身疼、呕逆、大汗出等，伤津较重而现亡津利止，或心下痞硬者）又见心下悸、烦躁及小便不利，或见水肿者。

应用：同四逆汤。

3. 通脉四逆汤

组成：炙甘草二两，生附子大者一枚，干姜三两（强人可四两）。

原文：

少阴病，下利清谷，里寒外热，手足厥逆，脉微欲绝，身反不恶寒，其人面色赤，或腹痛，或干呕，或咽痛，或利止脉不出者，通脉四逆汤主之。（317）

下利清谷，里寒外热，汗出而厥者，通脉四逆汤主之。（370）

用方标准：四逆汤证虚寒更甚者，或见真寒假热者（面色赤、咽痛）。

应用：同四逆汤。

4. 通脉四逆加猪胆汁汤

组成：炙甘草二两，干姜三两（强人可四两），生附子大者一枚，猪胆汁半合。

原文：吐已下断，汗出而厥，四肢拘急不解，脉微欲绝者，通脉四逆加猪胆汁汤主之。（390）

方解：猪胆汁——有力的苦味亢奋药，也起反佐作用。

用方标准：四逆汤证沉衰更甚，津液匮乏脉微欲绝，或脉不出者。

应用：各种病处于病重、病危时，心衰严重，甚则脉微欲绝者。

5. 白通汤

组成：葱白四茎，干姜一两，生附子一枚。

原文：

少阴病，下利，白通汤主之。（314）

少阴病，下利，脉微者，与白通汤；利不止，厥逆无脉，干哕烦者，白通加猪胆汁汤主之。服汤，脉暴出者死，微续者生。（315）

方解：葱白——主发汗、通阳。

用方标准：少阴病表证明显又见下利、脉微，或见面赤如妆，烦躁，四肢厥逆者。

应用：外感下利，胃肠感冒，急性传染病等。

扩展应用：白通汤证，与单纯的阳虚证既有共同的一面，如下利、四肢厥冷；又有不同的一面，单纯阳虚脉见微弱欲绝，而阳虚且郁则表现为脉沉伏不起。四逆汤只能回阳救逆，却不能回阳通郁。所以，临床治疗阳虚性下利肢厥而四逆汤不效时，即可改用白通汤治疗。

6. 白通加猪胆汁汤

组成：葱白四茎，干姜一两，附子一枚，人尿五合，猪胆汁一合。

原文：少阴病，下利，脉微者，与白通汤；利不止，厥逆无脉，干呕烦者，白通加猪胆汁汤主之。服汤，脉暴出者死，微续者生。（315）

用方标准：白通汤证见津液匮乏，厥逆无脉，干哕烦者。

应用：同白通汤。

7. 干姜附子汤

组成：干姜一两，生附子一枚。

原文：下之后，复发汗，昼日烦躁不得眠，夜而安静，不呕、不渴、无表证、脉沉微、身无大热者，干姜附子汤主之。（61）

用方标准：太阴里虚寒之四逆、身冷、烦躁、脉沉微者。

应用：同四逆汤。

扩展应用：四逆汤去甘草，作用急骤而短暂。

真武汤

[组成]

茯苓三两，芍药三两，生姜三两，白术二两，炮附子一枚。

[原文]

太阳病发汗，汗出不解，其人仍发热，心下悸、头眩、身瞤动、振振欲擗地者，真武汤主之。（82）

少阴病，二三日不已，至四五日，腹痛、小便不利、四肢沉重疼痛、自下利者，此为有水气。其人或咳、或小便利、或下利、或呕者，真武汤主之。（316）

[原文分析]

1. 发热

真寒假热。

2. 心下悸、头眩、身瞤动、振振欲擗地

水气冲逆。

3. 腹痛

脾胃虚寒。

4. 小便不利

水停膀胱。

5. 四肢沉重疼痛

水停四肢。

6. 自下利

水停大肠。

[方解]

附子——温里散寒逐水，故治畏寒、水肿、下利、脉沉微。

白术、茯苓——利水，治头眩、心悸、水肿、身瞤动、小便不利、下利等。

芍药——缓急敛阳，能治腹痛、身疼。

生姜——发表散寒又散水气，能治表证未除、水肿、下利等。

故全方共治少阴太阴合病之畏寒、头晕心悸、水肿、小便不利、脉沉微，或见下利、腹痛、身疼者。

[用方标准]

阳虚水泛证。

（1）体力衰退，没有生机，有疲劳感和脱力感，畏寒。

（2）四肢沉重、冷、痛，或见颤抖。

（3）眩晕，心悸。

（4）腹痛，下利（一般为水样性下利，无里急后重）。

（5）水肿，尿量减少或小便清长。

（6）食欲尚可，或见真寒假热、小便频数、呕、咳、耳鸣。

（7）腹壁软弱，有膨满感，有胃部振水音，或见肠鸣。

（8）舌质淡白，苔薄白或淡黑，或如脱皮而呈红色。

（9）脉微弱，或沉或浮。

[体质要求]

虚弱体质，面色苍白或有水肿，体力衰退，没有生机，头晕、心悸，畏寒，肢体震颤，舌胖大，苔滑。

[八纲辨析]

里证，寒证，虚证。

[应用]

1. 以眩晕、心悸为表现的疾病

梅尼埃病、高血压、脑动脉硬化症、共济失调、中风后遗症。

2. 以下利为表现的疾病

慢性胃肠炎、肠易激综合征、阑尾炎。

3. 以水停为表现的疾病

慢性肾炎、肾病综合征、肾萎缩、术后尿闭症、胃下垂、前列腺增生、遗尿、充血性心力衰竭、肝硬化腹水。

4. 以功能低下为特征的疾病

癔病性瘫痪、迁延性感冒、甲状腺功能减退、低血压、心力衰竭、休克。

5. 其他

老年性瘙痒症、坐骨神经痛。

[用方说明]

（1）本方治疗新陈代谢低下而水气冲降的病证，是附子类方中的利水剂。

（2）产后下利，肢体酸软或麻痹，有水气，恶寒发热，咳嗽不止，渐成劳状者，尤为难治，宜此方。（《类聚方广义》）

（3）腹泻在本方证中出现较多，大便中水分较多，腹部有钝痛感，排便后有脱力感。

（4）本方的舌苔有时现淡黑色，有时却现鲜红色。（《中医经方在日本》）

（5）对于症状看似属热，舌红、口渴、脉虚数、排便次数频多而用寒凉解毒药效果不明显者，尤要反思，迅速投以真武汤进行治疗，往往能力挽病势，使疾病转安。此时一要细看神色，是否属于假热真寒证；二要抚触皮肤、四肢末端等处是否厥冷；三要详切脉象，虽数或促，但按之是否有力，或脉管空浮，重按即无。不可认为夏季不能使用附子而失去用方机会。（《经方100首》）

[方药加减]

（1）合生脉散：用于肺结核之衰弱，无神，下利，咳嗽。

（2）黄芪桂枝五物汤合真武汤：充血性心力衰竭，用于黄芪体质，精神萎靡，畏寒肢冷，心悸气短，小便不利，头晕水肿，附子必须重用。

（3）血压不稳、心功能不全者，加红参、肉桂。

（4）汗出、失眠多梦、惊恐不安者，加肉桂、甘草、龙骨、牡蛎。

[方剂鉴别]

1. 苓桂术甘汤

两方均能治疗水饮，但苓桂术甘汤是桂枝证伴水饮证，属阳证，故眩晕、心悸的同时有气上冲胸、心下逆满等症，且发病甚急，常因为精神刺激诱发，过则相安无事，脉象虽沉但弦而有力。而真武汤证是附子证伴水饮证，属阴证，眩晕、心悸的同时有恶寒、精神萎靡、脉沉微弱、腹满腹痛、四肢沉重疼痛等症状。

2. 四逆汤

均有下利症状，四逆汤是附子和干姜的配伍，旨在回阳救逆，用的是生附子，多为下利清谷；本方则是附子和生姜的配伍，旨在温阳利水，下利多为水样便。四逆汤用甘草，其证有水液的缺乏，本方不用甘草而用茯苓、白术，其证有水气内停，见眩晕、心悸等症，故旨在去除多余水分。

3. 五苓散

五苓散也可以治疗下利，但其五苓散证属于阳证，其脉浮，且口渴明显。

4. 肾气丸

肾气丸也能温阳利水，治疗小便不利，但其证常有烦热等地黄证存在；真武汤证多有食欲不振，肾气丸证其胃口一般较好；腹泻则是真武汤证的表现，但肾气丸通常不能用于腹泻患者。从腹部体征来看，真武汤证表现为腹壁薄，多于脐上中正线部位可触及直线状、长 5～15cm 铅笔状硬物。该硬物在皮下可触及，但必须用手指尖轻轻按巡才能找到；而肾气丸证或少腹弦急，或少腹不仁。当然，也有正中线的腹部体征特征，但其部位在脐以下，这也是和真武汤的鉴别点。

5. 人参汤、六君子汤

均可治疗慢性胃肠病，面色不佳、手足凉、食欲减退、易腹泻，但人参汤和六君子汤治的腹泻是软便且胃部有重压感；虽都有虚弱贫血症，但真武汤证的贫血现象是伴随水分代谢障碍而来的。

6. 桂枝加芍药汤

腹胀、腹痛、便秘，诊断为虚实夹杂，用桂枝加芍药汤，如果手足冷，脉弱，也可用真武汤。

7. 治水剂

十枣汤与葶苈大枣泻肺汤为峻逐之剂，其人实而不虚；己椒苈黄丸证当有口燥便结；

牡蛎泽泻散证水气重点在腰以下；桂枝去芍加麻附辛汤证其水气重点在心下胃脘及皮表，无汗少尿而心下坚满；五苓散证尿少而有口渴、多汗、便稀；真武汤证神萎尿少而常有头眩心悸、脉沉细无力；八味肾气丸证多为肾性水肿，常有腰酸且脚肿明显。

[扩展应用]

（1）已故著名中医赵锡武治心衰经验。《素问·汤液醪醴论》所提出的治水三法乃指"开鬼门""洁净府""去宛陈莝"，下面分别叙述。

1）配合开鬼门法的运用。开鬼门法乃指宣肺透表，使肺气提宣，营卫因和，以求"上焦得通、溅然汗出"。故以真武汤为主，配合越婢汤，肺热者配麻杏石甘汤，此即心衰Ⅰ号。

2）配合洁净府法的运用。意在行水利尿，使水得消肿，其作用在肾。若右侧心力衰竭，腹水严重，小便不利，以真武汤为主配用五苓散加车前子15克、沉香9克、肉桂9克。此法的变通方是消水圣愈汤（药味：桂枝汤去芍药加麻黄附子细辛汤加知母，亦可酌情加用防己等）；此即心衰Ⅱ号。

3）配合去宛陈莝的运用。意在散瘕通络，活血化瘀，作用部位在脉，在真武汤扶阳基础上佐以桃红四物汤去生地黄加藕节、苏木等，此即心衰Ⅲ号。

心力衰竭并见心律失常者颇多，治疗甚是棘手。若阴虚者配用炙甘草汤加生脉散；阳虚者重用真武汤配茯苓甘草汤；其水气凌心烦躁不安，心动悸者配用桂枝龙骨牡蛎汤。（《赵锡武医疗经验》第20～22页）

（2）真武汤：妇女白带如水症。

（3）真武汤：慢性肾炎，症见不欲饮水，水肿，腹水，四肢不温，脉沉细。

（4）真武汤对老年人的遗尿甚效。

（5）下肢皮肤干燥，有瘀血，也有阳虚，桂枝茯苓丸证、葛根汤证、真武汤证都可以见到。

（6）老人亦有身体瘙痒，非真武不愈，年轻者病愈之际有瘙痒，桂麻各半汤可治。老人则须用附子。

（7）老年体弱的患者出现带状疱疹，疼痛非常剧烈，特别是头面部的带状疱疹，出现剧烈头痛，伴有恶寒、手足冰冷、脉沉细、无汗，可以用麻黄附子细辛汤，即使有发热，如果在这个基础上，还出现一身很重，偶见小便不利，舌体胖大、舌苔水滑等，可以用麻黄附子细辛汤合真武汤。

（8）皮肤病如果出现形寒怕冷，面㿠无华，倦怠欲寐，身重乏力，面浮水肿，四肢沉重，小便不利，舌体胖大，舌苔白厚，苔白滑润，脉沉细等情况的时候，不管皮损是红斑、水疱、风团，也不管皮肤是否干燥，都可以用真武汤。

（9）冬季腹痛用桂枝加附子汤，其后又有腹泻倾向可用真武汤。

（10）对于慢性腹泻，真武汤证比人参汤证多见。

（11）扩张型心肌病，水肿：真武汤合已椒苈黄丸加党参、黄芪、车前子、桑白皮、细辛。

（12）汗出异常，下肢轻度水肿，眼睑虚浮：真武汤。

（13）湿疹伴有腹泻、体质差：真武汤。

（14）小儿双目眨动不停，成人不定处肌肉跳动，上下眼睑跳动等肌痉挛——真武汤。

[附方]

1. 附子汤

组成：炮附子二枚，茯苓三两，人参二两，白术四两，芍药三两。

原文：

少阴病，得之一二日，口中和，其背恶寒者，当灸之，附子汤主之。（304）

少阴病，身体痛，手足寒，骨节痛，脉沉者，附子汤主之。（305）

用方标准：里虚寒饮，水液不足，见身体痛，手足寒，骨节痛，脉沉；又治口中和，背恶寒者。（此口中和，应理解为不甚口渴，津液亦缺乏的表现。

应用：神经痛、风湿病；慢性胃炎、胃下垂；子宫脱垂；颈椎病、肩周炎、强直性脊柱炎；慢性肝炎；遗尿；性功能障碍；冠心病；月经不调。

扩展应用：

（1）经方里附子与白术合用是治疗寒湿痹痛、关节痛的重要配伍。

（2）本方的主要作用是利水祛湿。如果腿疼剧烈，而且伴发拘挛，脉沉，这类痹痛用疗效较好。（胡希恕）

2. 瓜蒌瞿麦丸

组成：瓜蒌根二两，茯苓三两，薯蓣三两，炮附子一枚，瞿麦一两。

原文：小便不利者，有水气，其人苦渴，栝蒌瞿麦丸主之。（金匮要略·消渴小便不利淋病脉证并治10）

用方标准：体虚寒见小便不利、腹水、下肢肿而口渴、脉沉者。

应用：水肿、癃闭、肾盂肾炎、肾结石、遗尿、消渴，产后阴户内收。

方剂鉴别：本方证的口渴与五苓散证的口渴同，但五苓散证为阳证的外邪内饮，故脉浮有微热；本方证为阴证的里饮停蓄，则脉当沉有寒，方后说"腹中温为知"，服药前必是腹中寒甚明。

扩展应用：老年人小便失禁出现典型腹部体征，首选肾气丸，类似肾气丸的患者，但腹部体征不明显的，可考虑真武汤或肾著汤。对于口渴，小便难忍，经常失禁的老年人用瓜蒌瞿麦丸有累积性疗效。如果肌肉肥胖松软，则加入大剂量的黄芪（开始60克），四肢麻痹者可加入黄芪桂枝五物汤，而汗多、水肿者可加入防己黄芪汤，也可加升麻10克；腹部冷也是瓜蒌瞿麦丸方证的重要症状。

大黄附子汤

[组成]

大黄三两，炮附子三枚，细辛二两。

[原文]

胁下偏痛，发热，其脉紧弦，此寒也，以温药下之，宜大黄附子汤。（金匮要略·腹满寒疝宿食病脉证治 15）

[原文分析]

1. 胁下偏痛、其脉紧弦

寒凝冷积的证治。

2. 发热

阳气被郁。

[方解]

大黄——主通利结毒，治腹痛。

附子——温里散寒、逐水，治疼痛、畏寒。

细辛——主治宿饮、停水、胁痛。

故全方共主寒湿偏注之腹痛便秘、肢冷畏寒、脉弦紧，或见胁下偏痛，或一侧胁下、腰腿之疼痛者。

[用方标准]

寒实积聚证。

（1）肢冷畏寒。

（2）腹痛便秘。

（3）胁下偏痛，或一侧胁下、腰腿疼痛。

（4）舌淡苔白。

（5）脉弦紧、沉小或沉紧。

[体质要求]

形体一般较壮实，肢冷畏寒，面色苍白或青黄，精神萎靡，大便干结，或身体某一部位剧烈疼痛。

[八纲辨析]

里证，寒证，实证。

[应用]

1. 以腹痛为表现的疾病

胆绞痛（胆石症、胆囊炎、胆道蛔虫症）、肾绞痛（尿路结石发作期）、肠梗阻、肠粘连、急性睾丸炎、外伤性睾丸炎、寒疝、阑尾炎、前列腺增生症。

2. 神经痛

坐骨神经痛、肋间神经痛、三叉神经痛。

3. 便秘

老年性便秘。

4. 其他

急性化脓性扁桃体炎、龋齿疼痛、慢性肾功能衰竭（尿毒症）、顽固性湿疹、过敏性紫癜（腹型）、顽固性荨麻疹。

[用方说明]

（1）本方主治寒与实相结为患的疼痛性疾病，未必均出现便秘，主要抓住寒实相结的证据，实除大便秘结外，还包括瘀血、痰饮、结石等。

（2）本方有较强的止痛作用。

（3）腹痛、便秘是大黄附子汤证的主要症状。本方预后好坏，当视其服药后大便是否通利。正如《金匮要略释义》指出："本条证候的预后，关键在于投温下剂后，大便是否通利为定。因为寒实内结，阳气以伤，是邪实正虚的局面，与承气汤证的纯为邪实者，不同。服温下剂后大便通利，可转危为安；如药后大便不通，反增呕吐、肢冷、脉搏转细，是病势已趋恶化。"

（4）本方不仅治胁下偏痛，无论哪一部位，凡偏于一侧痛者，大多属于久寒夹瘀所致，用之均验。寒疝腹痛，有宜下者，本方亦有效。（《经方传真》）

（5）疼痛剧烈时，需要连续给药。原文指出："服后如人行四五里，进一服。"推测第 1 次与第 2 次服药间隔大约 30 分钟。（《黄煌经方使用手册》）

（6）实热内结，正盛邪实者忌用。

[方药加减]

（1）合芍药甘草汤：治疗类似坐骨神经痛的下肢疼痛及胆结石样疼痛。

（2）一般的结石发作性疼痛，用四逆散和大黄附子细辛汤效果很好。

（3）胆石症发作、发热疼痛者，合大柴胡汤。

[方剂鉴别]

1. 大柴胡汤

本方主治为寒实内结，而大柴胡汤主治为热实内结。胆系疾病，其属于热证者选用大柴胡汤，而偏于寒证者则当选用本方。一为胁下疼痛，一为心下疼痛，也是二者区别之一。

2. 麻黄附子细辛汤

二者都可主治痛证，但本方用大黄，偏于里实，而彼方用麻黄，偏于表实；本方附子用三枚，所主之痛远较彼方为重。两方所主都有发热，但本方之治旨在从下而去，彼方则是振奋阳气，祛邪于表。除了寒、痛以外，是否有里实之证是二者的鉴别关键。

3. 大建中汤

大建中汤也主"心胸中大寒痛"，但没有发热，而且有呕吐不能饮食。除此之外，腹部可以见到明显的如头足样凸起，其疼痛的范围也十分广泛，为上下痛而不可触近。

4. 当归四逆加吴茱萸生姜汤

均治寒凝，但当归四逆加吴茱萸生姜汤为手足厥寒，脉细欲绝，寒冷的部位多在四末和小腹，有时也有寒冷部位的疼痛，虽为冷痛，但不至于太过剧烈，得温则缓；本方的冷痛剧烈，多在胸、腹、腰、下肢，疼痛多为一侧。

5. 苓姜术甘汤

苓姜术甘汤主治腰和下肢的寒湿，其重坠感明显，小便不利。

6. 芍药甘草汤

芍药甘草汤为痉挛性疼痛，而非冷痛。

7. 附子粳米汤

均治腹中冷痛，附子粳米汤还有呕吐、肠鸣、上逆症状，无冷积，病位偏于胃肠（里），本方有冷积症状，无呕吐、肠鸣，病位偏于胸腹盆腔、关节肌肉（表）。

[扩展应用]

（1）扁桃体及咽喉肿痛：一般治疗多用清凉解毒，范文虎认为本病不尽属于火，乃创下方，生大黄3钱、淡附子1钱、细辛3分、元明粉3钱、姜半夏3钱、生甘草1钱。适用于扁桃体肿痛之舌苔白，舌质微红，及有其他寒包火征象者。王克穷又加丹参、桂枝二味，更能迅速取效。

（2）附睾炎：岳美中经验，睾丸肿痛，或牵引少腹奇痛，中医治以川楝子、小茴香、青木香、橘核、山楂、延胡索等，轻症疝气相当有效，甚则用附子，其效亦卓著。以王克穷经验，最效之方则为大黄与附子合剂，此种用药乃大寒大热同用，纵有古方未免骇俗，然实已数10年之临床经验，以附子、大黄加入普通治疝气之药中迅收特效。

（3）大黄、附子、丹参联用镇痛。吕中经验如下。

1）疮疡红肿疼痛，配清热、解毒、养阴之味如金银花、连翘、天花粉、紫花地丁、蒲公英、蚤休、甘草、穿山甲、皂角刺等；若便秘而发热者以水渍大黄为宜。

2）胃脘痛，配木香、桔梗、枳壳、高良姜、香附等为通用方，再随症加减，但用熟大黄而不用生大黄。

3）复发性口腔溃疡而疼较重者，配生地黄、细辛、蒲公英、天花粉、麦冬；久病者用熟大黄；气虚配伍参、术、芪；大黄炒炭存性为宜。

4）尿路灼热涩痛，配木通、滑石、生地黄、竹叶、麦冬、桔梗、金银花。

5）乳房肿痛，配柴胡、夏枯草、橘叶、枳壳、香附、王不留行等。

6）带状疱疹，配板蓝根、蒲公英、大青叶、龙胆草、天花粉、生地黄等。

但用本方时，尚须注意大黄与附子多取等量；对痛势急且兼热、红肿、便燥、溲赤、目赤、有形之邪瘀积、口舌生疮、体壮等多用生大黄，或以水渍液兑他药煎汁为宜；对痛而缓，病久、瘀血阻络、湿热、便不燥结，病兼寒邪，体质较弱，病位在脏而不在腑，则以熟大黄，或大黄炭为宜。

（4）《汉方辨证治疗学》载此方治胆结石、肾结石、游走肾、坐骨神经痛等疾患所致之腰痛，适用于腰、足冷而抽筋样痛，大便秘，腹部不充实，有舌苔等。

（5）局限性腹膜炎、胸膜炎发于一侧者可用之。

（6）肾气丸合大黄附子汤及吴茱萸汤，治疗泌尿系结石，效果显著。如果疼痛部位不在胁下，则去大黄附子汤，如果疼痛无呕吐，则去吴茱萸汤。

（7）肠梗阻：大黄附子汤加生白芍，防止大黄加快肠蠕动引起的疼痛。

[附方]

附子粳米汤

组成：炮附子一枚，半夏半升，甘草一两，大枣十枚，粳米半升。

原文：腹中寒气，雷鸣切痛，胸胁逆满，呕吐，附子粳米汤主之。（金匮要略·腹满寒疝宿食病脉证治 10）

用方标准：里有寒饮之腹中雷鸣、腹痛、呕吐、胸胁逆满、舌质淡者。

应用：胃痉挛、肠疝痛、幽门狭窄、胃溃疡、胰腺炎、腹膜炎等。

方剂鉴别。

（1）大建中汤：均有腹痛、呕吐，本方有肠鸣，疼痛部位偏下，大建中汤证肠蠕动亢进，疼痛部位偏上。若寒疝痛剧上及心胸者，或见二方合并症状，以此二方合用有奇效，即解急蜀椒汤。

（2）乌头桂枝汤、大乌头煎：均治腹痛，但无呕吐及肠鸣。

扩展应用。

（1）此方适应证与大建中汤相似，腹部觉寒冷疼痛剧烈时用之。

（2）可用陈皮、生姜代半夏。

（3）附子粳米汤，将半夏减去，加吴茱萸、生姜、陈皮、白芷，提高行气、镇痛之功。

薏苡附子败酱散

[组成]

薏苡仁十分，附子二分，败酱五分。

[原文]

肠痈之为病，其身甲错，腹皮急，按之濡，如肿状，腹无积聚，身无热，脉数，此为

肠内有痈脓，薏苡附子败酱散主之。（金匮要略·疮痈肠痈浸淫病脉证并治 3）

[原文分析]

1. 肠痈之为病

体虚湿热蕴毒之肠痈陷入慢性期的证治。

2. 其身甲错

皮肤干燥、枯燥、不光滑，是体质虚弱肌肤无营养的表现。

3. 腹皮急

肠痈炎症刺激腹膜。

4. 按之濡，如肿状

脓已成。

5. 腹无积聚

无实质性包块。

6. 身无热

陷入慢性期，体质虚弱。

7. 脉数

体内有湿热蕴毒。

[方解]

薏苡仁——清热渗湿，排脓，治化脓性疾患。

败酱草（败酱）——清热解毒，治痈疡之患。

附子——振奋阳气，活跃脏腑功能。

全方共治体虚湿热蕴毒之肠痈腹痛，腹壁较软（脓已成），皮肤甲错，或皮肤肿痒流黄水者。

[用方标准]

体虚湿热蕴毒之肠痈。

（1）身体虚弱，气力不足，热象不明显。

（2）腹直肌挛急，回盲部有压痛和抵抗感，可触摸到脓肿的包块（脓已成）。

（3）无癥瘕之类的实性包块。

（4）或有肌肤甲错，皮肤肿痒流黄水。

（5）舌象不定。

（6）脉弱数。

[体质要求]

颜面苍白，身体虚弱，或见肌肤甲错。

[八纲辨析]

里证，热证，虚实夹杂。

[应用]

1. 体腔脏器炎症化脓

阑尾周围脓肿、卵巢囊肿、局限性腹膜炎、慢性盆腔炎、局肺脓肿。

2. 皮肤病

手癣（鹅掌风）、神经性皮炎。

[用方说明]

（1）本方用于慢性阑尾炎。

（2）本方的使用不限于肠痈，在肺脓肿元气衰弱时亦用之，在带下病有时也用之。《腹诊证治》说："此方虽首言肠痈之为病，只是举典型病案而已，然所治疾患众多，如坏疽、脓肿、局限性腹膜炎等，所言一病，以概其余，举典型者，使人易晓而已。虽治疾众多，总以腹诊所见腹证为准。"

（3）本方用于脉弱，热不甚高，元气衰弱者；如误用于脉紧，高热，元气未衰，痛苦异常时，不但病不能好转，反而加重，故用时必须注意。

[方剂鉴别]

大黄牡丹汤：从病性来看，大黄牡丹汤证为阳热实证，本方证则整体陷于阴证状态；从病程看，大黄牡丹汤证偏于急性期，其表现呈动态发扬性，而本方证偏于慢性化与静态化；从症状来看，大黄牡丹汤证是时时发热而脉迟紧，本方证是身无热而脉数，前者属于热毒内聚，脓肿尚未形成，本方证则是热毒不显，脓肿已经形成。（黄煌）

[扩展应用]

（1）本方仲景虽用其治疗肠痈，但其作用非局限于此，赵士魁随证化裁，施于慢性中耳炎、牙周炎、口腔溃疡、胃溃疡、肝脓肿、肺部感染、肺脓肿、肾盂肾炎、结肠炎、败血症、慢性骨髓炎等也有卓效。并体会到本方力专药少，对顽痈恶疡须辨证施量，多服久服，方易收功。并指出，本方原以薏苡仁为君，但临床时须据情通变，因证而异。若湿从寒化，或素体阳虚，脓液清稀者，宜重投附子；反之湿从热化，或体质较壮，脓液稠黏者，当主用败酱草。（《上海中医药杂志》1984，6：20～21）

（2）李兰舫用本方治疗卵巢囊肿，药渣加青葱、食盐，加白酒炒热，外熨患处，每次0.5～1小时，每日2次。热象明显、口干便结者，附子减半量，加大血藤、蒲公英、紫花地丁、制大黄；发热者加柴胡、黄芩；口黏苔腻、脘闷纳呆、腹胀便溏，湿邪偏盛者，加土茯苓、泽兰、泽泻、苍术、虎杖；血瘀重者加制莪术、三棱、失笑散；夹痰者加制胆南星、海藻、生牡蛎；包块坚硬者加炮穿山甲、王不留行、水蛭、炙蜈蚣。（《浙江中医杂志》1987，22（12）：538）

（3）由于本条其身甲错的说明，活用于皮炎、痂癞等亦验。（《经方传真》）

（4）用于妇科炎症、积液，薏苡仁可用40克，附子10～30克，败酱草60克，可加乳香、藁本。

（5）合当归芍药散，用于慢性妇科感染。

（6）用于治带下病，常配苍术、白果、芡实；湿热色黄加黄连、黄柏、海金沙；有血性物加小蓟、三七、鸡冠花；量多频下不止，通利水道加茯苓、白术、泽泻。

（7）用来外洗治疗脚湿气效果好。

（8）慢性阑尾炎，伴有手起厚皮：薏苡附子败酱散，一月愈。急性者，大黄牡丹汤。

[附方]

1. 薏苡附子散

组成：薏苡仁十五两，炮附子十枚。

原文：胸痹，缓急者，薏苡附子散主之。（金匮要略·胸痹心痛短气病脉证治7）

用方标准：寒湿痹痛，胸痹疼痛，时缓时急者。

应用：胸痹，关节痛，湿疹，疮疡等。

2.《千金》苇茎汤

组成：苇茎二升，薏苡仁半升，桃仁五十枚，瓜瓣半升。

原文：治咳有微热，烦满，胸中甲错，是为肺痈。（金匮要略·肺痿肺痈咳嗽上气病脉证治附方6）

方解：

苇茎——除烦止渴，善治肺痈，吐脓血臭痰。

薏苡仁——祛肺中湿热，排脓。

桃仁——主瘀血，能治肺痈。

瓜瓣——破溃脓血，治肺痈。

用方标准：肺热肺痈之咳吐黄脓痰、微热烦满者。

应用：肺痈、脓疡、脓胸等。

扩展应用：苇茎汤加白及、合欢皮有利于修复肺组织。

第十四节　地黄类方

地黄类方总论

地黄类方是一类以地黄为主药的方剂，方中地黄具有益阴止血之功，本类方剂亦体现了这种作用，适用患者体质多见消瘦虚弱而有热象，主要症状为出血、五心烦热、口干等。

[类方概括]

学习地黄类方首先要熟悉地黄的特性，尤其是在《伤寒论》和《金匮要略》里面地黄是如何被应用的。几乎所有含有地黄的方子都归在地黄类方里面，通过对所有含有地黄方剂的分析可以归纳出地黄的特性。前面的药物解析章节有对地黄的详细阐述，简单来说，地黄具有"补阴血"的作用，所以临证掌握地黄类方要抓住地黄"补阴血"的特点。地黄的作用：养血，滋阴；活血；凉血，清热，止血；治癫狂。

以地黄为主的地黄类方也能体现出上述地黄的特点。临证在应用地黄类方时，要判断患者具有"阴血虚"的病理因素。应用地黄类方，就是要抓住"阴血虚"，下面的体质和症状也主要是由于"阴血虚"造成的。代表方剂有炙甘草汤、胶艾汤、肾气丸等。

[体质要求]

（1）消瘦。

（2）皮肤干枯，少光泽。

（3）舌质红。

（4）脉细涩。

[主要症状]

（1）出血。

（2）四肢尤其是上肢烦热。

（3）口干渴。

（4）狂躁。

炙甘草汤

[组成]

炙甘草四两，生姜三两，人参二两，桂枝三两，生地黄一斤，阿胶二两，麦门冬半升，麻仁半升，大枣三十枚，清酒七升。

[原文]

伤寒，脉结代，心动悸，炙甘草汤主之。（177）

《千金翼》炙甘草汤：治虚劳不足，汗出而闷，脉结悸，行动如常，不出百日，危急者，十一日死。（金匮要略·血痹虚劳病脉证并治附方）

《外台》炙甘草汤：治肺痿涎唾多，心中温温液液者。（金匮要略·肺痿肺痈咳嗽上气病脉证治附方）

[原文分析]

脉结代，心动悸：心之气血阴阳虚损。

[方解]

桂枝去芍药汤——正气虚弱，营血虚，心悸、脉促、胸满。

人参——益气阴。

生地黄——滋真阴，除血痹。

阿胶——补血。

麦冬——主治羸瘦短气。

麻仁——润燥，补血虚。

酒——通经活络。

全方共主心之阴阳两虚之心动悸、脉结代，或见羸瘦、易疲劳、手足烦热、口干、皮肤干燥、汗出而闷者。

[用方标准]

气血阴阳不足，脉结代证。

（1）体格羸瘦，体力衰退，易疲劳。

（2）心悸。

（3）手足烦热。

（4）皮肤枯燥。

（5）或有咳吐涎沫、汗出、头晕、口渴、大便干结。

（6）腹部动悸，下腹部软弱无力。

（7）舌红而干，苔少或无苔。

（8）脉结、代，无力。

[体质要求]

羸瘦，肌肉萎缩，皮肤枯燥，贫血貌，舌红而干，苔少或无苔，脉结代；精神萎靡，少气懒言，食欲不振；多见于大病或大出血后，或高龄，或营养不良，或极度疲劳及肿瘤化疗后的患者。

[八纲辨析]

里证，虚证，偏热证。

[应用]

1. 以心律不齐为表现的疾病

病毒性心肌炎、心脏瓣膜病、甲状腺功能亢进症。

2. 以消瘦、贫血为表现的疾病

肺结核、肺痿、肿瘤晚期、肿瘤化疗后导致的体质极度虚弱。

3. 虚热性口腔疾病

复发性口疮、口腔黏膜糜烂。

4.其他

干燥综合征、产褥热。

[**用方说明**]

（1）本方是经方中的滋补剂，适用于营养衰退、皮肤干燥、容易疲劳、手足烦热、口干、心悸、脉结代、便秘的患者。

（2）本方又是以心脏为主要目标的方剂，以心律不齐为主要表现。

（3）胃肠虚弱、食欲衰退、有下利倾向者不可用。

（4）本方不仅能使不整脉、悸动、喘息等心脏症状好转，而且也能使贫血、疲劳、营养不良等好转。

（5）"脉结代，心动悸"在痰食阻滞、瘀血凝结之类病症中也可以见到，因此应结合其他诸症及体质状况，才能做出虚实属性的判断而不至于误诊。本方适用于身体羸瘦、阴虚之人。

（6）炙甘草汤原方中载明"以清酒七升，水八升同煎"，是取清酒以宣通百脉，流行气血，使经络贯通，引诸药更好地发挥作用，但近世医者多不注意，因而影响疗效。

（7）关于本方中的麻仁，柯琴说当用枣仁，余以为若患者大便溏而睡眠不安，枣仁较为适合，若便秘或大便干燥，当用麻仁，而且后者临床多见。（《经方使用标准》）

（8）炙甘草汤证多见于"桂枝体质"，形体消瘦且面容憔悴，常有贫血貌，如体型肥胖、面色黯赤或油腻者，多为痰热或痰湿证，炙甘草汤不宜使用。

[**方药加减**]

（1）心悸、动则气促者，加龙骨、牡蛎。

（2）食欲减退者，加砂仁、山药。

（3）恶心、呕吐者，加半夏。

[**方剂鉴别**]

（1）温胆汤类血府逐瘀汤脉律不齐，是炙甘草汤的代表脉证，但脉虚无力是其特征。如果脉象滑大，多表示里有痰热，当用温胆汤类方；脉象郁涩不畅者，则表示里有瘀血，当用血府逐瘀汤加减。

（2）竹叶石膏汤均有身体瘦弱、气阴两虚症状，但竹叶石膏汤证程度不及本方，多在温热病后期出现，另有气逆欲吐的上逆症状，本方则是以脉律不整、心动悸为主要症状。

（3）麦门冬汤二者体质相似，均为羸瘦型，证亦为气阴两虚型，但麦门冬汤虚羸程度不及本方，麦门冬汤以咽喉不利，火气上逆为主症，本方以脉结代、心动悸为主症。

（4）黄连阿胶汤均有阴虚，但黄连阿胶汤体质尚可，以心烦、不得卧、出血为主症，本方以脉结代、心动悸为主症。

（5）小建中汤均治虚劳，阴阳两虚，也有心悸，但小建中汤以腹痛为主症。

（6）桂枝加龙骨牡蛎汤虚弱程度不及本方，以阳虚为主，有汗出、失精等滑脱症状，上冲易惊明显。

（7）柴胡桂枝干姜汤同为虚弱、动悸，但柴胡桂枝干姜汤有胸胁苦满、精神不安。

（8）八味丸均治虚劳，同有脐下不仁、口干渴，但八味丸有足冷、小便不利。

[扩展应用]

（1）煎服法：先将上述 8 味药浸泡于 1600mL 水中近 2 小时，然后中入黄酒急火煎煮，水沸腾后改为文火，约煎 3 小时，大约煎到 600mL 时，去药渣加入早已浸泡烊化的阿胶，搅拌均匀，此时药汁像稠厚的糖浆，分早中晚 3 次服用。休息 1～2 天再服第 2 剂，此间可将留下的药渣再煎服 1 次。（黄煌）

（2）用于口腔疾病：①体质虚弱者的口腔溃疡，黏膜暗淡不红，轻度贫血者可配合薯蓣丸；②扁平苔癣以及口腔癌晚期的体质调理，贫血或白细胞低下者，加入枸杞子、二至丸、山药；③老年人以及放疗后的口腔干燥；④牙龈出血，以坏血病、血小板减少症、白血病、血友病等导致的出血为主。

（3）炙甘草汤治疗突眼性甲状腺肿而获效者很多，该方是一种强壮补心剂。

（4）浅田宗伯多年的经验总结认为，炙甘草汤滋养心血，滑润脉络，故不仅治动悸，而且对人迎（在甲状腺软骨外方，颈动脉搏动处）旁血脉凝滞、气急促迫者也有效。实为甲状腺功能亢进症出现的甲状腺肿大及心脏症状。

（5）黄煌教授常用中小剂量生甘草的炙甘草汤加味方或大剂量甘草的甘草泻心汤治疗从口腔到肛门整个消化道的病变。

（6）黄煌教授用炙甘草汤治疗肿瘤，症见干瘦、贫血貌、眠差、便秘、动悸感明显，舌偏红苔干。常去麻仁不用，羸瘦憔悴者麦冬可重用，心悸，动则气促，食欲不振明显时加龙骨、牡蛎和山药；头晕眼花或虚喘者常加山茱萸、五味子；消瘦乏力者加天冬、枸杞子；伴有恶心、呕吐者加姜半夏、砂仁。

[附方]

薯蓣丸

组成：薯蓣三十分，当归、桂枝、干地黄、豆黄卷各十分，甘草二十八分，人参七分，川芎、麦门冬、芍药、白术、杏仁各六分，柴胡、桔梗、茯苓各五分，阿胶七分，干姜三分，白敛二分，防风六分，大枣百枚。

原文：虚劳诸不足，风气百疾，薯蓣丸主之。（金匮要略·血痹虚劳病脉证并治 16）

用方标准：慢性气血俱虚者。

应用：慢性消耗性、虚弱性疾病。

方剂鉴别：薯蓣丸与炙甘草汤均治疗体虚消耗性疾病，本方除扶正以外，尚可缓缓却邪，炙甘草汤无此作用；本方为丸剂，作用缓和，其阴虚程度不及炙甘草汤；本方作用更加全面，但体质虚弱程度不及炙甘草汤。

扩展应用：

（1）虚劳体弱，最易感受外邪，虚邪相搏，久难自己，既不可峻补其虚，更不可着意驱邪，这种情况，惟有以本方补虚却邪缓缓图治。（《经方传真》）

（2）黄煌教授用薯蓣丸治疗肿瘤，症见消瘦，贫血貌，乏力头晕明显，动悸感明显，舌偏淡苔多腻者。

胶艾汤

[组成]

川芎、阿胶、甘草各二两，艾叶、当归各三两，芍药四两，干地黄四两。

[原文]

师曰：妇人有漏下者，有半产后因续下血都不绝者，有妊娠下血者。假令妊娠腹中痛，为胞阻，胶艾汤主之。（金匮要略·妇人妊娠病脉证并治 4 ）

[原文分析]

下血

虚寒性的出血证。

[方解]

当归、川芎——补血活血行气，治腹痛、少腹里急。

芍药——除血痹、缓急止痛，治腹痛、出血。

干地黄——补血、止血。

阿胶——补血止血安胎，治出血诸证。

艾叶——温经止血。

甘草——补中、缓急。

全方共治虚寒血虚血瘀之出血，或兼贫血、腹痛、胎动者。

[用方标准]

虚寒血虚血瘀证。

（1）虚寒血虚血瘀证：月经过多、崩漏不止、妊娠下血、产后恶露淋漓不断，血色淡红或黯黑；或兼贫血、腹痛、四肢烦热、胎动者。

（2）舌淡红或有紫斑等瘀象。

（3）脉虚细。

（4）腹软。

[注] 关键是要见虚寒、血虚、出血之象。

[体质要求]

面色苍白或萎黄的血虚或贫血之人。

[八纲辨析]

里证，虚实夹杂证，偏寒证。

[应用]

下部虚寒性出血：子宫出血；月经过多；习惯性流产；肾脏出血、膀胱出血；血小板减少性紫癜；肠出血；外伤性内出血；产后子宫恢复不良（复旧不全）；痔出血；血尿；血痢。

[用方说明]

（1）各种出血，属虚且腹中痛者，男女皆可用之。

（2）本方一治妇人血虚冲任不固之经水过多及漏下症；二治产后冲任虚损，气血虚寒之恶露不绝；三治妊娠后胞中气血不和，系胞无力，胞脉受阻的腹痛及胎动不安症；四治冲任虚寒性痛经、闭经；五治气血虚亏，冲任不足，胎孕不固的胎漏症；六治凡属血虚偏寒之各种出血，如便血、溺血等。

（3）服用本方后出血量增加、贫血也加重，或服本方而泻下时，应考虑改用四君子汤、归脾汤、补中益气汤、理中汤等，或其他方剂。

（4）服用芎归胶艾汤后出血仍重者，冷水服黄连解毒汤有时有止血效果。（《中医经方在日本》）

（5）对于气色很好、颜面发红，即有所谓充血症状者，如果使用该方，病情反而会加重。

[方药加减]

一般腹不痛者，去川芎；血多者，当归宜减量，加贯众炭、地榆炭、棕榈炭；气虚明显或少腹下堕者，加党参、黄芪、升麻；腰酸痛者加杜仲、续断、桑寄生等。（王克穷经验）

[方剂鉴别]

1. 三黄泻心汤

均可治疗出血，但三黄泻心汤是治疗实热且火证的上部出血，本方相反，以子宫出血、痔疮出血、肾脏出血、膀胱出血等身体下部出血为常用。

2. 四物汤

均有贫血，四物汤以养血为目的。

3. 当归芍药散

均有贫血，当归芍药散有水毒，无出血。

4. 黄土汤

均有贫血，黄土汤偏于阴证。

5. 桂枝茯苓丸

均有出血，桂枝茯苓丸证腹部有力，左下腹抵抗压痛。

[扩展应用]

（1）痔疮疼痛出血：胶艾汤。

（2）血痢不止，而无腹满热实证，唯腹中挛痛，唇舌干燥者，此方间有效。（《类聚方广义》）

肾气丸

[组成]

干地黄八两，山茱萸四两，薯蓣四两，茯苓三两，丹皮三两，泽泻三两，桂枝一两，炮附子一两。

[原文]

崔氏八味丸，治脚气上入，少腹不仁。（金匮要略·中风历节病脉证并治附方）

虚劳腰痛，少腹拘急，小便不利者，八味肾气丸主之。（金匮要略·血痹虚劳病脉证并治15）

夫短气，有微饮，当从小便去之，苓桂术甘汤主之，肾气丸亦主之。（金匮要略·痰饮咳嗽病脉证并治17）

男子消渴，小便反多，以饮一斗，小便一斗，肾气丸主之。（金匮要略·消渴小便利淋病脉证并治3）

问曰：妇人病，饮食如故，烦热不得卧，而反倚息者，何也？师曰：此名转胞，不得溺也。以胞系了戾，故致此病，但利小便则愈，宜肾气丸主之。（金匮要略·妇人杂病脉证并治19）

[原文分析]

1. 脚气上入

下肢无力、麻痹、疼痛等虚弱症状。

2. 少腹不仁

主观的少腹部的无力、麻木不仁感（知觉麻痹和运动麻痹），客观腹诊时的松软无力感。

3. 少腹拘急，小便不利

可能是由泌尿系统、生殖系统的疾病引起，下腹部腹直肌触之有紧张感，为虚性。

4. 转胞，胞系了戾

子宫脱垂，此处指子宫脱垂引起的小便不利。

5. 消渴，小便反多

虚寒性的糖尿病、肾萎缩、前列腺增生、夜尿症等，也可用于稀薄的带下量多。

[方解]

干地黄（今多用熟地黄）——主血痹，清热养血，凉血活血，治烦热。

山茱萸——温中收敛，强壮。

山药——补虚羸，补中益气力，长肌肉。

炮附子——逐水除寒。

上四味共治下肢无力、少腹不仁。

桂枝——通阳、降逆，治头晕、面红。

丹皮——祛瘀血、散凝滞，治下腹瘀血。

茯苓、泽泻——利水，治水肿、小便不利、小便频。

全方共主里虚寒兼瘀血水毒交互为患之腰膝酸软，头晕耳鸣，形寒怯冷，水肿，自汗，小便不利或小便频数，遗尿，少腹不仁、软弱无力，尺脉微弱等。

[用方标准]

瘀血、水停、虚寒、上冲证。

（1）水停：小便频数，起夜多次；或小便不利。

（2）虚寒：虽有食欲，但全身疲劳倦怠感，精力减退。

（3）上冲：手足烦热。

（4）虚寒水停：腰部沉重感，腰痛，从腰至脚疼痛；下肢无力，走路容易累。

（5）虚寒上冲：腰以下怕冷，下肢水肿、麻木；但是上半身有烦热感，上火，充血，口渴等症状。

（6）除此之外，或有耳鸣、眩晕、便秘、头痛、喘息、老年性皮肤病（老年性皮肤瘙痒症、阴部瘙痒症）、糖尿病、白内障等；皮肤病、糖尿病、白内障属瘀血证。

（7）下腹部无力，小腹松软（脐下不仁）。

（8）很多时候舌苔干燥而光滑。

（9）脉象不定，可能见到尺脉微弱。

[体质要求]

面色常黑红，体力虚弱，精力不足，怕冷，下肢无力，或时常出现烦热的人。

[八纲辨析]

里证、虚实夹杂证、寒证。

[应用]

（1）泌尿系统疾病：尿崩症、慢性肾炎、肾病综合征、肾盂肾炎、肾结核、膀胱括约肌麻痹、神经性尿频、产后水肿或尿闭、术后尿失禁。

（2）男科、妇科疾病：更年期综合征、前列腺增生、阳痿、遗精、早泄、不育、不孕、带下病。

（3）慢性疾病：糖尿病、高血压、动脉硬化、高脂血症。

（4）眼疾：糖尿病性白内障、青光眼、玻璃体浑浊、角膜炎、眼底出血。

（5）内分泌疾病：甲状腺功能减退、醛固酮增多症、原发性慢性肾上腺皮质功能减退症。

（6）口腔疾病：复发性口腔溃疡、牙龈炎、齿痛等。

（7）骨关节疾病：腰肌劳损、坐骨神经痛。

（8）呼吸系统疾病：肺气肿、慢性支气管炎、支气管哮喘等。

（9）神经系统疾病：神经衰弱、神经官能症。

（10）皮肤病：老年性皮肤瘙痒症、苔藓样皮炎、肛门瘙痒症。

[用方说明]

（1）应用本方患者为一般的疲劳倦怠，但胃肠功能健全，无下利及呕吐，小便不利或频繁；手足虽易冷，却常有烦热；有时舌呈干涸状，右乳头消失而发红，自觉口渴。脉象沉小或弦，但脉象微弱或频数者概不用此方；腹诊时有的脐下较弱无力，有的腹下部腹直肌拘挛坚硬有拘急症状。若平素胃肠虚弱，有下利倾向及胃内停水显著者，多应禁忌。服本方后往往食欲减退，此乃不适应该方之象，应即改用他方。本方用于幼年及青年者较少，中年后尤其是老年人应用机会较多。（大塚敬节）

（2）红颜卒中体质，体力旺盛者，平素胃肠虚弱有腹泻倾向者勿予本方，服用本方后有腹泻倾向者，可以考虑真武汤或半夏泻心汤。（《中医经方在日本》）

（3）尾台榕堂：此云"脚气上入，小腹不仁"者，其初脚部麻痹或痿弱微肿，小便不利等症，遂作小腹不仁者，本非险症，故治亦不难也。若至腹中瘀毒充满，罩及四肢，遂见水气者，虽有小腹不仁、小便不利等症，非此方所能立功也，急可与大承气汤以下之。（《类聚方广义》）

（4）淋家，小便昼夜数十行，便了微痛，居常便心不断，或欲上厕则已遗，咽干口渴者，称气淋。老夫、妇人多斯证，宜此方。又治阴痿及白浊证，小腹不仁无力，腰脚酸软或痹痛，小便频数者。（《类聚方广义》）

（5）若有本方的症状虽然是青年也可以应用，但多以 50 岁以后的初老和老年人为主。如连续服用本方，综合症状则在初老期可以改善，如视力和精力增强，腰冷、腰痛、倦怠感等可逐渐好转。

（6）在临证中若见形寒肢冷，可适当增加桂枝附子剂量，不必囿于原方之剂量。

（7）本方不是保健品，健康无病之人或年少阳旺之人不宜长期服用。

（8）形体壮实，面色黯红而有油光，脉滑数者慎用。

（9）腹胀、食欲不振者慎用。

[方剂鉴别]

1. 小建中汤

均有疲劳感、烦热，小建中汤证疲劳感程度轻，小便自利，上腹部腹直肌紧张。

2. 桂枝加龙骨牡蛎汤

均有少腹拘急，但桂枝加龙骨牡砺汤证无口渴与小便不利，有气上冲的症状，脉多为弦而非沉弱。

3. 三物黄芩汤

均有烦热，本方还有冷症。

4. 温经汤

均有烦热，温经汤证小便正常，无停水症状。

5. 白虎汤

均有烦渴，但白虎汤证口渴显著，小便无异常，脉洪大。

6. 猪苓汤

均有口渴、尿频，但猪苓汤证有尿路刺激症。

7. 五苓散

均有口渴、小便不利，五苓散证脉浮，多有发热症状，胃部有振水音；本方脉沉，无发热，也无胃内停水，而多有少腹不仁。

[方药加减]

（1）幼儿表现为肾气丸证者，减去桂枝、附子，名为六味地黄丸。

（2）本方证见水肿明显，小便不利，或有阳痿者，加车前子、牛膝，换桂枝为肉桂，名为济生肾气丸。

[扩展应用]

（1）肾盂肾炎：发作时用猪苓汤，间歇期用肾气丸，如遇外感，停用此药。

（2）肾气丸合大黄附子汤合吴茱萸汤，治疗泌尿系结石，效果显著。如果疼痛部位不在胁下，则去大黄附子汤，如果疼痛无呕吐，则去吴茱萸汤。

（3）肾气丸的腹证表现为：①少腹不仁——少腹部失去感觉而麻痹；②小腹拘急——少腹部的腹直肌紧张。③脐下"正中芯"。老人小便失禁出现此典型腹证，首选肾气丸，类似肾气丸的病人，但腹证不明显的，可考虑真武汤或肾著汤。

（4）肾（膀胱）结核而尿闭：肾气丸合桃核承气汤。

（5）膀胱炎等尿路感染，猪苓汤不效时，可换用肾气丸，往往能奏效。

（6）肾气丸用于老年性或糖尿病并发的白内障，有改善视力的效果。另外，肾气丸加钩藤可用于慢性肾炎等疾病引起的高血压，加钩藤、黄柏可用于治疗慢性肾炎。但有时会出现荨麻疹、瘙痒等不良反应。

（7）对于糖尿病、房事过度引起的腰痛：肾气丸。

（8）糖尿病阳证多配伍石膏，而阴证则用八味丸。

（9）治产后水肿，腰脚冷痛，小便不仁，小便不利者。

三物黄芩汤

[组成]

黄芩一两，苦参二两，干地黄四两。

[原文]

《千金》三物黄芩汤，治妇人草褥，自发露得风，四肢苦烦热，头痛者，与小柴胡汤；头不痛，但烦者，此汤主之。（金匮要略·妇人产后病脉证治附方）

[原文分析]

头不痛，但烦者：内热盛或入血分的证治。

[方解]

干地黄——滋润凉血清热，治手足烦热。

黄芩——清热，治心烦、手足烦热。

苦参——清热，治皮肤疾患。

全方共治里热血热之心烦、手足心热者。

[用方标准]

内热盛或入血分证。

（1）手足烦热。

（2）心烦。

（3）口渴、口干。

（4）舌红而干。

（5）脉腹不定。

[体质要求]

体型消瘦而精神尚可，面有红光，唇红，目睛有神，手足烦热者。

[八纲辨析]

里证，热证，实证。

[应用]

1. 产后阴虚燥热性疾病

产褥热。

2. 皮肤病

荨麻疹、顽癣、湿疹、进行性指掌角化症、脚癣。

3. 其他

肺结核、失眠、红斑性肢痛症、冻疮、口腔炎、类风湿关节炎等。

[用方说明]

（1）本方乃治血热之方剂，手足烦热与头痛为其目标，多伴有口渴或口干。此方有时与小柴胡汤证相似，但小柴胡汤证之手足温暖者有时与烦热难以区别，尤与胸胁苦满不显著者区别更难。所以三物黄芩汤证有时以小柴胡汤加地黄当之。

（2）本方治骨蒸劳热，久咳，男女诸血证，肢体烦热甚，口舌干涸，心气郁塞；治每至夏月，手掌、足心烦热难堪，夜间尤甚，不能眠；治诸失血后，身体烦热倦怠，手掌、足下热更甚，唇舌干燥。（《类聚方广义》）

（3）后世医家广泛地应用于以四肢苦烦热为主的疾病。

（4）临床证明，头痛有无并不是与小柴胡汤的必然区别，本方证也可有头痛。

（5）有些医家把四肢烦热引申到其他部位的烦热，如用本方治疗眼部周围灼热、肛门灼热等。

[方剂鉴别]

1. 小柴胡汤

用小柴胡汤，除头痛外还有恶心、呕吐、不欲食等症。而用三物黄芩汤，为地黄剂，其人当能食，胃肠功能无障碍者。另外，小柴胡汤所主在气分，而本方所主却涉及血分，为血热之证，其层次比小柴胡汤证要深。

2. 肾气丸

同属地黄剂，和肾气丸相比，本方证纯为热证，故所用均为寒凉药，为地黄剂中苦寒最甚者；肾气丸证也见口渴、手心烦热，但有代谢衰弱，故用桂枝、附子振奋之，又见小便不利，下肢软弱，小腹不仁等。

3. 胶艾汤

和胶艾汤证相比，虽有血热但血证不明显。单用地黄未必止血，止血每以地黄配伍阿胶，阿胶、地黄同用才是止血通剂。胶艾汤证属于虚寒，性质与本方证迥然有别。

4. 炙甘草汤

和炙甘草汤证相比，本方热证甚之而伤阴不及。

5. 温经汤

均有烦热，温经汤为手掌烦热，下肢常冷，唇干，小腹里急，本方证不见寒象。

6. 白虎汤

均有烦热、口渴，但白虎汤证有高热、大汗出，其热在气分，本方证热在血分，重在手足烦热。

[扩展应用]

（1）产后发热，用三物黄芩汤，小柴胡汤加地黄。

（2）银屑病初起可能和外感有关，用柴桂、桂麻都可以；血热者，选三物黄芩汤。

（3）四肢烦热、口干咽燥、便秘尿黄，特别是手心发烫影响入睡者，用三物黄芩汤。

[附方]

百合地黄汤

组成：百合七枚，生地黄汁一升。

原文：百合病，不经吐、下、发汗，病形如初者，百合地黄汤主之。（金匮要略·百合狐惑阴阳毒病证治5）

用方标准：血热阴虚之神志恍惚，欲食又不能食，欲卧又不能卧，欲行又不能行，常默默无言，有时食欲很好，有时又厌恶饮食，如寒无寒，如热无热，口苦，小便赤，舌红，脉微数，用各种药物治疗，都很难奏效，甚至服药后反见呕吐下利，虽神态失常，但形体一如常人。

应用：癔病，神经官能症等。

扩展应用：

（1）百合鸡子黄汤治百合病有里虚热且胃虚弱者；百合知母汤治里虚热兼心烦者；百合洗方治百合病出现轻度口渴者；百合滑石散治百合病明显有里热者；滑石代赭汤治百合病有虚热且便溏者；瓜蒌牡蛎散治里热而渴或胸腹动悸者。

（2）叶橘泉著《食物中药与便方》说百合有镇静作用，可用于急性热病后期，神志恍惚，以及妇女更年期神经官能症、癔病等，并介绍便方二则。①病后神经症，坐卧不安或妇人癔病（歇斯底里），百合7个，用水浸1夜，明旦更以泉水煮取1碗去渣，冲入生鸡蛋黄1个，每次服半碗，每日2次（即《金匮要略》百合鸡子黄汤）。②神经衰弱，睡眠不宁，惊惕易醒，用生百合60～90克，蜂蜜1～2匙，拌和蒸熟，临睡前适量食之，此即百合食疗方（方名自拟）。

第十五节 杂 方

杂方类总论

本类方剂组成药物无前述方剂的核心药物，不能归于前述分类的任体一种，其之间又无法组合，故单独列出，为杂方类。

麦门冬汤

[组成]

麦门冬七升，半夏一升，人参三两，炙甘草二两，粳米三合，大枣十二枚。

[原文]

火逆上气，咽喉不利，止逆下气者，麦门冬汤主之。（金匮要略·肺痿肺痈咳嗽上气

病脉证治 10）

[原文分析]

火逆上气，咽喉不利：津液亏虚，虚火上逆。

[方解]

麦冬（麦门冬）——主羸瘦气逆、咽喉不利，逆火。

半夏——主痰饮气逆。

人参、炙甘草、粳米、大枣——补益气阴。

全方共主里虚津亏、虚火夹痰之咳逆上气、咽干口燥、痰涎黏着不去、舌干红少苔，或见面部潮红者。

[用方标准]

津亏火逆证。

（1）干咳。

（2）咽喉干燥。

（3）声哑、声嘶。

（4）痰黏不易咳出。

（5）夜间咳嗽频繁，颜面潮红。

（6）上逆。

（7）妊娠性咳嗽。

（8）腹壁软弱。

（9）舌苔干燥或少苔。

（10）脉虚数。

[体质要求]

枯瘦，颜面潮红。

[八纲辨析]

里证，热证，虚证。

[应用]

1. 肺系及咽喉疾病

喉结核、肺结核、支气管扩张症、肺炎、慢性咽喉炎、百日咳、脑膜炎后遗症。

2. 其他慢性消耗性疾病

恶性肿瘤在放化疗过程中见有形体消瘦、肌肤干枯、口舌咽干者、糖尿病、干眼病。

[用方说明]

（1）龙野一雄：麦门冬汤之证，当强咳时，颜面发红，而表现为剧烈不断的咳嗽，其咳因为是空咳，故咽喉不爽而有干燥感。

（2）对于妊娠咳嗽，麦门冬汤多有效。

（3）病后劳复，伤阴发热者也可用本方。

（4）麦门冬用量一定要到位。

（5）麦门冬半夏比例为 7：1 ～ 9：1。

[方药加减]

（1）消渴，身热者，加天花粉。

（2）大便燥结，腹微满者，兼用调胃承气汤。

（3）痰黏难出者，加桔梗。

（4）热象明显者，加石膏。

（5）老人和虚弱者感冒而有微热、头痛、恶寒、出汗、咳甚而痰难出者宜用本方和桂枝汤合方。

（6）肺结核伴有咯血，加黄连、阿胶、地黄。

（7）咽喉干燥甚，言语难者，加桔梗、紫菀、玄参。

[方剂鉴别]

1. 小青龙汤

均有咳嗽、咳痰，但麦冬门冬汤证以干咳为主，痰黏不易咳出；咳嗽发作甚而痰易咳出、痰稀薄者用小青龙汤。

2. 半夏厚朴汤

咽喉、胸部有痞塞感这一点与半夏厚朴汤类似，但本方并无显著的精神不安。

3. 竹叶石膏汤

均可治咳气上逆，但竹叶石膏汤证热象更明显，阴虚不及本方，病程比本方短。

4. 炙甘草汤

均治干燥性咳嗽、肺痿，但炙甘草汤证有动悸、脉结代，本方无，其体质更加干枯。

5. 苓甘五味姜辛汤

均有咳嗽，但苓甘五味姜辛汤证为湿性咳嗽，形寒。

6. 越婢加半夏汤

均有咳，上气，但越婢加半夏汤证无枯燥咽喉不利，见水肿、目突、恶风、自汗，脉浮大而实。

[扩展应用]

（1）陈修园《女科要旨》以麦门冬汤治疗倒经，是善用本方的实例。张锡纯所著《医学衷中参西录》中亦用加味麦门冬汤治妇女倒经，其方为寸麦冬 5 钱，野台参 4 钱，清半夏 3 钱，山药 4 钱（代粳米），白芍 3 钱，丹参 3 钱，甘草 2 钱，桃仁 2 钱，大枣 3 枚。张锡纯认为："妇女倒经之证，陈修园《女科要旨》借用《金匮》麦门冬汤可谓特识，然其方原治火逆上气，咽喉不利，今用以治倒经，必略为加减而后乃与病吻合也。"

（2）中风而眩晕，身体摇晃，不能利索地迈步行走者，用麦门冬汤加石膏。

黄土汤

[组成]

甘草、干地黄、白术、炮附子、阿胶、黄芩各三两，灶中黄土半斤。

[原文]

下血，先便后血，此远血也，黄土汤主之。（金匮要略·惊悸吐衄下血胸满瘀血病脉证治 15 ）

[原文分析]

下血，先便后血：阴阳两虚、寒热错杂之便血。

[方解]

灶中黄土——温中止血。

白术、附子——温中散寒逐水，治四肢冷痹、便溏、乏力。

干地黄、阿胶——滋养止血。

黄芩——清热除烦，治烦热。

炙甘草——补中缓急。

全方共治阴阳两虚、寒热交错互见之出血证。

[用方标准]

阴阳两虚、寒热交错之出血证。

（1）颜面萎黄，食欲不振，体乏无力，贫血，少气懒言，甚则肢冷。

（2）心烦，手心烦热，口干。

（3）便血、吐血、崩中下血，血色黯淡。

（4）或有心下痞满、小便不利、大便偏溏、胃中振水音等。

（5）腹软，小腹不仁无力。

（6）舌淡苔白。

（7）脉沉细无力。

[体质要求]

颜面萎黄，食欲不振，体乏无力，贫血，少气懒言，甚则肢冷，心烦，手心烦热，口干。

[八纲辨析]

里证，虚证，寒热错杂证。

[应用]

虚寒性出血：上消化道出血；痔疮出血；子宫出血；尿血；吐血、鼻衄；肠伤寒出血；

溃疡性结肠炎；直肠癌、直肠溃疡。

[用方说明]

（1）本方可认为是虚寒便血的治疗方剂，其出现热象与失血过多，阴液不足有关，因此本方证的基础仍是虚寒。

（2）灶中黄土现多不备，可用赤石脂代之。陈修园说："吐血自利者尤宜之，愚每用赤石脂一斤代黄土，如神；或以干姜代附子，或加鲜竹茹、侧柏叶各四两。"《中药药理与应用》谓赤石脂与灶中黄土都与高岭土相似，主要为吸着作用，内服能吸收消化道内毒物及食物异常发酵的产物，对发炎的胃肠黏膜有局部保护作用，对胃肠出血还有止血的作用。

（3）陆渊雷认为不能以血与便的先后作为应用本方的依据，云："下血不止者，黄土汤主之。其有下血不多，所下如赤豆汁，或带少许脓者，赤小豆当归散所主。具详方解，以此施治。虽未能十全，亦不失八九。"

[方剂鉴别]

1. 胶艾汤

一，从用艾叶和附子来看，胶艾汤证机体状况没有黄土汤证衰弱；二，从用灶中黄土来看，黄土汤以收敛功效为擅长，且有镇吐之作用；三，从用当归、芍药、川芎来看，胶艾汤擅长理血，其证有血液循环障碍；四，从用白术来看，黄土汤证或有心下停水；从用黄芩来看，又当有心下痞证。除了治疗血证，本方还有较好的震摄作用，有时可用于治疗癫痫、震颤等。黄煌教授认为胶艾汤主要用于虚寒瘀血性的子宫出血、阴道出血。

2. 黄连阿胶汤

均有出血，黄连阿胶汤为阴虚证。

3. 泻心汤

均有出血，泻心汤为实热证，心下紧张，上冲。

4. 桂枝茯苓丸

均有出血，桂枝茯苓丸为实证，左下腹包块，瘀血。

5. 归脾汤

均有出血，归脾汤用于脾气不足，气不摄血之出血。

6. 理中汤

均有出血，但理中汤证无热象，胃中冷。

7. 桃花汤

均有便血、下利，桃花汤无热象，有脓，本方有热象，无脓。

[扩展应用]

（1）本方若去干地黄、阿胶，易熟地黄60克、鹿角胶30克，加元肉30克、当归12克、黄芪18克名加味黄土汤，用于治疗先兆流产及异常子宫出血，其效如神。（《赵锡武医疗经验》）。

（2）桃核承气汤可治疗瘀热性过敏性紫癜，虚寒性者可用黄土汤治疗。

（3）泻心汤、柏叶汤、黄土汤合用：有助于提升血小板计数，可治疗紫癜性皮下出血。

甘草汤

[组成]

甘草二两。

[原文]

少阴病二三日，咽痛者，可与甘草汤；不差，与桔梗汤。（311）

[原文分析]

1. 甘草汤

单纯内热咽痛。

2. 桔梗汤

有化脓倾向或已化脓者。

[方解]

甘草——治急迫、急痛。

故能治咽痛及黏膜肿痛之疾。

[用方标准]

内热不甚证。

咽喉、口腔、食管、胃、肠、肛门、皮肤等处黏膜溃烂、红肿、疼痛。

[体质要求]

赢瘦、干枯，其症状有痉挛性、刺激性、跳动性、突发性的特点。

[八纲辨析]

里证，热证。

[应用]

1. 咽喉炎症疼痛

急性咽炎、急性扁桃体炎、急性喉炎。

2. 溃疡

胃溃疡。

3. 其他炎症疼痛

胃炎以痉挛性胃痛为突出表现者；外用湿敷又治痔、脱肛、皮炎等见剧烈疼痛者。

[用方说明]

（1）本方仅甘草一味，以缓解各种急迫症状为目的。在炎症肿胀等症状轻而咽痛甚、

频发咳嗽时用之，有时可收到意外之效。（《中医诊疗要览》）

（2）甘草主治急迫也，故治里急、急痛、挛急，而旁治厥冷、烦躁、冲逆之等诸般迫急之毒也。（《药征》）

（3）本方也能用于痔痛、阴部疼痛、跌打损伤，不但可以内服，也可以煎汁浓缩外敷。

（4）一般为急性期的顿服，不可长期连用。如果长期连用，可出现血压上升、水肿、体重增加等不良反应，应予以注意。甘草提取物有雌性激素样作用，甘草治疗阳痿不但无利，反而有害。

（5）本方能用于声哑。

（6）本方也可以用于食物、药物中毒，可预防链霉素、磺胺剂等的不良反应，可与西药并用。

（7）可将本方视为皮肤黏膜的止痛剂与修复剂，除了口腔黏膜外，胃黏膜溃疡与同样可以用本方止痛。

（8）本方中所用为生甘草。

（9）甘草次酸能增强胃黏膜的分泌功能，可保护溃疡面，服后能减轻胃溃疡症状，使溃疡面缩小。西药生胃酮即是甘草次酸制剂。

[方剂鉴别]

1. 桔梗汤、半夏散及汤苦酒汤、麻黄附子细辛汤、猪肤汤

均有咽痛，本方之咽痛比较单纯，无夹痰夹寒，仅为咽痛；桔梗汤有化脓之象，半夏散及汤有痰、寒；苦酒汤证则以咽中生疮，声不出者为特征；麻黄附子细辛汤证之咽痛，则为太少两感，阳虚明显；猪肤汤证之咽痛又为阴虚火旺。

2. 芍药甘草汤

甘草汤多对消化器官或皮肤、黏膜直接有效，芍药甘草汤对深部的平滑肌、横纹肌有效。

[扩展应用]

以麻杏石甘汤合栀子柏皮汤与桔梗甘草汤治疗那些体质强壮、鼻流黄色脓涕的鼻窦炎。

[附方]

1. 桔梗汤

组成：桔梗一两，甘草二两。

原文：

少阴病二三日，咽痛者，可与甘草汤；不差，与桔梗汤。（311）

咳而胸满，振寒，脉数，咽干，不渴，时出浊唾腥臭，久久吐脓如粥者，为肺痈，桔梗汤主之。（金匮要略·肺痿肺痈咳嗽上气病脉证治12）

用方标准：

（1）咽痛，疼痛强烈，单用甘草汤无效，有化脓或化脓倾向者。

（2）咳吐脓痰、黏痰者或兼胸胁痛者。

（3）舌脉腹不定。

应用：急慢性咽炎、喉炎、扁桃体炎；肺脓肿、支气管扩张症、慢性支气管炎、大叶性肺炎。

方药加减：

（1）失音者，加半夏。

（2）咽痛而不肿不红者，加桂枝。

（3）扁桃体肿大者，加连翘、生石膏、柴胡。

（4）消瘦、咽喉干燥感者，加玄参、麦冬。

扩展应用：

（1）肺痈用桔梗，不只为排脓，也治胸胁痛；临床于肝炎患者有肝区痛剧者，常于适方加桔梗，确有效验。

（2）桔梗所含的皂苷经口服可刺激胃黏膜，反射性引起支气管分泌增加，使痰液变稀而易于咳出。桔梗大剂量应用可引起恶心、呕吐，甚至咳嗽加重等不良反应，胃溃疡患者应慎用。本方促进排脓，故原本无脓，服后可见咳剧，原本吐脓少，服后则可见吐脓多。因为脓痰的刺激，服后又可使咳嗽加剧，临床要注意。肺脓疡未溃时可无腥臭脓痰，凡X线检查确认为肺脓疡者，均可早期大剂运用此方，不必等到出现脓痰再用。（《经方100首》）

2. 半夏散及汤

组成：半夏、桂枝、炙甘草各等分。

原文：少阴病，咽中痛，半夏散及汤主之。（313）

用方标准：咽痛有表证者，或见舌质淡嫩，苔薄湿润。

应用：急慢性咽炎、咽喉炎、扁桃体炎及扁桃体周围炎；声带小结；感冒所致的声带水肿等。

方剂鉴别：

（1）甘草汤：咽痛为炎症之轻者，多限于咽部充血。

（2）桔梗汤：为炎症之重者，多有化脓机转，与本方对一为客热，一为客寒。

（3）小柴胡汤：也治咽痛，但除了咽痛外还有咽干，更有明显的发热等全身症状。

（4）麻黄附子细辛汤：治咽痛，以特别恶寒为突出症状。

（5）通脉四逆汤：也治咽痛，但有下利清谷的里寒和面色显的假热症状，为阳虚证。

（6）猪肤汤：所治咽痛为下利伤阴，虚火上浮所致，为阴虚证。

（7）苦酒汤：主治"少阴病，咽中伤，生疮，不以语言，声不出者""咽中伤"可见于热食烫伤或硬物划伤，"生疮"可表现为咽部溃疡。

扩展应用：

（1）章虚谷曰："少阴之脉其直上循咽喉，外邪入里，阳不得伸，郁而化火，上灼咽痛，仍用辛温开达，使邪外解，则内火散，此推本而治也。若见咽痛而投寒凉，则反闭其邪，必致更重。"王克穷言："然今人治咽痛，喜用甘凉清润，动辄玄参、地、麦之类，或大剂银翘、板蓝、牛蒡之属，恶用温燥，须知咽痛除白喉及烂喉丹痧等不宜采用辛温药物外，一般咽喉疾患的初期很多要用辛温发散药者，尤以治急性喉痹为然，《内经》说：'一阴一阳结谓之喉痹。'对于结气喉痹的初期，如误用寒凉药，其肿不但不能减轻，相反地会使肿痛更加恶化起来的。本方对于喉痹初期出现上述症候者，实有很好疗效，如红肿甚，可加一味射干取效。"

（2）声音嘶哑是寒凝咽喉的另一种表现形式，可用本方治疗。

3. 苦酒汤

组成：半夏十四枚，鸡子一枚（去黄，内上苦酒，着鸡子壳中），苦酒。

原文：少阴病，咽中伤、生疮、不能语言、声不出者，苦酒汤主之。（312）

用方标准：寒痰之咽中伤、生疮、咽干痛、声嘶哑者。

应用：咽炎、扁桃体炎、咽喉结核等。

4. 猪肤汤

组成：猪肤一斤，白蜜一升，白粉五合。

原文：少阴病，下利、咽痛、胸满、心烦，猪肤汤主之。（310）

用方标准：阴虚咽痛。

应用：咽炎等。

芍药甘草汤

[组成]

芍药、炙甘草各四两。

[原文]

伤寒，脉浮、自汗出、小便数、心烦、微恶寒、脚挛急，反与桂枝汤欲攻其表，此误也，得之便厥、咽中干、烦躁吐逆者，作甘草干姜汤与之，以复其阳。若厥愈足温者，更作芍药甘草汤与之，其脚即伸；若胃气不和，谵语者，少与调胃承气汤；若重发汗，复加烧针者，四逆汤主之。（29）

[原文分析]

脚挛急：痉挛状态。

[方解]

芍药——治急迫、挛急。

炙甘草——缓急，治急迫之毒，生津养血。

二药共主一切挛急、疼痛之病。

[用方标准]

痉挛引起的疼痛。

（1）肌肉痉挛以及因痉挛产生的疼痛。

（2）四肢特别是下肢的挛急。

（3）腹痛。

（4）排尿痛。

（5）足心发热。

（6）腹直肌拘挛，特别是右侧。

（7）舌略红，或边尖红。

（8）脉紧，或弦。

[注] 各种痉挛，以及痉挛导致的疼痛和其他挛急症状。

[体质要求]

无特别要求。

[八纲辨析]

里证，虚实均可。

[应用]

痉挛疼痛类疾病：腓肠肌痉挛、急性腰扭伤、面肌痉挛；顽固性呃逆；胆绞痛、肾绞痛；痛经；三叉神经痛、坐骨神经痛、肋间神经痛；胆囊炎、胆结石疼痛；胃痉挛；支气管哮喘等。另可治疗不安腿综合征。

[用方说明]

（1）本方作为镇痛剂，多用于肌肉的拘挛、拘急等，缓解平滑肌和横纹肌的异常紧张和伴有紧迫性疼痛。因此，本方不仅有镇痛作用，而且对伴随肌肉或骨肉疼痛，有发作性收缩者有显著疗效。

（2）本方也可缓解支气管平滑肌的痉挛用于哮喘。

[方药加减]

（1）芍药甘草汤合小半夏治疗顽固性呃逆。

（2）桂枝汤合芍药甘草汤治疗老年性便秘。

（3）柴胡桂枝汤合芍药甘草汤治疗顽固性腹痛。

[方剂鉴别]

1. 八味丸

均治腿软弱，但八味丸尚有脐下不仁，口渴等。

2. 大建中汤

均治腹痛，但大建中汤尚有腹部软弱，蠕动不安。

3. 附子粳米汤

均治腹痛，但附子粳米汤尚有肠鸣、呕吐。

[扩展应用]

（1）细野史郎指出："对横纹肌、平滑肌的挛急，不管是中枢性的，还是末梢性的，均有镇静作用。""对身体的挛急有效，不仅对体表的躯体和四肢平滑肌，而且对深在的平滑肌性的脏器，比方胃、肠、胆囊、输卵管、子宫、膀胱、尿道或血管等也能缓解其挛急，制止其疼痛。"可为临证运用中提供了理论根据。（《现代汉方医学大观》）

（2）白芍木瓜汤治疗骨质增生症：白芍 30 克、甘草 12 克、木瓜 12 克、鸡血藤 15 克、威灵仙 15 克，颈椎骨质增生加葛根 12 克；胸椎加狗脊 12 克；腰椎骨质增生加杜仲、怀牛膝各 12 克。此方重用白芍，如效果不显，可渐加至 60 克。有腹泻可加炒白术 15 克、茯苓 12 克。

（3）芍药甘草汤可治疗支气管哮喘。

（4）芍药甘草汤对大便如羊屎者效果肯定，重用生白术治便秘。

（5）芍药甘草汤加味治疗严重的髋、膝、躁关节的扭挫伤。

（6）对于适用大柴胡汤的肝脏疾病、胃肠病，而苦恼其疼痛者可合用本方。胆囊炎、胆石症等出现的胸胁部疼痛和胃痉挛痛，用柴胡桂枝汤而疼痛不去时，可加入本方。

（7）以平胃散为对象的胃炎、胃扩张等心窝部的腹直肌时时痉挛而疼痛者可顿服本方。神经痛、关节炎、肌肉风湿等只用麻杏薏甘汤，痛不好转时，可合本方用。

[附方]

芍药甘草附子汤

组成：芍药、炙甘草各三两，炮附子一枚。

原文：发汗病不解，反恶寒者，虚故也，芍药甘草附子汤主之。（68）

用方标准：芍药甘草汤证又见四肢冷、关节痛、麻痹感等阳虚症状者。

茯苓饮

[组成]

茯苓、人参、白术各三两，枳实二两，橘皮二两半，生姜四两。

[原文]

治心胸中有停痰宿水，自吐出水后，心胸间虚，气满不能食，消痰气，令能食。（金匮要略·痰饮咳嗽病脉证治附方）

[原文分析]

胃虚水停的证治。

[方解]

橘皮、枳实——除胀满，消痰气。

人参——补中，除痞。

茯苓、白术——利水，治胃内停水，小便不利，水肿。

生姜——健胃，降逆止呕。

全方共治胃虚水停之胸腹胀满、心下痞、纳差、小便不利，或见水肿者。

[用方标准]

胃虚水停证。

（1）胃部停滞感、膨满感（胃内停水、充满气体），胃痛。

（2）烧心、嗳气、呕吐。

（3）尿量减少。

（4）吐水、食欲不振。

（5）动悸、手足轻度水肿。

（6）腹部柔软，心下痞塞，胃部振水音。

（7）舌苔滑腻。

（8）脉象不定。

[体质要求]

体质较弱，有水肿貌，胃胀，舌苔滑腻。

[八纲辨析]

里证，虚实夹杂证，偏寒证。

[应用]

消化系统疾病：胃炎、胃弛缓、胃中水饮、胃下垂、胃神经症、胃扩张、消化不良、胆石症。

[用方说明]

（1）本方有去除胃内停水之效。

（2）经常用于饥饿，但呕吐不能食的情况。

（3）大便状态不定，或易下利，或易便秘。

（4）本方可增进食欲。

（5）本方加半夏则效尤捷。心胸满甚，可酌增橘皮、枳实；痛剧可加延胡索。

（6）治老年人常苦痰饮，心下痞满，饮食不消，易下利者；又治小儿乳食不化，吐下不止；并百日咳，心下痞满，咳逆甚者，俱加半夏，有殊效。若胁腹有癖块，或大便难者，

兼用紫圆。(《类聚方广义》)

[方药加减]

茯苓饮合半夏厚朴汤:既有茯苓饮证,又出现咽喉、食管的不适以及精神不安症状时使用,可以治疗胃食管炎、神经性食道狭窄、胃性神经衰弱等。

[方剂鉴别]

1. 旋覆代赭汤

均属常用治胃良方。本方证亦常有噫气,但患者以噫气为快,且大便多溏,与旋覆代赭汤证苦于噫气不除、大便虚秘者显异。

2. 人参汤

均有胃内停水,但人参汤证虚寒较甚,胃膨满感轻。

3. 吴茱萸汤

均心下痞、上逆,但吴茱萸汤证寒与气上冲甚,另有头痛、烦躁。

4. 半夏泻心汤

同有心下痞、上逆,但半夏泻心汤偏于实证、热证,胀满感较轻或无,多为黄腻苔,无水停。

5. 平胃散

与本方相似,虚弱程度不及本方证。

6. 胃苓汤

水毒甚,停水不仅在胃肠而在三焦,小便不利,水肿甚,且有口渴。

[扩展应用]

呃逆,有明显的肝胃不和者,可用四逆散合茯苓饮,并重用党参、橘皮、生姜。

吴茱萸汤

[组成]

吴茱萸一升,人参三两,生姜六两,大枣十二枚。

[原文]

食谷欲呕,属阳明也,吴茱萸汤主之。得汤反剧者,属上焦也。(243)

少阴病,吐利,手足逆冷,烦躁欲死者,吴茱萸汤主之。(309)

干呕、吐涎沫,头痛者,吴茱萸汤主之。(378)

呕而胸满者,茱萸汤主之。(金匮要略·呕吐下利病脉证治8)

[原文分析]

1. 食谷欲呕

胃中有寒饮。

2. 得汤反剧

本为上焦有热，用方错误；或是寒邪太甚，据药。

3. 吐利，手足逆冷，烦躁欲死

均为寒饮太甚。

4. 头痛

寒饮冲逆。

[方解]

吴茱萸——主温中下气止痛，治呕、胸闷、头痛、吐涎沫、手足逆冷。

人参、生姜、大枣——补中健胃，止呕、除痞。

全方共主胃虚寒饮上逆之干呕、吐涎沫、胸闷、头痛，舌淡、苔白腻，脉弦迟，或见心下痞、手足厥冷、烦躁者。

[用方标准]

胃虚寒饮上逆证。

（1）上逆：发作性的头痛（偏头痛），眩晕，耳鸣。

（2）胃部症状：呕吐、吞酸，或者按压胃脘部则呕吐、恶心，胃脘部痞塞感。

（3）整体：畏寒，手足冷，或有冷汗。

（4）或有后颈项部发硬，下利，烦躁。

（5）胃脘部膨满，胃部有振水音。

（6）白苔湿润。

（7）脉沉细小，或弦迟。

[体质要求]

体力下降，四肢常冷，恶心呕吐，头痛，心窝部有痞塞感，多伴有振水音。

[八纲辨析]

里证，寒证，虚实夹杂证。

[应用]

1. 胃病

急慢性胃炎、消化性溃疡。

2. 神经性疾病

神经性呕吐、血管神经性头痛、偏头痛、脑肿瘤、脑炎、梅尼埃病、神经官能症、失眠。

3. 其他

青光眼、睾丸疼痛、高血压、呃逆、尿毒症。

[用方说明]

（1）本方主要用于平素胃肠虚弱，有发作性头痛或偏头痛，腹部、手足凉的患者，这种头痛的特征是剧烈疼痛。

（2）本方是胃肠虚弱者伴有水液代谢障碍，或水液在胃肠里有循环障碍倾向且头痛者。

（3）多适用于患者精神萎靡，体力比较低下，四肢常冷，易生冻疮，易肩凝，易恶心呕吐、易头痛，心窝部常有膨满痞塞感，多伴有振水声者。主治疾病谱中以神经性呕吐、妊娠恶阻等常见。

（4）对剧烈头痛或头晕呕吐，或恶心欲吐，无热象者（除小柴胡加石膏汤证），本方俱有捷效。梅尼埃病多见本方证，宜注意。偏头痛，尤其偏左侧者，大多属于本方证。胃脘痛，呕而不欲食者，宜本方。若更腹鸣、大便溏频者，可予半夏泻心汤加吴茱萸治之，即本方与半夏泻心汤合方，无论胃炎、胃溃疡依证用之，均有良验。因剧痛的青光眼而呕恶者，也多有应用本方的机会。

（5）结合后世方左金丸来看，本方证的呕吐应该以胃酸多为主。（《经方100首》）

（6）身体任何部位疼痛伴有呕吐者可用吴茱萸汤，不限于头痛。

（7）有时热证的头痛，部位也不在巅顶，也可使用本方，但要注意合方或加味。

（8）本方腹部症状总是呈现心下痞满的状态，上腹部凹陷不是吴茱萸汤证。

（9）注意服药方法。对某些呕逆严重的患者，可采取冷服，以免导致格拒呕吐。另外本方服后，可有胸中难过、头痛增剧或眩晕，可自行消失，故服药后宜稍加休息，以减轻反应。

（10）本方服后有20%可出现头痛加剧、或眩晕、或欲呕、或觉身体麻痹、或觉烦热等不良反应。消失时间30分钟到5～6小时不等。

（11）本方味道难闻，可在呕吐时少量频频服之；入煎时宜先用开水冲洗吴茱萸5～6次。

[方药加减]

（1）吐水、眩晕者，合小半夏加茯苓汤。

（2）头痛头晕、胃部胀满、有振水音者，合苓桂术甘汤。

（3）小柴胡汤合吴茱萸汤：治小柴胡汤证且头痛、头晕而呕吐剧甚者，若口干舌燥，更宜加石膏。

[方剂鉴别]

1. 泽泻汤

泽泻汤是实热眩晕，没有手足厥逆、吐涎沫等症，而本方的眩晕往往伴有四肢冷、吐涎沫。

2. 半夏泻心汤

均有呕吐，但半夏泻心汤证有心下痞硬，嗳气，肠鸣，为阳证，无头痛。

3. 五苓散

均有呕吐，五苓散证一般吐出物为清水，还有小便不利，口渴，发热，为阳证。

4. 小柴胡汤

均有呕吐，但吴茱萸汤证为食谷欲呕，胃寒不受食也；小柴胡汤为不欲饮食而喜呕，另有胸胁苦满，往来寒热，为阳证。

5. 四逆汤

均呕吐，但四逆汤证无头痛，四肢厥逆亦甚。

6. 半夏白术天麻汤

均有呕吐、头痛，但半夏白术天麻汤为轻症，缓症，另有眩晕。

[扩展应用]

（1）吴茱萸汤加生石膏、当归、川芎、茯苓，可治疗带状疱疹疼痛，三叉神经痛、丹毒、顽固性头痛等。

（2）梅尼埃病：若恶心眩晕，不得张目，无热者，此水之所乘，宜吴茱萸汤；若停湿停水，小便不利者，宜泽泻汤与苓桂术甘汤合方；若耳鸣，起则头眩，筋惕肉瞤者，宜苓桂术甘汤加减。

（3）吴茱萸汤加炮附子治腰痛。

（4）本证往往在夜半子时发作为甚，且伴有寒战。

猪苓汤

[组成]

猪苓，茯苓，泽泻，阿胶，滑石各一两。

[原文]

阳明病，脉浮而紧，咽燥，口苦，腹满而喘，发热汗出，不恶寒反恶热，身重。若发汗则躁，心愦愦反谵语；若加温针，必怵惕烦躁不得眠；若下之，则胃中空虚，客气动膈，心中懊憹。舌上苔者，栀子豉汤主之。（221）

若渴欲饮水、口干舌燥者，白虎加人参汤主之。（222）

若脉浮、发热、渴欲饮水、小便不利者，猪苓汤主之。（223）

阳明病，汗出多而渴者，不可与猪苓汤，以汗多胃中燥，猪苓汤复利其小便故也。（224）

少阴病，下利六七日，咳而呕渴，心烦，不得眠者，猪苓汤主之。（319）

[原文分析]

1. 栀子豉汤、白虎加人参汤、猪苓汤

221、222、223 三条原文说明里热证的几种治法，无形之热上扰的用栀子豉汤，热盛伤津的用白虎加人参汤，热移下焦出现下焦蓄水湿热的用猪苓汤。

2. 汗出多而渴者

伤津者不可与猪苓汤复利其小便。

3. 咳而呕渴，心烦，不得眠者

可能是水停下焦引起的各种症状，与尿毒症症状相似。

[方解]

猪苓——主治渴而小便不利。

茯苓——治小便不利、头眩、烦躁。

泽泻——主治小便不利，亦治渴、冒眩。

滑石——治小便不利。

阿胶——缓急止血养血，治出血。

全方共治膀胱湿热之小便不利、淋痛尿血而渴欲饮水，或见心烦、失眠者。

[用方标准]

膀胱蓄水（膀胱湿热）证。

（1）排尿困难、排尿痛、血尿、残尿感、尿频。

（2）轻度口渴。

（3）心烦、不眠、精神不安。

（4）下利、呕吐、水肿。

（5）咳嗽。

（6）尿量减少。

（7）下腹部膨满感，压之疼痛、不适。

（8）舌湿润无苔，唇干。

（9）脉浮紧。

[体质要求]

无特殊要求。

[八纲辨析]

里证，热证，实证。

[应用]

1. 以尿频、尿急、尿痛为表现的泌尿系统疾病

膀胱炎、尿道炎、肾结核、急慢性肾盂肾炎、乳糜尿、泌尿系结石。

2. 以出血为表现的疾病

肾出血、子宫出血、肠出血、尿血、再生障碍性贫血、血小板减少性紫癜。

3. 其他

咳嗽、急性肠炎、痢疾、五更泄、直肠溃疡、慢性溃疡性结肠炎、湿热黄疸、肝硬化腹水、失眠、痉挛。

[用方说明]

（1）本方有利尿之效，能缓解尿路炎症，能增加尿量，制止血尿，也可用于腰以下水肿。

（2）猪苓汤一方面可增加小便的分泌和排泄，对整个尿路起到"冲洗"作用；另一方面对受损的黏膜起到覆盖作用，促进黏膜的修复。

（3）治疗尿路感染和磺胺类抗生素合用效果更好。

（4）本方可排出尿路结石，但太大的结石也难以排出。

（5）和田东郭在《导水琐言》中云："满身洪肿，虽力按之，放手即肿起如故，其肿如是之甚，仍不碍其呼吸，气息如常者，是猪苓汤证也。又一种，肿势如前，虽腰以下满肿，而肩臂胸背绝不肿，呼吸如常者，亦可用猪苓汤。"

（6）用本方产生胃肠功能障碍者可与小柴胡汤或桂枝汤合方。

[方药加减]

（1）肾结石引起的腰痛或背部痛发作显著者以本方与柴胡桂枝汤合方效果更好。

（2）本方加车前子、大黄治尿血之重症。

（3）本方加续断、怀牛膝、金钱草、车前子、甘草治肾积水，腰痛甚加延胡索；气虚加党参、黄芪；小便浑浊而无排尿涩痛去金钱草加川萆薢。

（4）猪苓汤与四物汤合方治疗肾结核，也可用于慢性膀胱炎。

（5）本方合芍药甘草汤用于肾结石、膀胱结石。

（6）尿路感染伴发热者，合小柴胡汤。

（7）尿路结石、腹痛腰痛者，合四逆散。

（8）小便赤、脚癣、湿疹、女性盆腔炎、阴道炎者，加连翘、栀子、黄柏。

[方剂鉴别]

1. 五苓散

汗出多者或呕吐剧烈者选用五苓散；而出血性疾病或烦躁不寐者选用猪苓汤；五苓散用桂枝、白术，所以，头痛、眩晕等气上冲症状者选五苓散；猪苓汤用滑石、阿胶，因此，消化道、泌尿道炎症及黏膜受损者选用猪苓汤。五苓散以发汗为愈病途径，猪苓汤以利小便为治疗手段。五苓散证有心下停水，猪苓汤证则没有。就应用疾病范围来看，五苓散调节水液，治疗面更广一些；猪苓汤则对泌尿系统更专一。五苓散证虽有尿量减少但无排尿困难和痛感，也无着色尿；五苓散证的水肿是全身轻度水肿，本方证的水肿则容易出现在下半身。

2. 肾气丸

口渴、排尿困难、水肿诸点和肾气丸证类似，但肾气丸的对象几乎都是老年患者的疾病，有腹部和下肢乏力，易倦，血压高，起夜等特点，可和本方鉴别。（《中医经方在日本》）

3. 白虎加人参汤

均有渴与小便不利，白方脉洪大，烦渴程度较重，其小便不利是缺水造成的。

[扩展应用]

（1）热证之尿路感染：四逆散合猪苓汤（柴胡 12 克、枳实 15 克、白芍 20 克、猪苓 20 克、泽泻 20 克、阿胶 10 克、连翘 20 克、栀子 10 克、滑石 20 克、甘草 6 克）。

（2）肾盂肾炎：在初期正气壮实，应以祛邪为主，服清热利湿之猪苓汤；到中期邪仍在，正渐衰，邪正分争，应祛邪以扶正，服几日清热利湿剂，在病势缓解后，服几日固本培元剂，交替使用，标本兼治，病则易愈。及到后期，体力不支，抗病能力衰减，往往容易急性发作。此时，切忌发作时，过度强调利湿清热，攻伐仅存之正气。应当在发作时，适当予以抑制，服几剂猪苓汤，一见缓解，马上把济生肾气汤或丸跟上去，坚持服用。若再见急性发作，仍宜服猪苓汤，如此反复治疗。（岳美中经验）

（3）泌尿系结石：猪苓汤做底，如果血尿严重，加凉血止血药，疼痛重，加清热解毒药。远志治疗尿痛效果较好。

（4）肾结核：猪苓汤加夏枯草 30 克、煅牡蛎 15 克、元参 15 克、川贝 10 克、熟地黄 15 克、山药 15 克、山茱萸 15 克。

（5）对于结石的治疗不外乎利小便，猪苓汤是，五苓散也是。若是痛得厉害，加大量生薏苡仁。如果渴重、偏于热，用猪苓汤；脉浮、有些偏于表证，就用五苓散。（胡希恕经验）

泽泻汤

[组成]

泽泻五两，白术二两。

[原文]

心下有支饮，其人苦冒眩，泽泻汤主之。（金匮要略·痰饮咳嗽病脉证并治 25）

[原文分析]

水饮内停的证治。

[方解]

泽泻——利水而治冒眩。

白术——主利水，能治眩冒。

上两味药共主停饮见眩晕或小便不利、舌苔厚腻、脉弦滑者。

[用方标准]

水饮内停证。

（1）眩晕，甚则视物旋转。

（2）或小便不利。

（3）舌苔厚腻。

（4）脉弦滑。

［体质要求］

偏虚弱者，与苓桂术甘汤相似。

［八纲辨析］

里证，热证，实证。

［应用］

1. 眩晕性疾病

胃源性眩晕、梅尼埃病、颈椎病、椎基底动脉供血不足、脑动脉硬化、脑积水、脑外伤后遗症。

2. 其他

高脂血症、脂肪肝。

［用方说明］

（1）用于急骤而起的眩晕。

（2）"苦冒眩"一症是指头目之苦，有莫能言状之意。它不同于普通的头目眩晕，终日昏昏若处云雾之状，或头沉如戴铁盔等。其次，望舌对诊断本证有特殊意义。一般来说水饮之舌质必淡，舌苔水滑或白滑。但泽泻汤证的舌体往往特别的肥大而异乎寻常，占满口腔使人望之骇然。泽泻汤临床治疗还不止眩晕一症，还可治疗饮邪上冒所致的头痛，头沉，耳鸣，鼻塞等。（刘渡舟）

（3）支饮冒眩症，其剧者，昏昏摇摇，如居暗室，如坐舟中，如步雾里，如升空中。居屋床蓐，如回转而走。虽瞑目敛神亦复然，非此方不能治。（尾台榕堂）

［方剂鉴别］

1. 小半夏加茯苓汤

泽泻汤所主仅仅是"其人苦冒眩"，没有恶心、呕吐、心悸等自主神经功能紊乱症状，因此，可以认为是假性眩晕。"心下有支饮"提示这种眩晕来自胃肠疾病。小半夏加茯苓汤证有呕吐、眩、悸。

2. 吴茱萸汤

泽泻汤是实热眩晕，没有手足厥逆、吐涎沫等症，而吴茱萸汤的眩晕往往伴有四肢冷、吐涎沫。

［扩展应用］

（1）泽泻柴胡汤（白术 50 克、泽泻 30 克、柴胡 15 克）治疗化脓性中耳炎。肺虚湿盛者加薏苡仁 50 克，肝脾湿热者加龙胆 20 克；脾气虚弱者加黄芪 50 克。

（2）泽泻降脂汤，可以治疗高脂血症，方药如下：泽泻 30 克、炒白术 15 克、制首乌 30 克、决明子 30 克、生大黄 6 克。

（3）赵锡武治内耳眩晕病方：生龙骨 18 克、生牡蛎 18 克、桂枝 9 克、白术 12 克、甘草 9 克、半夏 12 克、生姜 9 克、茯苓 18 克、橘皮 12 克、泽泻 18 克。

（4）泽泻汤：用于青光眼的眼压高所致头痛、头晕。

甘麦大枣汤

[组成]

甘草三两，小麦一升，大枣十枚。

[原文]

妇人脏躁，喜悲伤欲哭，象如神灵所作，数欠伸，甘麦大枣汤主之。（金匮要略·妇人杂病脉证并治6）

[原文分析]

津血亏虚、脏腑失养之脏躁的证治。

[方解]

甘草、大枣——甘缓补中，治烦躁强急。

小麦——缓和镇静，尤能养心，有镇静神经兴奋作用。

全方共主津血虚、脏腑失养之无故哭笑、呵欠难以自控者。

[用方标准]

津血亏虚、脏腑失养之脏躁证。

（1）一会儿哭一会儿笑，情绪变化不定。

（2）经常呵欠连天，难以自控。

（3）无理由的悲伤、哭泣。

（4）有时呈现时而狂躁，时而抑郁的状态。

（5）或有不眠，痉挛，或怕声光，怕与人交谈，喜独居暗室。

（6）两侧腹直肌紧张拘挛，或呈板状腹，特别是右侧腹直肌挛急。

（7）舌脉不定。

[体质要求]

虚弱体质，意欲低下，喜怒无常，悲伤善哭，呵欠连天。

[八纲辨析]

里证，虚证。

[应用]

1. 符合本方证的神经精神类疾病

癔病发作状态，如癔病性失音、癔病性泄泻、癔病性黑朦症等，癫痫、舞蹈病，儿科疾病如小儿夜惊症、小儿夜啼、小儿多动症。

2. 其他

小儿便秘、小儿遗尿等。

[用方说明]

（1）本方能镇静神经过度兴奋并有缓解各种痉挛症状之效。对妇人多效，对男子偶效。最常用于癔病、神经衰弱症。

（2）本方适用于妇女、小儿。对于为一点点小事就神经兴奋、急躁，或过于悲伤而呈痉挛症状者多可奏奇效。

（3）适用于就寝时神经兴奋、睡眠不好、睡不熟，或苦于长年失眠者。

（4）适用于夜里因恐怖而哭喊的小儿夜啼，或小儿夜惊症。

[方药加减]

（1）加桑螵蛸、菟丝子、益智仁治小儿遗尿。

（2）加炒酸枣仁、五味子治小儿盗汗。

（3）加山药、山楂治小儿厌食等。

（4）小儿夜啼则加龙骨、茯神等。

[方剂鉴别]

1. 桂枝加龙骨牡蛎汤

均可用于神经症，但桂枝加龙骨牡蛎汤，多用于神经衰弱（虚弱者）自觉心悸亢进，胸腹部悸动的神经病症，或用于性神经衰弱。

2. 小建中汤

均可治疗神经症，但小建中汤多用于神经质且易疲乏，胃肠虚弱者的神经症。

3. 柴胡加龙骨牡蛎汤

均可用于神经症，但柴胡加龙骨牡蛎汤用于有体力而便秘者对事物易惊，左右季肋部、腹部充实，或有压迫感者的神经症。

4. 半夏厚朴汤

均可用于神经症，但半夏厚朴汤症见体质充实，面有油光，主诉繁多，咽中异物感。

5. 苓桂甘枣汤

均可用于神经症，但苓桂甘枣汤症见心上冲，欲作奔豚。

[扩展应用]

（1）小儿夜啼：①舌尖红，甚至溃烂时，或有小便黄短，用黄金灯心草方。②无上述症状，夜啼小儿一身是汗，可用甘麦大枣汤。

（2）甘麦大枣汤加太子参：梦游症。

（3）甘麦大枣汤治疗盗汗，胖人用黄芪，瘦人用太子参。

酸枣仁汤

[组成]

酸枣仁二升，甘草一两，知母二两，茯苓二两，川芎二两。

[原文]

虚劳，虚烦不得眠，酸枣仁汤主之。（金匮要略·血痹虚劳病 17）

[原文分析]

血虚不眠的证治。

[方解]

酸枣仁——养血收敛安神，治不能眠、汗出、血虚。

茯苓——主悸、利水、镇静，治心悸、小便不利、不寐。

川芎——开气郁，治头痛。

知母——除烦热。

甘草——滋养、缓急。

全方共治血虚见虚烦不得眠，或见心悸、汗出、烦热者。

[用方标准]

血虚不寐证。

（1）体力衰弱，意欲低下，心情一般。

（2）不眠，心烦。

（3）或见心悸、汗出、水肿、小便不利、头痛，手心烦热等。

（4）腹部软弱无力。

（5）舌质红。

（6）脉细数。

[体质要求]

消瘦，皮肤干枯，唇干，易出汗，体力衰弱，意欲低下。

[八纲辨析]

里证，虚证。

[应用]

1. 虚弱性神经疾病

失眠症、嗜睡症、神经衰弱症、心脏神经官能症、梦游症、心动过速、头晕。

2. 其他

盗汗、更年期综合征、肺结核。

[用方说明]

（1）体力衰弱、有虚证者，不能安眠时用之。

（2）本方证的精神状态多属于亢奋型，较少适合抑郁型。

（3）本方不但能治疗失眠，也能治由于虚劳之嗜睡。

（4）有腹泻或腹泻倾向者，不宜用之，因酸枣仁有缓下作用。

[方剂鉴别]

1. 柴胡加龙骨牡蛎汤

不眠，为实证，心悸亢进，胸胁苦满。

2. 五苓散

不眠，口渴，小便不利。

3. 猪苓汤

不眠，口渴，小便不利，有明显热象，因水郁化热上扰而致神不安，利水则安。

4. 栀子豉汤

不眠，烦躁，有热象，本方证虽烦但无热或少热，体质虚弱。

5. 半夏泻心汤

不眠，心下痞硬，实热。

6. 泻心汤、黄连解毒汤

不眠，为实热之证。

7. 温胆汤

不眠，为痰热证，体质充实、面有油光，头晕、呕恶、噩梦、恐高、晕车。

8. 血府逐瘀汤

不眠，见血瘀证。

9. 半夏厚朴汤

不眠，体力充实，咽中异物感，不定诉悉较多。

10. 归脾汤

不眠，与本方证相似，亦为血虚证，但归脾汤另有心脾两虚见证，心悸、大便溏薄。

11. 黄连阿胶汤

不眠，阴虚明显，手足心热，心烦，舌红少苔。

[方药加减]

（1）多梦惊悸眩晕，合温胆汤。

（2）腹胀、咽喉异物感者，合半夏厚朴汤。

（3）胸闷、心悸者，合柴胡加龙骨牡蛎汤。

[扩展应用]

（1）顽固性失眠：夜交藤 50 克、炒酸枣仁 30 克、半夏 10 克、高粱米 60 克、阿胶 15 克、鸡子黄 2 枚（冲），下午 5 点，夜间 10 点各 1 次。

（2）百合知母汤加合欢花、莲子心、夜交藤三味，比酸枣仁汤、黄连阿胶汤疗效不低。

（3）失眠：酸枣仁汤合桂枝加龙骨牡蛎汤。

（4）失眠（神经衰弱）：虚证，盗汗，宜酸枣仁汤合当归芍药散。

乌梅丸

[组成]

乌梅三百枚，细辛六两，干姜十两，黄连十六两，当归四两，炮附子六两，蜀椒四两，桂枝六两，人参六两，黄柏六两。

[原文]

伤寒，脉微而厥，至七八日肤冷，其人躁，无暂安时者，此为脏厥，非蛔厥也。蛔厥者，其人当吐蛔。今病者静，而复时烦者，此为脏寒。蛔上入其膈，故烦，须臾复止。得食而呕，又烦者，蛔闻食臭出，其人常自吐蛔。蛔厥者，乌梅丸主之。又主久利。（338）

蛔厥者，当吐蛔，今病者静而复时烦，此为脏寒，蛔上入膈，故烦。须臾复止，得食而呕又烦者，蛔闻食臭出，其常自吐蛔；蛔厥者，乌梅丸主之。（金匮要略·趺蹶手指臂肿转筋阴狐疝蛔虫病脉证治 7）

[原文分析]

1. 乌梅丸主之

脏寒与蛔厥的证治，但所谓脏寒，亦有寒热错杂之象。

2. 脏厥

纯阴无热之证。

3. 病者静，而复时烦

时寒时热，虫安而静，虫动则烦。

[方解]

干姜、附子、细辛、蜀椒——辛温驱寒，温里温下，治厥逆。

黄连、黄柏——清在上之热，治烦躁，止利。

人参、当归——补其气血，当归也治腹痛。

桂枝——降其冲气。

乌梅——渍之苦酒，大酸大敛，安心、除烦，治久利、烦躁、吐蛔。

全方共治上热下寒之厥逆，烦躁、腹痛、呕吐时缓时止，得食而呕，或吐蛔，或虚寒久利者。

[用方标准]

寒热错杂，虚实夹杂证。

（1）手足厥冷。

（2）烦躁。

（3）腹痛。

（4）呕吐时缓时止，得食而呕，或吐蛔。

（5）腹泻，久泻。

（6）时烦时静。

（7）舌脉不定。

[体质要求]

体瘦，脸色多黄黯，手足冷，腹痛，有焦虑、抑郁和烦躁交替情绪，经常腹泻，或半夜、凌晨发病。

[八纲辨析]

里证，寒热错杂，虚实夹杂。

[应用]

胆道蛔虫症；慢性胆囊炎；慢性溃疡性结肠炎、过敏性结肠炎结肠非特异性溃疡；肠道易激综合征；神经性呕吐；老年皮肤瘙痒症；哮喘；慢性角膜炎、角膜溃疡、翼状胬肉；脑炎、脑膜炎后遗症；多发性直肠息肉；病态窦房结综合征；异常子宫出血；神经性头痛。

[用方说明]

（1）本方原为治蛔厥之方剂。蛔厥者，因蛔虫引起的发作性腹痛、烦躁、手足厥冷。但此方并不限于蛔厥，即一般厥阴病寒热错杂有腹痛、呕吐、腹泻者也用之。另外，上热下冷症候、心下刺痛等，也为本方之症。（《中医诊疗要览》）

（2）《伤寒论》厥阴篇中的蛔厥证，历代医家均认为以吐蛔、腹痛、厥逆为主症，相当于现代医学的胆道蛔虫病。但是临床上有些蛔厥的患者既不腹痛吐蛔，也无厥逆症状，却与原文"静而复时烦""须臾复止"的描述相符合。

（3）蛔虫的特点是"得酸则静，得辛则伏，得苦则下"。

（4）乌梅丸"又主久利"，这种"利"多为痛泻，同时伴有反流，或胃痛吞酸，或嗳气腹胀；腹泻或反流多发生在夜半或凌晨。

（5）乌梅丸的真正定位应该是厥阴病。厥阴病是寒热错杂、虚实互见、气血失调等疑难证候的综合概括，本方的组成则是寒热并用、攻补兼施、融酸甘苦辛四味为一体的综合而治。本方证的寒热错杂表现为既有手足厥冷、畏寒、冷汗出、大便溏泄等寒证，又有心中烦躁、目赤、口苦、小便黄等热证。在除腹痛、呕吐、下利等消化症状以外的疾病中，此种寒热错杂往往是判断是否使用乌梅丸的重要线索。在精神神经系统疾病的应用中，"病者静而复时烦"则是点睛之笔。

（6）有的医家根据厥阴经的循行路线应用乌梅丸，经如治疗厥阴头痛；有的根据厥阴时辰应用，比如治疗在半夜 1 点到 3 点发作的疾病。

（7）慢性腹泻久治不愈提示病情并非单一因素使然，治疗上也要综合用药以兼顾寒热虚实。

[方剂鉴别]

1. 半夏泻心汤

均是寒热错杂证，均有下利，但半夏泻心汤证的寒热错杂在胃肠，以热为主，其体质尚可、不寒，本方证体质偏寒。

2. 柴胡桂枝干姜汤

均治寒热错杂证、下利，但柴方有胸胁苦满，口渴，心悸等。

[扩展应用]

（1）乌梅丸的应用指征：望诊，体型细瘦者多、面色黯黄者多（也有虚阳上浮者，面部痤疮）、精神萎靡、舌苔白、舌质红。问诊，易失眠、口舌生疮、耳鸣、耳聋、胃脘胀满、疼痛、少腹冷痛、便秘、痛经、泄泻、阴部冷、四肢凉；切诊，脉象沉细。关于时辰，常在夜间 12 点至凌晨 2 点发病，失眠也如此。

（2）乌梅用于肠炎，剂量大于 30 克。

（3）乌梅丸治疗郁证。

第十六节　后世经方

后世经方总论

本类方剂是汉代以后的方剂，并不是张仲景《伤寒杂病论》里面的方剂，但因其使用广泛，临床疗效确切，组成药味不多，配伍又严谨，故被本书所收录。它们也可以进行类方分类，比如温胆汤可归于半夏类方，玉屏风散可归在黄芪类方中。

安中散《太平惠民和剂局方》

[组成]

桂枝 9 克，牡蛎 15 克，延胡索 9 克，小茴香 6 克，砂仁 6 克，高良姜 6 克，甘草 6 克。

[方解]

桂枝——行血脉，化瘀血，治腹痛。

延胡索——化瘀止痛，能减轻神性疼痛。

牡蛎——去胁痛，中和胃酸。

砂仁——顺气郁，止疼痛。

小茴香——温胃止痛。

高良姜——下气温中，温胃顺气，有缓解神经性疼痛之功。

[用方标准]

气滞血瘀型胃痛。

（1）消瘦体质，或有胃下垂。

（2）心窝部的慢性疼痛。

（3）烧心，吐酸水。

（4）腹胀。

（5）喜欢吃甘甜的食物。

（6）食欲不振，恶心，嗳气。

（7）腹部柔软，脐旁触及跳动，心窝部有振水音。

（8）无舌苔。

（9）脉沉。

[体质要求]

多为瘦弱型体质。

[八纲辨析]

里证，虚证，寒证。

[应用]

1. 消化系统疾病

神经性胃炎、慢性胃炎、胃弛缓症、胃酸过多、胃溃疡引起的胃痛、十二指肠溃疡、神经性胃痛、幽门狭窄。

2. 其他

妊娠恶阻、痛经。

[用方说明]

本方为治血气刺痛的方剂，对于稍有虚证、慢性痉挛性疼痛有效。胃多为无力型，心下部腹部不甚紧张，经常怕冷，稍有衰弱倾向，腹壁菲薄，脐旁能触知有动悸。也有食后或空腹时心下部自觉有轻痛或钝痛，多自觉嘈杂，有时吐酸，或在傍晚吐出不消化食物。有时从下腹至腰部发生牵引痛。

[方剂鉴别]

1. 四逆散

治心下部痛，但四逆散证有胸胁苦满。

2. 大柴胡汤

治心下部痛，但大柴胡汤适用于体质壮实的人，有胸胁苦满。

3. 柴胡桂枝汤

也有心下痛，但柴胡桂枝汤证见腹壁紧张，有桂枝证。

4. 芍药甘草汤

治腹痛，腹肌拘挛，芍药甘草汤证多为拘挛性疼痛。

[方药加减]

伴有悸动者，加茯苓。

补中益气汤《脾胃论》

[组成]

黄芪 9 克，人参 6 克，白术 9 克，当归 9 克，陈皮 6 克，柴胡 6 克，升麻 6 克，甘草 6 克。

[方解]

人参、白术、陈皮、甘草——健胃强壮。

黄芪、当归——增强皮肤营养，并治盗汗。

柴胡、升麻——升提阳气，又兼解热之能效。

[用方标准]

气虚气陷证。

（1）全身特别是手足的倦怠感。

（2）语言无力，眼皮无力。

（3）食欲不振，饮食无味，喜温热饮食。

（4）易汗出、盗汗。

（5）口中唾液易多。

（6）动悸感，自感发热或低热。

（7）或有胸胁苦满、脏器下垂。

（8）腹壁软弱。

（9）舌苔湿润，白色涎唾在口中积聚。

（10）脉微弱散大。

[体质要求]

体力衰弱，面色苍白，全身特别是手足有倦怠感，语言无力，眼皮无力；容易出汗、盗汗；低热。

[八纲辨析]

里证，虚证，偏寒证。

[应用]

1. 中气下陷性疾病

胃下垂、子宫下垂、肾下垂、慢性下利、脱肛。

2. 其他气虚性疾病

阳痿、结核病、半身不遂、贫血、疲劳倦怠、病后衰弱、盗汗、自汗、胃肠功能减退、慢性肝炎。

[用方说明]

（1）本方用于消化功能衰弱，四肢倦怠感显著，虚弱体质的人，此类人群常出现严重的手足倦怠感，自汗、盗汗，语声低弱，眼睑无力，胃下垂、子宫下垂、脱肛，气虚发热、贫血、夏季消瘦等症状。

（2）本方证是黄芪证与柴胡证的结合体，黄芪证伴见胸胁苦满、寒热往来者，或柴胡证伴见自汗、恶风、水肿、贫血面容者，或玉屏风散证兼见胸胁苦满者，或小柴胡汤证伴见全身营养状态不良时，都可使用本方。（《中医十大类方》）

[方药加减]

本方加五味子、麦冬，用于结核病引起的咳嗽。

[方剂鉴别]

1. 柴胡桂枝汤

（1）体力上补中益气汤证偏于低下，面色、神情均有明显虚弱枯瘁表现。

（2）病程上补中益气汤证多呈慢性化倾向，而柴胡桂枝汤证则不一定。

（3）柴胡桂枝汤证中的桂枝证比较明显，如自汗、恶风、腹痛、关节痛等，而补中益气汤证的黄芪证比较明显，如水肿、尿量减少、贫血、肌无力、全身倦怠感等。（《中医十大类方》）

2. 黄芪建中汤

黄芪建中汤证以慢性腹痛为特征，而补中益气汤证以水肿、自汗、身体重、无力感、慢性腹泻、食欲不振等为特征。（《中医十大类方》）

3. 小建中汤、理中汤、大建中汤

中气不足，清阳下陷者，临床特点是少气懒言，食不知味，补中益气汤为主；脾气虚为肝所乘者，上腹疼痛，喜温喜按，小建中汤主为；中焦虚寒，升降失调者，下泻或吐，腹痛绕脐，理中汤为主；中阳式微，阴寒内盛者，脘腹剧痛，有包块者，大建中汤为主。

[扩展应用]

（1）胃下垂：补中益气汤加附子二钱。

（2）补中益气汤可以治疗女性、老年人的便秘。白术、枳壳，用 30 克，如无效，枳壳改枳实，用 80 克，服 2～3 周，可有效改善便秘。

（3）后世之逍遥散、补中益气汤的适应证，大多宜小柴胡汤与当归芍药散合方，或小柴胡汤去半夏加天花粉。

参苏饮《太平惠民和剂局方》

[组成]

半夏9克，茯苓9克，桔梗6克，陈皮6克，葛根9克，前胡9克，生姜6克，紫苏叶9克，枳实6克，人参6克，木香6克，甘草6克。

[方解]

苏叶、葛根——发散风寒。

半夏、茯苓、陈皮、桔梗、前胡——化痰止咳。

枳实、木香、桔梗——宣降气机。

人参、甘草、生姜——补中益气，使气正恢复。

[用方标准]

脾虚外感寒邪证。

（1）胃肠虚弱，胃部不适，或有呕吐、胃下垂。

（2）头痛、发热、咳嗽、咳痰。

（3）胃部振水音。

（4）舌脉不定。

[体质要求]

素体胃肠虚弱，胃部不适，或有呕吐、吐水、胃下垂者。

[八纲辨析]

表证，寒证，实证；里证，寒证，虚证；总体为虚。

[应用]

1. 虚性呼吸系统疾病

感冒，咳嗽，支气管炎，肺炎。

2. 虚性消化系统疾病

妊娠恶阻、神经性厌食、恶心、酒精中毒。

[用方说明]

本方用于胃肠虚弱的人，又感受风寒之邪。

四物汤《仙授理伤续断秘方》

[组成]

当归9克，川芎6克，地黄12克，芍药9克。

[方解]

当归、地黄——补血、镇静、滋润。

川芎、芍药——促进血行，化解瘀血，清除血热。

[用方标准]

血虚血瘀证。

（1）体力略有衰退。

（2）皮肤枯燥，面色不佳，贫血貌。

（3）手足冷感。

（4）月经不调，或有子宫出血。

（5）头晕、心悸。

（6）腹部软弱，脐上动悸。

（7）舌淡，苔薄白。

（8）脉沉弱。

[体质要求]

体力略有衰退，皮肤枯燥，面色不佳，手足冷，没有胃肠功能障碍。

[八纲辨析]

里证，虚实夹杂。

[应用]

1. 妇科疾病

产后或流产后的疲劳恢复、月经不调、更年期综合征、月经过多、子宫出血。

2. 其他

干燥性皮肤病、冻伤、高血压、贫血、下肢运动麻痹、附骨疽、骨疡、肾炎、进行性手掌角化症。

[用方说明]

（1）本方被誉为妇科圣药，有补血、促进血行的作用，对于女性月经病有很好的作用，对于妇科疾患伴有的神经症状也有镇静作用。

（2）不仅用于女子，也用于男子。

（3）本方虽治贫血，但有凉血、滋润作用，故口唇苍白、高度贫血者及胃肠虚弱、容易腹泻者不可用。

[方药加减]

（1）温清饮（本方合黄连解毒汤）：皮肤干燥粗糙，有热象者。

（2）八珍汤（本方合四君子汤）：胃肠虚弱，贫血，皮肤枯燥者。

（3）连珠饮（本方合苓桂术甘汤）：贫血、动悸、头晕者。

（4）十全大补汤（本方合四君子汤加肉桂、黄芪）：体力衰弱、贫血、皮肤枯燥、胃肠虚弱、消瘦的，腹力、脉力均弱的患者，用于重症疾患，如癌症。

（5）本方合猪苓汤：本方体质，又有猪苓汤的排尿痛等症状，有时用于肾结核、慢性膀胱炎。

（6）七物降下汤（本方加黄柏、黄芪、钩藤）：用于体质虚弱患者的高血压，用柴胡剂和大黄剂无效者，肾障碍等有特效。更加杜仲各为"八物降下汤"。

[方剂鉴别]

当归芍药散

四物汤证兼有水毒者，用当归芍药散。

[扩展应用]

（1）牛皮癣妇女产后加重：四物汤加仙茅、仙灵脾、菟丝子。

（2）伴有肾功能障碍的高血压患者：四物汤加柴胡、钩藤、黄芪、黄柏（亦治脑出血后半身不遂）。

（3）飞蚊症：四物汤加牡丹皮、栀子、山茱萸、知母、龙胆草、白蒺藜、青葙子、草决明，1个月。

当归饮子《济生方》

[组成]

当归9克、芍药9克、川芎9克、地黄9克、白蒺藜9克、防风9克、荆芥9克、何首乌6克、黄芪6克、甘草3克。

[方解]

当归、芍药、川芎、地黄——养血、润燥，使血行良好。

防风、荆芥——驱风解毒，发散风邪。

白蒺藜——治皮肤瘙痒。

黄芪、何首乌——营养强壮。

[用方标准]

血虚瘙痒证。

（1）体格一般，较虚弱，畏寒，四肢冷感。

（2）痰证症状及分泌物少，皮肤枯燥、瘙痒。

（3）冬季更加严重。

（4）腹软。

（5）舌淡苔薄。

（6）脉弱。

[体质要求]

体格一般，较虚弱，畏寒，四肢冷感。

[八纲辨析]

表证，虚证，寒证。

[应用]

皮肤病：慢性湿疹（分泌物少），瘙痒，痒疹，老年瘙痒症，寻常型干癣，皮炎，荨麻疹。

[用方说明]

本方乃四物汤加上疗疮药之方剂，以治血燥、散风邪为目的。尤其对于老人，多因血燥而皮肤干枯，兼有风邪，皮肤发生各种疹子，分泌物少，自觉瘙痒者，用之甚奏效。

[方剂鉴别]

1. 温清饮

均治瘙痒枯燥，但温清饮证为血热，皮肤红赤。

2. 消风散

瘙痒，分泌物多，痂皮形成，痒甚，有热感，内热，口渴，手足发热，夏季加重，本方证为冬季加重。

消风散《外科正宗》

[组成]

当归 6 克、地黄 6 克、石膏 6 克、防风 6 克、苍术 6 克、牛蒡子 6 克、木通 3 克、蝉蜕 6 克、苦参 6 克、荆芥 6 克、知母 6 克、胡麻仁 6 克。

[方解]

当归、地黄、胡麻仁——润血之燥，治皮肤干燥，脱屑。

荆芥、防风、牛蒡子、蝉蜕——解表邪，散风邪，治痒。

苦参、知母、石膏——清内热，除烦渴，治热疮、瘙痒。

苍术——去水毒。

木通——通利血脉之阻滞，利寒热不通之气。

[用方标准]

表里俱热，湿热浸渍证。

（1）强烈痒感的、慢性、急性皮肤病，多发于颜面手足。

（2）皮疹质地红赤、肿胀。

（3）有渗出液，表面湿润，痂皮形成，看起来比较脏。

（4）夏季有恶化倾向。

（5）或有口渴、便秘。

（6）舌红。

（7）脉象不定。

[体质要求]

偏于热性体质。

[八纲辨析]

表证，实证，热证。

[应用]

皮肤疾病：湿疹、荨麻疹、脚癣、药疹、瘙痒症、特异性皮肤病。

[用方说明]

本方用于分泌物多、痒感强烈的急性皮肤病。

[方剂鉴别]

1. 温清饮

本方用于夏季严重，有分泌物渗出的皮肤病，温清饮用于冬季严重，皮肤干燥、发红、脱屑。

2. 当归饮子

当归饮子用于冬季严重，血虚，风热，血燥，脉无力的皮肤病。

3. 十味败毒汤（类似于荆防柴归汤）

治疗湿疹（干性），湿性用消风散。

黄连解毒汤（崔氏方录自《外台秘要》）

[组成]

黄连 9 克、黄芩 6 克、黄柏 6 克、栀子 9 克。

[方解]

黄连、黄芩——去炎症充血，治心下痞坚、不安。

栀子、黄柏——消炎、利尿，并协助芩连。

[用方标准]

热毒炽盛证。

（1）体力充实，面有油光，唇红。

（2）颜面潮红、眼睛充血、鼻出血、吐血、咯血等上逆症状。

（3）焦虑、不眠、动悸、头晕等不安烦躁感。

（4）软便，很少便秘。

（5）口干、口渴。

（6）血尿、发疹、皮肤化脓、干呕。

（7）腹壁紧张，心窝部有抵抗压痛。

（8）舌苔干燥。

（9）脉象充实。

[体质要求]

体格较强健，面色潮红或红黑，有油光，目睛充血多眵，口唇黯红或紫红，舌质黯红，舌苔多黄或黄腻，脉象多滑利或数；易焦虑或抑郁，易失眠多梦，注意力不集中；平时喜凉恶热，喜凉饮，多汗，皮肤常有疮疖，或易于腹泻，口干口苦，易发口腔溃疡，咽痛，小便黄短，男性多足癣，女性多黄带。

[八纲辨析]

里证，实证，热证。

[应用]

1. 热性出血性疾病

吐血、咯血、下血、脑出血。

2. 热性充血性、炎症性疾病

高血压、口内炎、中风、皮肤瘙痒、湿疹、毛囊炎、荨麻疹、丹毒、脓疱疮、性病、痤疮、疖、酒渣鼻、黑皮病、化脓性疾病。

3. 热性神经兴奋性疾病

心悸亢进，神经官能症，高血压引起的不眠、眩晕。

4. 热性妇科疾病

盆腔炎、痛经、月经过多、子宫肌瘤、子宫腺肌病。

5. 其他

宿醉、脑卒中的预防。

[用方说明]

（1）本方为治疗阳热实证之方，由各种清热解毒药组成，能消除充血，治精神不安。用于各种热性病经过中，能解除日久余热。

（2）服用本方以后出现冷感、手足冷等症状，可以用当归芍药散。

[方剂鉴别]

1. 三黄泻心汤

上逆症状明显，体力充实，便秘的情况。

2. 小柴胡汤

均有发热，但小柴胡汤证为寒热往来，胸胁苦满。

3. 白虎汤

均治发热，白虎汤证是一种弥漫性的热，大汗出，口渴，脉滑数，本方是局限性的热。

4. 大承气汤

均治发热，大承气汤证有燥屎，腹满。

[方药加减]

（1）出血、便秘者，加大黄。

（2）口腔溃疡，加生甘草。

（3）皮肤发红发干、脱皮者，合四物汤。

[扩展应用]

（1）大柴胡汤合黄连解毒汤治疗急性梗阻性化脓性胆管炎。

（2）扁平苔藓：甘草泻心汤、小柴胡汤、黄连解毒汤合大黄甘草汤。

（3）白塞综合征：先用甘草泻心汤，如烦躁不安，舌红脉数，可以合黄连解毒汤。

（4）扁平苔癣见黏膜充血、疼痛剧烈者，泻心汤加黄连解毒汤和生甘草 20 克。

（5）黄连解毒汤，可治疗皮下红斑性疾病，症见皮下红斑、鲜红压痛者。

（6）寒热夹杂的关节炎：麻黄附子细辛汤合黄连解毒汤。

（7）过敏性紫癜：热性者用黄连解毒汤；伴心烦便血者用黄连阿胶汤；有瘀血者用桂枝茯苓丸。

（8）烦躁，唇舌色红属于黄连解毒汤证。

温清饮《万病回春》

[组成]

当归 9 克、地黄 9 克、芍药 9 克、川芎 6 克、栀子 9 克、黄连 9 克、黄芩 6 克、黄柏 6 克。

[方解]

四物汤——活血补血，改善血流。

黄连解毒汤——清血中之热，并解遍身之热，安定精神。

[用方标准]

血虚血瘀、内热证。

（1）皮肤干燥、粗糙。

（2）皮肤瘙痒，黏膜容易溃疡。

（3）上逆、容易出血。

（4）精神不安、兴奋。

（5）胁肋部、腹直肌紧张，有抵抗感。

（6）舌脉不定。

[体质要求]

皮肤枯燥，或过敏体质之皮肤易过敏者。

[八纲辨析]

里证，热证，虚实夹杂。

[应用]

1. 皮肤病

瘙痒症、湿疹、荨麻疹、黑皮病、皮炎、痤疮、扁平苔藓、白塞综合征。

2. 出血性疾病

鼻出血、咯血、血尿、子宫出血。

3. 其他

神经症、口内炎、高血压、肝损伤、过敏体质的改善。

[用方说明]

四物汤为温补养血之剂，黄连解毒汤为清热泻火之剂，因二方相合，具有治疗两者兼证之意，故冠以温清饮之名。

[方剂鉴别]

1. 消风散

均有瘙痒，消风散证可见分泌物黏稠，口渴。

2. 黄连解毒汤

均有瘙痒、实热、充血、炎症，但黄连解毒汤证无枯燥之象。

3. 黄连阿胶汤

均有瘙痒、枯燥，黄连阿胶汤有阴虚症状，心烦，内热。

4. 茵陈蒿汤

均治瘙痒，茵陈蒿汤证为瘀热互结，胸中苦闷，黄疸。

5. 桃核承气汤

均治瘙痒，瘀血，实热，桃核承气汤还有少腹急结，便秘。

6. 三物黄芩汤

均有瘙痒，血热，三物黄芩汤还可见四肢烦热，干燥。

7. 当归饮子

均有瘙痒，但当归饮子可见表证、寒证。

[方药加减]

（1）用于皮肤病，多配伍连翘、荆芥。

（2）用于改善体质，多配伍柴胡、甘草。

荆芥连翘汤《贯堂方》

[组成]

当归 6 克、芍药 6 克、川芎 6 克、地黄 9 克、黄连 3 克、黄芩 6 克、黄柏 6 克、栀子 6 克、柴胡 6 克、枳实 6 克、连翘 6 克、荆芥 6 克、防风 6 克、薄荷 6 克、桔梗 6 克、白芷 3 克、甘草 3 克。

[方解]

当归、芍药、川芎、地黄——养血补血活血，有补肝作用，增强肝功能。

黄连、黄芩、黄柏、栀子——清热解毒。

柴胡、枳壳——疏肝，引药入肝，合上药补肝而清肝。

白芷、荆芥、防风、连翘、薄荷、桔梗——祛上部颜面头部之郁热，白芷、桔梗逐头部之风，兼有排脓作用。

[用方标准]

表闭内郁，热郁壅盛，血瘀证。

（1）皮肤浅黑色。

（2）手足心容易出汗。

（3）头面部红肿热痛，或皮肤红肿，瘙痒异常。

（4）好发鼻窦炎、扁桃体炎、中耳炎、面部毛囊炎、鼻衄等。

（5）或有胸胁苦满。

（6）腹直肌紧张、发硬。

（7）舌红。

（8）脉紧张。

[体质要求]

青年人多见，形体中等或偏瘦，面色潮红或红黑，或浅黑色，也有白里透红者，有油光，头发乌黑油亮，唇红，咽喉充血，舌红；胸胁部有抵抗或压痛，腹肌较紧张；入冬手足易冷，入夏则手心热；易患痤疮、咽痛、扁桃体肿大、鼻窦炎、皮肤瘙痒等病症；女性多月经周期短，量中等偏多，黏稠有血块，带下黄，痛经，易患宫颈炎、阴道炎等妇科疾病，男子多见汗多汗臭、脚癣。

[八纲辨析]

表证，里证，热证，实证。

[应用]

1. 热性炎症性、充血性、化脓性疾病

蓄脓症、慢性鼻炎、慢性扁桃体炎、鼻衄、肺结核、痤疮、口腔溃疡、酒渣鼻、鼻窦炎、中耳炎、支气管扩张。

2. 风湿免疫性疾病

硬皮病、干燥综合征、类风湿关节炎、系统性红斑狼疮。

3. 妇科炎症、出血性疾病

盆腔炎、附件炎、月经过多、子宫肌瘤、不孕症。

4. 其他

神经衰弱、斑秃。

[用方说明]

本方为热毒性体质之方，又为改善腺病体质之方药。

[方剂鉴别]

龙胆泻肝汤：也治肝经湿热，但无血虚血瘀。

[扩展应用]

（1）荆芥连翘汤，是日本一贯堂医学的经验方。黄煌教授常用此方治疗以红肿热痛为特征的头面部炎症，如痤疮、鼻炎、中耳炎等。

（2）痤疮的治疗。

荆芥连翘汤：肤白唇红，痤疮偏红的柴胡体质；疮体高突明亮，色红化脓，脓液黏稠；多体格强健，面色潮红或红黑、有油光，目睛充血，咽喉充血，唇红，易焦虑烦躁。

大柴胡汤合桂枝茯苓丸：身体结实，痤疮偏黯。

葛根汤合桂枝茯苓丸：肤色黄黑，肌肉结实，痤疮色黯，痘出不畅，体毛浓密者。

五积散：上热下寒，不易出汗，便稀形肥者（白芷、川芎、炙甘草、茯苓、当归、肉桂、芍药、半夏、陈皮、枳壳、麻黄、苍术、干姜、桔梗、厚朴）。

葛根汤合归芍散：痤疮偏暗，面背缠绵，伴有月经失调，水血寒滞。

桂苓丸加川芎、大黄、丹参、红花："瘀热"体质的痤疮。

（3）火柴胡体质——荆芥连翘汤。

龙胆泻肝汤《医方集解》

[组成]

当归3克，地黄6克，木通6克，黄芩9克，柴胡6克，泽泻9克，车前子6克，龙胆草6克，栀子9克，甘草6克。

[方解]

车前子、木通、泽泻——有利尿作用，能消除尿道膀胱炎症。

当归、地黄——能使血行旺盛，且缓和涩痛。

龙胆草、栀子、黄芩、柴胡——消炎解毒。

甘草——缓和疼痛。

［用方标准］

肝经湿热证。

（1）体力充实，精神不安。

（2）泌尿生殖器的炎症。

（3）腹股沟淋巴结肿大。

（4）带下，脓尿。

（5）足底、手掌出汗。

（6）足部干性皮肤病。

（7）胸胁苦满。

（8）腹壁有力，腹直肌特别是右侧腹直肌拘挛，两腹直肌外侧有一紧张过敏带。

（9）舌红苔黄腻。

（10）脉搏有力。

［体质要求］

体力充实，精神不安，面有油光，唇红。

［八纲辨析］

里证，热证，实证。

［应用］

1.下焦湿热性疾病

尿痛、尿不尽、尿道炎、膀胱炎、阴部湿疹、阴部痒痛、外阴溃疡、带下、阴道炎。

2.肝胆经湿热性疾病

目疾、中耳炎、白塞综合征，腹股沟淋巴腺炎。

［用方说明］

本方用于膀胱及尿道炎症，属实证，在急性或亚急性淋菌性尿道炎、前庭腺炎、膀胱炎、小便涩痛、带下、脓尿、阴部肿痛等用之。

［扩展应用］

龙胆泻肝汤加丹参、大黄、桃仁：治疗急性睾丸炎。

乙字汤（原南阳）

［组成］

大黄3克，柴胡9克，升麻6克，甘草3克，黄芩9克，当归9克。

［方解］

柴胡、升麻——清解下焦湿热。

当归、甘草——滋润调和。

黄芩——清里热。

大黄——治便秘，大便如常者减量或去之。

[用方标准]

血瘀内热证。

（1）痔疾（痔核疼痛、出血、肛裂）。

（2）便秘。

（3）神经过敏。

（4）阴部瘙痒、疼痛（女性）。

（5）胸胁苦满，有类似于小柴胡汤的症状。

（6）舌脉不定。

[体质要求]

无特殊要求。

[八纲辨析]

里证，热证，实证。

[应用]

1. 肛肠疾病

肛裂、哨兵痔、脱肛、肛门出血、痔核疼痛、便秘。

2. 其他

女子阴部瘙痒症、皮肤病内攻引起的神经症。

[用方说明]

（1）一般用于各种痔疮疾患。

（2）体力衰弱患者不宜应用。

[方剂鉴别]

1. 桂枝茯苓丸

也治痔疾，有血瘀见证者。

2. 大黄牡丹皮汤

痔疾，病状急重者。

3. 赤小豆当归散

痔疾，痈脓恶血者。

[方药加减]

用于痔核时，多加桃仁、牡丹皮，可去大黄。

[扩展应用]

乙字汤用于各种痔病，特别对痔疼痛、出血及肛裂等较为适宜。

防风通圣散《宣明论方》

[组成]

麻黄 6 克，荆芥 3 克，防风 6 克，生姜 6 克，薄荷 6 克，栀子 3 克，连翘 6 克，黄芩 12 克，桔梗 12 克，大黄 6 克，芒硝 6 克，石膏 12 克，滑石 20 克，当归 6 克，芍药 6 克，川芎 6 克，白术 3 克，甘草 10 克。

[方解]

麻黄、荆芥、防风、薄荷、生姜——发汗解毒，使邪从表解（发表）。

大黄、芒硝、甘草——此调胃承气汤，解食毒，治便秘（攻下）。

黄芩、连翘、栀子、石膏、桔梗——清热消炎，解内热（解毒）。

滑石、白术——治水毒，利尿（利尿）。

当归、芍药、川芎——促进血进（中和）。

白术、甘草——补足正气（中和）。

[用方标准]

表实内热证。

（1）整体：肥胖，脐部小腹饱满，皮下脂肪厚。

（2）表实：皮肤粗糙，不易出汗，或有皮疹、化脓等。

（3）内热：便秘或大便黏臭，口渴、口臭。

（4）停水：尿量少而色深。

（5）上冲：面红、头晕、头痛、耳鸣、肩凝，眼睛充血、目痛。

（6）或有血压升高等。

（7）腹壁肥厚，按之有抵抗力，脐部尤其饱满；无胸胁苦、心下压痛，腹直肌不紧张。

（8）舌红，苔干燥或黄厚。

（9）脉洪大、有力，或浮或沉。

[体质要求]

体格壮实肥胖，精力旺盛；面红，有油光，眼结膜易充血；眉毛、头发浓密，体毛明显，较少出汗；腹壁肥厚，按之有抵抗力，脐部尤其饱满；四肢皮肤粗糙、干燥，皮肤易过敏，多丘疹、风团、苔藓化、瘙痒；易生痤疮、毛囊炎、皮炎等；易大便秘结，或大便黏臭；食量大；女性可见月经量少或稀发，或月经有血块，月经延后甚至闭经，易患多囊卵巢综合征。

[八纲辨析]

表证，实证，热证；里证，实证，热证。

[应用]

1. 表实内热的皮肤病、性病

湿疹、荨麻疹、梅毒。

2. 符合方证的内分泌及慢性疾病

高血压及伴随症状（动悸、肩凝、上逆）、肥胖、动脉硬化、脉溢血、糖尿病、中风。

3. 肛肠疾病

便秘、痔疾。

4. 妇科疾病

不孕症、闭经、多囊卵巢综合征。

5. 其他

水肿、肾病、蓄脓症、糖尿病肾病、头疮、膀胱炎、哮喘、癫痫、牙痛。

[用方说明]

（1）本方最常应用于肥胖性实证中风体质。

（2）本方是汉方中的减肥药。

（3）血压虽高但为瘦型体格、颜面苍白、腹肌拘急或甚弛缓者，不可用本方。

（4）服用本方过程中出现食欲显著减退，引起不适、腹泻者，宜停用。

[方剂鉴别]

1. 大柴胡汤

均治阳实热证、肥胖、高血压等，但大柴胡汤可见胸胁苦满，心下按之满痛。

2. 防己黄芪汤

均用于肥胖，但其水毒重，肌肉松弛，汗出，面色苍白或黄黯，易疲劳，或见下肢关节水肿。

3. 桃核承气汤

均用于肥胖、高血压等，也可见便秘、腹大坚满，但其上冲症状明显，精神不安，左下腹压痛或触及索状物，月经不调，有瘀血证。

[扩展应用]

（1）多囊卵巢综合征，黄煌教授临床常用葛根汤、当归芍药散、桂枝茯苓丸、五积散、麻黄附子细辛汤、防风通圣散等方。葛根汤适用于恶寒无汗、头痛、身痛、颈项强痛、嗜睡、易疲乏、大便溏薄的疾病和平时容易闭汗的体质；麻黄附子细辛汤适用于精神萎靡、恶寒无汗、身体疼痛、脉沉为特征的疾病和平时有严重寒感和极度疲劳的体质；防风通圣散多用于那些头昏胸闷、身痒红疹、口苦舌干、大便不通的疾病和表里俱实的体质。

（2）防风通圣散精简方：生麻黄、生石膏、炒杏仁、生甘草、荆芥、防风、制大黄、桔梗、连翘、薄荷——治疗皮肤病。症见壮实、少汗、便秘。

（3）防风通圣散：过敏性紫癜。

（4）麻黄体质兼有热象者宜用麻杏石甘汤、止痒越婢汤（越婢汤加荆芥、防风、连翘、薄荷）、防风通圣散。中兼者常用麻杏薏甘汤，兼寒湿者常用五积散。对于麻黄体质兼温热者，黄煌教授常用麻杏薏甘汤或麻杏石甘汤或二者合方为基础方，再根据情况合用猪苓汤去阿胶、栀子柏皮汤，或加入荆芥、防风、连翘、薄荷。对麻黄体质兼痰湿者，黄煌教授常用麻杏薏甘汤合半夏厚朴汤，或再合五苓散。

五积散《太平惠民和剂局方》

[组成]

麻黄6克，桂枝6克，桔梗6克，茯苓6克，白术6克，陈皮6克，半夏6克，当归6克，川芎3克，芍药6克，肉桂3克，枳实6克，厚朴6克，大枣6克，干姜3克，甘草3克。

[方解]

麻黄、白芷——解表散寒。

干姜、肉桂——温里散寒，与麻黄、白芷同用，解表里之寒。

苍术、厚朴——燥湿运脾，以除湿积。

半夏、陈皮、茯苓、甘草——燥湿化痰，理气和中，以消痰积。

当归、川芎、芍药——活血止痛，以化血积。

桔梗、枳实——一升一降，宣通气机，宽胸利膈，以行气积。

[用方标准]

气、血、痰、寒、湿相合之证。

（1）寒证、湿证：身体困重，腰痛、坐骨神经痛、下腹痛、下肢痛、肩凝、头痛、恶寒、不汗出；呕吐、胃满、食欲不振，大便不成形。

（2）血证、寒证：下腹冷，痛经，月经不调，白带过多。

（3）气证：腹胀、腹满、腹中气多。

（4）痰证：痰喘，失眠，多梦，眩晕。

（5）腹壁软弱，心窝部有抵抗感，下腹部冷感。

（6）舌苔湿润，或无苔。

（7）脉沉迟。

[体质要求]

体型偏胖或壮实，面色黄黯，皮肤干燥粗糙；身体困重，关节病，恶寒不易出汗，面部易有痤疮；舌苔白腻，恶心呕吐、腹中气多，腹冷痛，大便不成形或腹泻；或头痛眩晕，或失眠多梦，或咳喘多痰；女性多月经后期或闭经。

[八纲辨析]

表里同病；表证，实证，寒证；里证，实证，寒证。

[应用]

1. 妇科疾病

月经痛、更年期综合征、带下病、不孕症、月经不调、多囊卵巢缩合征、卵巢囊肿。

2. 表实、无汗之表证

腰痛、神经痛、关节痛、头痛、冷症、感冒、空调病。

3. 消化及呼吸系统疾病

胃肠炎、支气管炎。

[用方说明]

（1）本方名为五积散，因治疗体内的气、血、寒、痰、湿五种积滞而得名。也就是说，本方是用来治疗寒冷、寒湿，循环障碍、水液代谢障碍、胃肠功能障碍的方子。

（2）五积散可散称为表里剂。发热、头痛、肩凝、不汗出，这样的症状叫做"表证"；呕吐、腹痛、食欲不振、下半身冷感、月经不调等，这样的症状叫做"里证"。因为五积散能够表证、里证同时治疗，因此被称为"表里剂"。

（3）本方在热性病中不可用。

（4）本方证可见上半身有热感，下半身厥冷。

[方剂鉴别]

1. 桂枝加附子汤

同治寒湿疼痛，但桂枝加附子汤有自汗，本方为无汗。

2. 平胃散

同治气滞寒湿的胃部不适、疼痛，但平胃散无表证，无血证。

3. 当归四逆汤

同治寒证厥冷，当归四逆汤为四肢厥冷甚，无其他见证。

[扩展应用]

1. 麻黄体质引起的闭经，其体质过于肥胖、臃肿者多选用五积散治疗；如果体质强壮，不是过于肥胖者即用葛根汤治疗。葛根汤治疗闭经合当归芍药散用于伴有水肿、腹泻者效果良好；合干姜苓术汤用于伴有腰部沉重、神疲乏力者；合桂枝茯苓丸用于腹痛及腰腿痛，特别是左下腹按之疼重者。

2. 五积散可散寒化湿，理气活血，适于月经不调、肥胖、黄褐斑，症见恶寒无汗，头痛身，眩晕恶心，咳嗽痰多，腹胀便溏。

3. 五积散证可见面热足寒（腰冷痛、腰股挛急，上热下寒，小腹痛）。

4. 黄煌教授常用此方治疗体型肥胖，面色黄黯，精神萎靡，恶寒不易汗出，皮肤干燥粗糙，关节肌肉疼痛，并常有恶心、纳呆、腹胀腹痛、水肿和易于腹泻的闭经患者，临床上多收佳效。

神秘汤（浅田家方）

[组成]

麻黄 6 克，杏仁 9 克，厚朴 6 克，陈皮 6 克，柴胡 9 克，紫苏叶 6 克，甘草 6 克。

[方解]

麻黄——散风寒，治喘息。

杏仁——宣降肺气，协助麻黄治痰喘。

陈皮——理气，消痰。

厚朴——降气，治喘。

紫苏叶——解表散风寒，与厚朴配伍则理气。

柴胡——解表里之热，逐胸胁之邪，消除胸中炎症。

甘草——调和诸药，缓急。

[用方标准]

气郁咳喘证。

（1）胃肠功能尚可，无鼻涕、水样痰。

（2）呼吸困难。

（3）咳嗽，咳痰少。

（4）微有胸胁苦满。

（5）不安症状强烈，甚至有喘息发作恐惧症。

（6）腹壁软弱，力弱。

（7）舌脉不定。

[体质要求]

具有小柴胡汤证体质喘息发作者。

[八纲辨析]

里证，实证。

[应用]

呼吸系统疾病：支气管哮喘、小儿哮喘、喘息性支气管炎、肺气肿。

[用方说明]

本方经常被用于治疗喘息特别是小儿喘息，痰少，具有较强烈的呼吸困难以及气郁、不安症状。

[方剂鉴别]

1. 麻杏石甘汤

均有喘息，但麻杏石甘汤证又见汗出，口渴，或有食欲亢进。

2. 小青龙汤

均有喘息，但小青龙汤证为表里寒证，心下有水气，稀痰。

3. 小柴胡汤合半夏厚朴汤

喘息不及本方，胸胁苦满、神经性喘息，有热象，本方热象不明显。

续命汤《古今录验》

[组成]

麻黄6克，杏仁3克，桂枝6克，甘草6克，石膏6克，人参6克，当归6克，干姜6克，川芎3克。

[方解]

麻黄、杏仁、桂枝、甘草、石膏、干姜——外邪内热，治头痛、脉浮、喘鸣、体痛、口渴。

人参、当归、川芎——强壮，补血，滋润，治麻痹、拘急、虚弱。

[用方标准]

外邪内热，气血不足证。

（1）身疼痛，头痛，不汗出，或有发热恶寒、喘鸣。

（2）口渴，心烦。

（3）麻痹、拘急、语言謇涩、不知痛痒。

（4）舌脉腹不定。

[体质要求]

体格一般，相对麻黄汤体质虚弱，皮肤粗糙、不汗出、心烦、口渴；唇紫黯，舌有瘀点；有贫血貌。

[八纲辨析]

表证，寒证，实证；里证，热证，虚证。

[应用]

1. 表证

神经痛、关节炎、颈项酸痛、喘息、支气管炎。

2. 脑血管疾病

脑溢血、脑软化、高血压、眼肌麻痹。

3. 肾脏疾病

肾炎及肾病有水肿者。

[用方说明]

（1）本方与大青龙汤相似，用于有大青龙汤证又见血虚证者。即用于有表证而里有热，且血液失去滋润而枯燥的状态。

（2）其应用可参照大青龙汤，如由于脑出血所引发的半身不遂、言语障碍等，可用本方。

（3）多用于脑血管病发病初期，经过年久者使用之机会较少。

[方剂鉴别]

大柴胡汤

均可治疗心脑血管疾患、神经病变、高血压等，均有内热，但大柴胡汤证见胸胁苦满，心下痞硬，按之疼痛，本方无此症状；但本方证有表邪，气血较大柴胡汤虚弱。

[扩展应用]

（1）续命汤：可治疗麻木症，可用于颜面神经麻痹、知觉麻痹和运动麻痹。

（2）续命汤治疗风痱，症见身体不能自收持，口不能言，冒昧不知痛处，或拘急、不得转侧。

（3）双下肢特别是小腿酸痛麻木，夜间加重，睡觉时感沉到脚没有地方放，予续命汤。也可用于中风后遗症。

四君子汤《太平惠民和剂局方》

[组成]

人参9克，白术9克，茯苓9克，炙甘草6克。

[方解]

人参——补气，能使诸脏器功能旺盛。

白术、茯苓——能去胃内停水，协助胃之功能发挥。

甘草——调和诸药，使胃功能旺盛。

[用方标准]

气虚水停证。

（1）面色苍白、黄黯，体力低下，少气懒言，容易疲劳。

（2）食欲不振，消化吸收功能下降。

（3）心下痞，食后胃部堵塞感，稍微进食即出现胃部不适。

（4）食后困倦感。

（5）时常呕吐、恶心。

（6）大便溏稀，或不成形。

（7）或有出血。

（8）腹壁软弱无力，胃部有振水音。

（9）舌淡苔湿润。

（10）脉细弱。

[体质要求]

面色苍白、黄暗，或有贫血貌，体力低下，少气懒言，容易疲劳，食欲不振，消化吸收能力下降。

[八纲辨析]

里证，虚证，偏寒证。

[应用]

1. 脾胃虚弱性疾病

胃肠虚弱、慢性胃炎、胃下垂、胃弛缓症。

2. 其他

四肢无力、痔疾、脱肛、遗尿、夜尿。

[用方说明]

本方用于胃肠功能衰弱之虚证。

[方剂鉴别]

1. 六君子汤

均治脾胃虚弱，六君子汤证另有痰饮，呕逆明显。

2. 香砂六君子汤

均治脾胃虚弱，香砂六君子汤证另有食积、痰饮、上逆。

3. 补中益气汤

均治脾胃虚弱，补中益气汤证另有手足倦怠，身热，无水停；从体质角度来说，补中益气汤证人偏于虚胖，四君子汤证人偏于消瘦。

[附方]

六君子汤

组成：四君子汤加陈皮、半夏。

用方标准：四君子汤证又见痰饮、呕逆明显者。

方药加减：

（1）香砂六君子汤：本方加木香、砂仁，有六君子汤证又见消化不良显著、宿食停滞、气郁明显者。

（2）柴芍六君子汤：本方加柴胡、白芍，有六君子汤证又见胸胁苦满，腹直肌拘挛兼有腹痛者。

方剂鉴别：

（1）人参汤：均治胃肠虚弱，但人参汤证胃部冷感强烈，经常唾清稀涎沫，呕吐清水。

（2）茯苓饮：胃部胀满感更强烈，体力尚可。

（3）半夏泻心汤：心下痞，腹鸣、下利，上逆，但其体力尚可，一般见舌红苔黄腻，热证更明显。

扩展应用：

（1）本方是四君子汤与二陈汤之合方，胃肠虚弱而较四君子汤证胃内停水多、有痰饮、呕逆明显时用之。

（2）用于胃癌晚期，没有食欲、食物难以下咽的情况，能显著改善患者的一般状态，起到延长生命的效果。

（3）用当归芍药散、四物汤时，如果患者胃肠功能低下，可以合并本方使用。

（4）六君子汤或香砂六君子汤，大便也会通畅。

归脾汤《济生方》

[组成]

黄芪 12 克，当归 9 克，人参 6 克，白术 9 克，茯苓 9 克，酸枣仁 12 克，龙眼肉 12 克，甘草 3 克，干姜 6 克，木香 6 克，远志 6 克，大枣 9 克。

[方解]

人参、白术、茯苓、大枣、甘草、黄芪、干姜——健胃强壮。

龙眼肉、远志、酸枣仁——精神安定、镇静作用。

木香——消除胃肠气滞。

当归——补血。

[用方标准]

气血虚弱，心神失养证。

（1）虚弱体质，胃肠虚弱，容易疲劳，面色苍白，贫血。

（2）心悸、气短。

（3）失眠、健忘。

（4）出血。

（5）盗汗，傍晚发虚热。

（6）腹壁软弱无力。

（7）舌淡苔薄白，或无苔。

（8）脉软弱无力。

[体质要求]

虚弱体质，胃肠虚弱，容易疲劳，面色苍白，贫血。

[八纲辨析]

里证，虚证。

[应用]

1. 虚弱性的出血疾病

贫血、肠出血、子宫出血、血尿、白血病、再生障碍性贫血、血小板减少性紫癜。

2. 虚弱性心神不安疾病

失眠、神经性心悸亢进、健忘、神经衰弱、癔症、门静脉高压症。

3. 其他

胃溃疡、食欲不振、遗精、肾囊肿、慢性淋病、皮肤溃疡。

[用方说明]

（1）本方以虚证的心悸亢进、健忘、不眠、出血等为适应证。平素体质虚弱，或在病后衰弱、过度劳神，用以恢复贫血，补充体力，治神经症状，有效。

（2）用补中益气汤、十全大补汤等补剂胸塞不易咽下时，有时宜用本方。

（3）若胸胁苦满及炎症充血者，不可用。

[方药加减]

加味归脾汤：本方加柴胡、山栀子，有归脾汤证而稍有热象者用之。

[方剂鉴别]

1. 十全大补汤

也治贫血，但十全大补汤证神经症状少。

2. 六君子汤

同治脾胃虚，但六君子汤证有上逆及胃内停水。

3. 补中益气汤

均治气虚，但补中益气汤适用于中气不足，无血证。

4. 黄土汤

均治出血，但黄土汤适用于阳虚，恶寒甚，脐下不仁，口干渴等症，无神经症状。

[扩展应用]

凡临床吐血、衄血皆可用之。妇女血崩辨证属脾不统血者，可在归脾汤中加白芍20～30克，往往可收到止血效果。

生脉饮《医学启源》

[组成]

人参9克，麦冬9克，五味子6克。

[方解]

人参——补益气津，治短气、少津、自汗、衰弱。

麦冬——益阴滋液，治羸弱、口干渴、心烦。

五味子——收敛强心，治心悸、汗出。

全方共治气阴两虚之体倦气短、咽干口渴、胸闷、自汗、心悸，或见久咳，舌红苔薄少津，脉虚数或虚细。

[用方标准]

气阴两虚证。

（1）体倦气短，咽干口渴。

（2）自汗、心悸。

（3）久咳。

（4）舌红，苔薄少津。

（5）脉虚数或虚细。

[体质要求]

体型瘦弱，精神萎靡，憔悴疲惫，汗多，久咳，心悸胸闷，口干舌燥，食欲不振。

[八纲辨析]

里证，虚证，热证。

[应用]

1. 各种休克

心源性休克、中毒性休克、失血性休克。

2. 以胸闷、气短、自汗为表现的疾病

冠心病、心肌炎、发热性疾病后期体质虚弱、肺结核、慢性支气管炎、肺气肿、肺源性心脏病、神经衰弱症、热射病、高原病。

[用方说明]

本方是治疗气阴两虚的常用方剂，也是益心的常用方。

[方药加减]

（1）心悸，加桂枝、甘草。

（2）气喘多汗，加龙骨、牡蛎、山茱萸。

[扩展应用]

中暑要注意体温，高热用白虎加人参汤；体温不高用生脉饮。

玉屏风散（《究原方》录自《医方类聚》）

[组成]

黄芪 12 克、白术 12 克、防风 6 克。

[方解]

黄芪——补气固表，主水肿而自汗。

白术——健脾利水，主水肿、小便不利。

防风——祛风邪，治恶风、头痛等。

全方共治气虚不固之易外感、自汗、头痛、畏风、水肿，或见小便不利、大便溏等。

[用方标准]

气虚不固证。

（1）气短乏力，易于感冒，自汗，畏风。

（2）水肿。

（3）或小便不利，大便溏。

（4）腹软。

（5）舌淡。

[体质要求]

面色黄黯，体形偏胖，肌肉松软，皮肤比较湿润；易过敏、感冒、瘙痒，易出汗，大便溏，易水肿，易患免疫性疾病。

[八纲辨析]

表证，虚证。

[应用]

1. 以自汗、乏力为表现的疾病

血液病、肿瘤化疗或放疗后、手术后的汗出异常。

2. 易受风感冒的疾病

慢性支气管炎、支气管哮喘、过敏性鼻炎。

3. 自身免疫性疾病

糖尿病肾病、糖尿病多汗症、儿童继发性免疫功能低下、儿童糖尿病、肾病综合征。

4. 以皮肤瘙痒、疼痛为表现的疾病

皮肤过敏、老年带状疱疹、手脚皮肤皲裂等。

[用方说明]

（1）本方是改善虚弱肥胖气虚者体质的常用方剂，以恶风、自汗、易感为主要对象。

（2）肌肉坚紧，大便秘结者慎用。

（3）瘦弱型体质，可能是桂枝类方证，应注意。

［方药加减］

体质虚弱，易自汗恶风，稍感风寒但鼻塞流涕者，合桂枝汤。

［方剂鉴别］

桂枝汤

均治汗出、恶风；鉴别要点在于：①体质的不同；②本方证有水肿、小便不利、大便溏等水湿内蕴的症状，而桂枝汤证则以腹痛、关节痛等痉挛性症状为特征。

［扩展应用］

（1）自汗盗汗兼阴虚者，玉屏风散加生龙骨、生牡蛎各 30 克，或加浮小麦、糯稻根各 30 克；若出汗特多者，加麻黄根 10 克。（指征：舌淡胖有齿印，脉虚大或寸部弱）

（2）对于小儿感冒、支气管炎及支原体肺炎后久咳不愈者，若热性体质，常用除烦汤或半夏厚朴汤加味，如桔梗、陈皮、连翘、枳壳；若体质偏弱，则会选择桂枝汤合玉屏风散以增强体质。

六味丸（六味地黄丸）《小儿药证直诀》

［组成］

地黄 24 克，山茱萸 12 克，山药 12 克，泽泻 9 克，茯苓 9 克，牡丹皮 9 克。

［方解］

地黄、山茱萸、山药——滋阴气，补正气。

茯苓、泽泻——祛水毒，利尿。

牡丹皮——活血，促进血行。

［用方标准］

阴虚证。

（1）容易疲劳。

（2）尿量减少或多尿。

（3）口渴。

（4）手足烦热。

（5）食欲良好，没有下利。

（6）腰痛、下肢软弱。

（7）耳鸣、目睛疲劳、视力减退。

（8）下腹部软弱无力。

（9）舌脉不定。

[体质要求]

体质虚弱，容易疲劳，消瘦，手足烦热，口渴。

[八纲辨析]

里证，热证，虚证。

[应用]

1. 泌尿系统及生殖系统疾病

排尿困难、尿频、水肿、夜尿。

2. 内分泌及生殖疾病

糖尿病、阳痿、慢性肾炎、肾萎缩。

3. 其他

瘙痒、腰痛、视疲劳、神经衰弱。

[用方说明]

本方是八味丸去桂枝、附子而成，原用于小儿夜尿症等，后不限于小儿，见到阴虚腰痛、腿软、盗汗、自汗、小便少或多时均可用之。

润肠汤《万病回春》

[组成]

当归 9 克，熟地黄 9 克，干地黄 9 克，麻子仁 12 克，桃仁 9 克，杏仁 9 克，枳实 9 克，厚朴 9 克，大黄 6 克，甘草 3 克。

[方解]

当归、熟地黄——润血燥，生新血。

生地黄、黄芩——泻血热，润燥。

麻子仁、杏仁、桃仁——润肠，通利气血之凝滞。

枳实、厚朴——行肠中之气。

大黄、黄芩——泻肠中之热，善能通利。

[用方标准]

阴血亏虚便秘证。

（1）体力低下，弛缓性的习惯性便秘。

（2）腹诊能触及粪块。

（3）皮肤枯燥。

（4）腹壁软弱。

（5）舌脉不定。

[体质要求]

体力低下，皮肤枯燥。

[八纲辨析]

里证，虚证，偏热证。

[应用]

便秘：老人、虚弱者的便秘；高血压、动脉硬化、慢性肾炎合并便秘。

[用方说明]

1. 本方用于老年人、虚弱者的便秘。

2. 本方属于滋润、黏滑性下剂。

[方剂鉴别]

麻子仁丸

同样用于老年人、虚弱者的便秘，但与润肠汤相比皮肤枯燥更加明显。

香苏散《太平惠民和剂局方》

[组成]

香附 9 克，紫苏叶 9 克，陈皮 9 克，甘草 6 克、生姜 6 克。

[方解]

紫苏叶——散表邪，并有轻度兴奋神经之效力，又治鱼肉中毒及鱼肉中毒之荨麻疹。

香附——疏通郁滞，恢复神经功能。

陈皮——健胃祛痰，解郁。

甘草——健胃，调和诸药。

[用方标准]

胃虚外感证。

（1）平素胃肠虚弱，食欲不振，心下痞满。

（2）头重，头痛，发热，恶寒，无汗。

（3）神经不安。

（4）心窝部堵塞感。

（5）舌脉不定。

[体质要求]

胃肠虚弱，食欲不振，心下痞满，或有烧心、反酸等。

[八纲辨析]

表里同病；表证，寒证，实证；里证，寒证，虚证。

[应用]

1. 表证

感冒、头痛、荨麻疹、过敏性鼻炎、鼻塞。

2. 胃肠疾病

鱼肉中毒，服用药物后胃部不适。

3. 神经性疾病

神经衰弱、更年期综合征、神经性月经不调。

[用方说明]

（1）本方用于平素胃肠虚弱的人，感受风寒湿邪，出现头痛、恶寒、发热等感冒早期症状，由于胃肠虚弱，一般的感冒药不能耐受，可以用本方治疗。

（2）用葛根汤过激，用桂枝汤又觉胸中难受恶心时，可用本方。本方发散疏通气郁，故在感冒兼有气郁者，用之最宜。

（3）自汗及虚弱过甚者之感冒不可用。

[方剂鉴别]

1. 半夏厚朴汤

均治神经症、气郁，半夏厚朴汤证以咽中炙脔为主，亦表现为全身各处的不适感，无表证，本方有表证。

2. 桂枝汤

均治感冒，但桂枝汤证为有汗之感冒，本方无汗。

[扩展应用]

香苏饮的辨证目标：饭后胃脘胀而不痛，口淡胃冷加高良姜，瘦弱者加党参、大枣（香附、苏叶、甘草、陈皮）。

藿香正气散《太平惠民和剂局方》

[组成]

白术 10 克，半夏 10 克，茯苓 5 克，厚朴 10 克，陈皮 10 克，桔梗 10 克，大腹皮 5 克，藿香 15 克，白芷 5 克，紫苏叶 5 克，生姜 6 克，甘草 12 克，大枣 6 克。

[方解]

紫苏叶、藿香、白芷——解表而散暑湿。

白术、茯苓、陈皮、半夏、厚朴——健脾胃、消宿食、祛停水。

桔梗、大腹皮——疏通胸腹、行气。

生姜、大枣、甘草——益胃和中。

[用方标准]

寒湿中阻，外有表邪证。

（1）腹痛、下利。

（2）呕吐。

（3）心窝部的痞塞感。

（4）头痛。

（5）发热恶寒，无汗。

（6）腹部力量尚可。

（7）苔白腻。

（8）脉不定。

[体质要求]

不定。

[八纲辨析]

表里同病，实证，偏寒证。

[应用]

夏季寒湿引起的食欲不振、下利、身体倦怠、急性胃肠炎；小儿食滞引起的咳嗽，小儿颜面手足疣；牙痛。

[用方说明]

本方兼治内伤外感，乃属于消导剂，并有发散作用。多在夏季内伤生冷外感暑湿，胃肠有宿食、停水，因而发生腹痛、腹泻、呕吐、头痛、发热、心下痞硬且不出汗者用之。有发散暑湿、消导停水、宿食之效。即无以上诸症，实证中暑、食欲不振、全身倦怠者，用之能调整胃肠，使身心爽快。此外也治疗因小儿食积而早晨咳嗽、眼痛、齿痛等。青年性疣赘多发于颜面者，可加薏苡仁用之。（《中医诊疗要览》）

[方剂鉴别]

五苓散：本方与五苓散主治相似，善于理气，其证多有恶心呕吐、腹胀不欲食；五苓散善于利水，其证多有小便不利、吐水、口渴，头晕心悸，烦躁而多汗。

温胆汤《三因极一病证方论》

[组成]

半夏 6 克，茯苓 6 克，陈皮 9 克，甘草 3 克，竹茹 6 克，枳实 6 克，生姜 6 克，大枣 6 克。

[方解]

半夏、茯苓、陈皮、竹茹、枳实、生姜——祛痰饮，降呕逆，治胸闷、痰多、恶心呕吐。

半夏、茯苓、竹茹、枳实——安神志，宁心神，治失眠、易惊、焦虑。

大枣、甘草——补中气。

[用方标准]

痰湿内阻证。

（1）遇事易惊，焦虑不安，精神恍惚，夜多异梦，虚烦不眠。

（2）呕吐、恶心。

（3）头晕、心悸、晕车、晕船。

（4）胸闷痰多。

（5）心窝部不快感，甚至有振水音。

（6）苔腻微黄。

（7）脉滑。

[体质要求]

体型偏胖，皮肤油腻，有光泽；目睛大而明亮，有光彩，眼神飘忽不定；易出现幻觉，睡眠障碍，多噩梦；易惊恐，多有恐高症；常有胸闷、心悸、心动过速或心律不齐；常有恶心、呕吐、抽动、痉挛、晕车、晕船、眩晕、恍惚、焦虑等。发病与过度惊恐、突发性事件过多、工作与生活压力过大有关。

[八纲辨析]

里证，实证，热证。

[应用]

1. 精神神经疾病

精神分裂症、神经官能症、创伤后应激障碍、恐惧症、焦虑症、抑郁症、强迫症、多动症、儿童抽动秽语综合征、失眠。

2. 消化及呼吸系统疾病

慢性支气管炎、急慢性胃炎、妊娠呕吐、胆囊疾病。

3. 心脑血管疾病

冠心病、眩晕、高血压。

[用方说明]

本方是古代的壮胆方，适用于以恶心、呕吐、眩晕、心悸、失眠、易惊为特征的疾病。

[方剂鉴别]

1. 酸枣仁汤

酸枣仁汤治虚弱患者的不眠，血虚，温胆汤证体力尚可，失眠多于惊恐有关。

2. 黄连解毒汤

也治不眠，黄连解毒汤证有头面充血症状，热象明显。

3. 半夏泻心汤

也治不眠，半夏泻心汤证有心下痞、恶心、下利。

4. 归脾汤

用于不眠，为虚性，伴有心悸、便溏、腹胀、纳差，无热象。

[方药加减]

（1）腹胀、咽喉异物感，合半夏厚朴汤。

（2）焦虚、腹胀，加栀子、厚朴。

（3）精神恍惚、失眠、烦躁、舌不红，加酸枣仁、知母、川芎。

（4）胸闷烦躁、失眠、心率快，加黄连。

（5）嗜睡、面黄、无汗、脉紧，加麻黄。

（6）头痛、眩晕、抽动，加天麻。

（7）肌肉痉挛、抽搐，加全蝎、蜈蚣。

（8）体形羸瘦、精神萎靡，舌体较瘦、质淡红，加人参、熟地、酸枣仁、远志。（十味温胆汤）

（9）伴见胸胁苦满、口苦、咳嗽痰黄、心烦失眠，加柴胡、人参、黄连、桔梗、麦冬、香附。（竹茹温胆汤）

（10）眩晕、昏厥、中风、癫痫、面神经麻痹等见胸闷、痰多、苔厚腻，本方去竹茹、生姜，加胆南星。（导痰汤）

[扩展应用]

（1）妇女更年期综合征：诊治之法，以调和阴阳为原则。主要从3个方面入手：一是从肾调治，凡见舌质红绛少苔，心烦而不得寐者，用黄连阿胶汤滋阴降火，交通心肾；二是从脾胃调治，凡见舌质淡而苔白，纳食不香者，用桂枝汤调和脾胃以滋营卫阴阳；三是从肝胆调治，凡见舌苔白腻，心悸胆怯，头晕呕恶者，用温胆汤清利肝胆以化痰热。

（2）温胆汤：①舌痛、舌麻（灼口综合征）；②舌肿大感，活动异常感，舌苔厚腻感；③味觉异常。说明：本方是舌觉异常的基本方，多与半夏厚朴汤同用，中老年妇女伴有月经失调或闭经的舌痛，要注意是否有温经汤证、桂枝加附子汤证以及麻黄附子细辛汤证的可能。

（3）温胆汤用于治疗精神分裂症，量要足够大，半夏、茯苓、枳壳各30克。对于流涎、反应非常迟钝等神经系统药物治疗后不良反应，用温胆汤加麻黄治疗疗效不错。

（4）柴胡加龙骨牡蛎汤、温胆汤：广泛应用于各类具有精神神经系统症状的疾病中，前方为精神神经的镇静安定放松剂，后者为惊悸、恐慌、幻觉的快速高效平复方。

（5）除烦汤与黄连温胆汤：除烦汤重点在"烦"、焦躁较明显，黄连温胆汤虽也有烦、有焦躁，但有突出的"恐"。二方均为"火半夏"体质的常用方，前者为"气火"，后者为"心火"。

（6）对于半夏体质的患者，如有高血压、颈椎病，或者合并多发性腔隙性脑梗死的患者，用等剂量的温胆汤合栀子厚朴汤，视症状加龙骨、牡蛎或黄连。

（7）以柴胡加龙骨牡蛎汤和温胆汤 1：1 服法，二方不混在一起煎服怕影响其疗效。将二方交替服用即可互补，又可纠偏，作用面更广。

（8）体型肥胖的抑郁症患者多有温胆汤证，因为大多属于半夏体质，即传统中医所称的痰湿之证。多梦、头晕、纳差，也是温胆汤证。

（9）黄连温胆汤加胆南星、天竺黄、石菖蒲、远志、炒莱菔子各30克、炒酸枣仁10克（轧细吞服），可治疗失眠。

（10）高血压，黄芪合温胆汤（气虚痰浊），黄芪大于30克；低血压，黄芪小于15克。

排脓散及排脓汤（吉益东洞）

[组成]

桔梗6克，枳实6克，芍药6克，甘草3克，生姜6克，大枣6克。

[方解]

枳实——去结实之毒，缓和患部紧张，柔软坚硬。

芍药——协助枳实去患部紧张、减轻疼痛。

桔梗——排脓，防止化脓。

大枣、甘草——缓解急迫。

生姜——能使各药更好地吸收，充分发挥药效。

[用方标准]

脓液积聚证。

（1）伴有局部炎症的化脓症。

（2）急性的化脓症。

（3）没有发热、恶寒的全身症状。

（4）没有便秘、胸胁苦满等内脏症状。

（5）舌脉不定。

[体质要求]

无特殊要求。

[八纲辨析]

里证，实证，热证。

[应用]

蓄脓性疾病：蓄脓症、局部的化脓症（痈、疖、面疔等）、乳腺炎、中耳炎、前庭大腺囊肿。

[用方说明]

（1）本方是《金匮要略》排脓散与排脓汤的合方，原文中无具体方证的描述。

（2）本方用于有疼痛之化脓性肿疡，患部呈紧张、坚硬状态者。

（3）本方对于冷性脓肿或其他慢性肿物多不适宜。

（4）本方也可分成排脓散、排脓汤两个方子，排脓散的患部及性质为闭合性，浸润热感甚，排脓困难，皮下深部有脓；排脓汤的患部及性质为开放性，浸润热感少，易排脓，脓由呼吸道、体表排出。

[方剂鉴别]

1. 十味败毒散

可作为易化脓患者的体质改善药。

2. 黄芪建中汤

也可用于化脓症，但其脓稀，浸润少之溃疡。

[方药加减]

（1）伴有发热头痛的化脓症在本方基础上合用葛根汤或小柴胡汤加石膏。

（2）本方加薏苡仁，排脓作用加强。

[扩展应用]

脐中流脓，可用排脓散：枳实、白芍、桔梗。

十味败毒汤（华冈青洲家方）

[组成]

柴胡 6 克，桔梗 6 克，防风 6 克，川芎 3 克，樱皮 6 克，茯苓 6 克，独活 6 克，荆芥 6 克，甘草 3 克、生姜 3 克、连翘 9 克。

[方解]

荆芥、防风、独活、生姜——散表邪，开郁结。

柴胡、樱皮、桔梗、甘草——解毒，调节免疫。

川芎——增加皮肤血流。

茯苓——祛水邪。

连翘——为有力之解毒药，故常配合。

[用方标准]

表闭郁热证。

（1）皮肤病，患部干燥隆起，分泌物少，有过敏反应。

（2）化脓性皮肤病、急性皮肤病，具有发红、肿胀、疼痛等炎症症状。

（3）瘙痒。

（4）具有易疲劳、食欲不振等小柴胡汤的症状。

（5）胸胁苦满，左侧腹直肌紧张，脐旁压痛、动悸。

（6）白苔。

（7）一般为缓和脉，有热象时则表现为数脉。

[体质要求]

与小柴胡汤类似。

[八纲辨析]

表证，实证，热证。

[应用]

1. 皮肤病

化脓性皮肤病、急性皮肤病的初期，荨麻疹、足癣、湿疹、丹毒、痤疮、脓疱病、面疱。

2. 其他郁热性疾病

腮腺炎、中耳炎、外耳炎、颈部淋巴腺炎、乳腺炎、皮肤病内攻引起的肾炎。

[用方说明]

（1）具有小柴胡汤体质，又患有荨麻疹、过敏性皮肤病、反复化脓症的患者，可使用本方作为体质改善药。

（2）本方在疗痈初期用作解毒剂，轻症时即可内消，即使不内消亦能大大减其毒性。

（3）可以联合外用药如紫云膏、神仙太乙膏应用。

（4）可用于药物过敏患者的脱敏剂，又可预防过敏反应。

（5）本方广泛用于各种皮肤病，因含柴胡，故属于柴胡剂的一种。

[方药加减]

本方加石膏：用于结核性及梅毒性颈部淋巴结肿大。

[方剂鉴别]

1. 消风散

瘙痒强烈，有分泌物，夏天有加重倾向者。

2. 越婢加术汤

红斑、丘疹、糜烂、脱屑等各种时期的皮疹混合，患部可见污染皮疹。

3. 温清饮

皮肤干性、发红，强烈的痒感和热感，白色脱屑较多的症状。

4. 黄连解毒汤

皮肤炎症、充血显著，颜面红赤、精神不安的症状。

5. 葛根汤

有恶寒发热，皮肤病范围广泛，有红、肿、硬、痒症状者。

6. 真武汤

不发疹，仅是痒，全身倦怠，手足冷感，猛地站立时眼前发黑者。

[扩展应用]

泪囊炎：一般首选葛根汤加川芎大黄汤，也是治疗眼睛急性炎症初期的首选方，可广泛地治疗麦粒肿、睑缘炎、泪囊炎、结膜炎、沙眼、虹膜炎，甚至白内障初期有头痛、项强等症状时。假如患者使用上方疗效不好，可以考虑用十味败毒汤加连翘。

清上防风汤《万病回春》

[组成]

川芎6克，黄芩9克，连翘9克，防风6克，白芷6克，桔梗6克，栀子9克，荆芥6克，黄连6克，枳实6克，甘草6克，薄荷6克。

[方解]

黄连、黄芩、栀子、连翘、甘草——清解实热。

白芷、桔梗、防风、荆芥、薄荷——用于上焦、头面部，有驱风、解毒、排毒之效。

川芎——使血液运行通畅，有助于热结之毒消散。

连翘、枳实——消散化脓之毒。

[用方标准]

火热上炎证。

（1）体力较充实；

（2）头部及颜面的炎症、充血、化脓、发疹。

（3）上半身的发疹，并带有红赤的热性症状。

（4）腹壁较有力。

（5）舌红。

（6）脉象不定。

[体质要求]

充实的热性体质。

[八纲辨析]

表证，热证，实证。

[应用]

上焦热性疾病：痤疮，颜面部或头部的痈疖疔毒，湿疹，结膜炎，酒渣鼻，中耳炎，眼睛充血，颜面白癣。

[用方说明]

（1）本方以清解发散上焦实热为目的，是治疗面部痤疮的方剂。特别适用于年轻人的颜面郁滞红赤的充血性的痤疮、头面部的湿疹、脓肿、眼睛充血、酒渣鼻等。

（2）在用荆防败毒散认为过轻，用防风通圣散认为过重时，可用本方。

（3）由于一时发散之故，服用本方后有皮疹恶化的现象。

[方剂鉴别]

1. 荆防败毒散

较本方之轻症。

2. 防风通圣散

其证较本方为实，热甚，便秘。

[方药加减]

大便不通加大黄，用于面疱加薏苡仁。

主要参考文献

1. 张仲景 . 伤寒论 [M]. 北京：人民卫生出版社，2005.

2. 张仲景 . 金匮要略 [M]. 北京：人民卫生出版社，2006.

3. 佚名 . 神农本草经 [M]. 北京：中国医药科技出版社，2018.

4. 徐大椿 . 伤寒论类方·伤寒约编 [M]. 北京：学苑出版社，2015.

5. 成无己 . 注解伤寒论 [M]. 北京：人民卫生出版社，2012.

6. 陆渊雷 . 伤寒论今释 [M]. 北京：学苑出版社，2011.

7. 孙广仁. 中医基础理论 [M]. 北京：中国中医药出版社，2007.

8. 朱文峰. 中医诊断学 [M]. 北京：中国中医药出版社，2002.

9. 雷载权. 中药学 [M]. 上海：上海科学技术出版社，1995.

10. 冯世纶. 胡希恕经方用药心得十讲——经方用药初探[M]. 北京: 中国医药科技出版社，
    2011.

11. 黄煌. 张仲景 50 味药证 [M]. 北京：人民卫生出版社，1998.

12. 花輪寿彦. 漢方決定版 [M]. 東京：新星出版社，2008.

13. 木下繁太郎. 漢方薬の選び方·使い方 [M]. 東京：土屋書店，2015.

14. 吉益东洞，邨井杶. 类聚方、药征及药征续编 [M]. 北京：学苑出版社，2008.

15. 尾台榕堂. 类聚方广义 [M]. 北京：学苑出版社，2009.

16. 大塚敬节. 临床应用伤寒论解说 [M]. 北京：中国中医药出版社，2016.

17. 大塚敬节. 金匮要略研究 [M]. 北京：中国中医药出版社，2016.

18. 龙野一雄. 中医临证处方入门 [M]. 北京：人民卫生出版社，1956.

19. 矢数道明. 临床应用汉方处方解说 [M]. 北京：学苑出版社，2008.

20. 冯世纶，张长恩. 经方传真：胡希恕经方理论与实践 [M]. 北京：中国中医药出版社，
    2008.

21. 黄煌. 中医十大类方 [M]. 南京：江苏科学技术出版社，2010.

22. 黄煌. 药证与药方——常用中药与经典配方的应用经验解说 [M]. 北京：人民卫生出版社，2008.

23. 黄煌，杨大华. 经方 100 首 [M]. 南京：江苏科学技术出版社，2013.

24. 王光辉. 赵正俨医案医话 [M]. 北京：人民军医出版社，2013.

25. 门纯德. 门纯德中医临证要录 [M]. 北京：人民卫生出版社，2010.

26. 汤本求真. 皇汉医学 [M]. 周子叙，译. 北京：中国中医药出版社，2007.

27. 王克穷. 经方使用标准 [M]. 兰州：甘肃科学技术出版社，1990.

28. 刘渡舟，聂惠民，傅世垣. 伤寒挈要 [M]. 北京：人民卫生出版社，2006. .

29. 李克绍. 伤寒解惑论 [M]. 北京：中国医药科技出版社，2012.

30. 张志远. 张志远临证七十年日知录 [M]. 北京：人民卫生出版社，2016.